노화의
정복

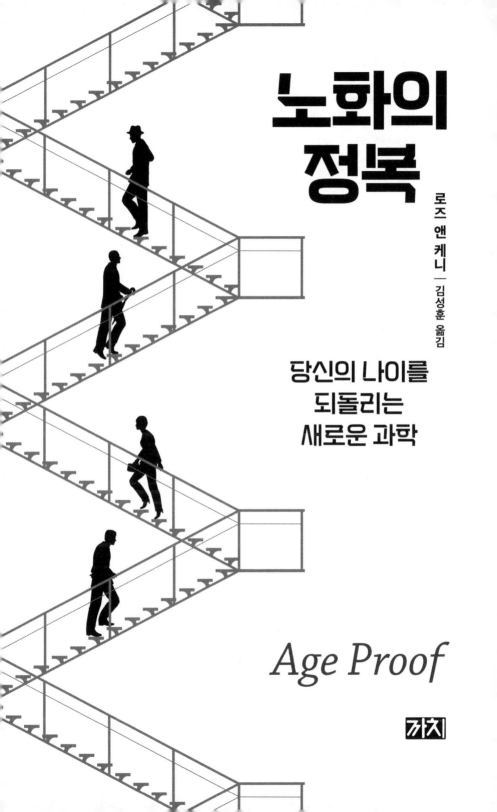

노화의 정복

로즈 앤 케니

김성훈 옮김

당신의 나이를
되돌리는
새로운 과학

Age Proof

까치

역자 김성훈(金成勳)
치과 의사의 길을 걷다가 번역의 길로 방향을 튼 번역가. 경희대학교 치과대
학을 졸업했고, 현재 바른번역 소속 번역가로 활동하고 있다.
『에이지리스』, 『정리하는 뇌』, 『어떻게 물리학을 사랑하지 않을 수 있을까?』,
『운명의 과학』 등 다수의 책을 우리말로 옮겼으며, 『늙어감의 기술』로 제36회
한국과학기술도서상 번역상을 수상했다.

노화의 정복 :
당신의 나이를 되돌리는 새로운 과학
저자/로즈 앤 케니
역자/김성훈
발행처/까치글방
발행인/박후영
주소/서울시 용산구 서빙고로 67, 파크타워 103동 1003호
전화/02 · 735 · 8998, 736 · 7768
팩시밀리/02 · 723 · 4591
홈페이지/www.kachibooks.co.kr
전자우편/kachibooks@gmail.com
등록번호/1-528
등록일/1977. 8. 5
초판 1쇄 발행일/2023. 8. 30
    2쇄 발행일/2023. 11. 15
값/뒤표지에 쓰여 있음
ISBN 978-89-7291-804-2   03510

어머니 케이 케니와 아버지 빌리 케니에게
이 책을 바칩니다.

차례

2018년 1월 어느 비 오는 늦은 저녁, 나는 물웅덩이들을 헤치며 아일 랜드 중앙의 한 소도시로 이어지는 어두운 도로를 달려갔다. 노화와 건강에 관한 강연이 예정된 날이었다. 누가 보더라도 딱해 보일 여정 탓에 이렇게 날씨도 좋지 않은데 과연 청중이 모이기나 할까 회의감만 점점 커져갔다. 장례식과 결혼식이 주로 열리는 썰렁한 호텔에서 개최 된 이번 강연은 "트리니티칼리지의 새로운 연구 성과를 공유하기 위한 아일랜드 전국 순회 강연 중 첫 번째 강연"으로 홍보되었다.

연회장은 크고, 춥고, 텅 비어 있었다. 왠지 있어야 할 자리가 아닌 곳에 서 있는 듯한 작은 강연대가 비어 있는 황금색 웨딩 의자들을 외 롭게 내려다보고 있었다. 머리 위에 설치되어 있는 프로젝터는 너무 낡아서 우리가 가져간 파워포인트와 호환이 되지 않았다. 그래서 그것 을 대체할 방법을 알아보기 위해서 내 비서는 어두운 밤을 헤치고 나 갔다. '내가 미쳤지.' 이렇게 속으로 중얼거리며 수줍음이 많은 호텔 매 니저와 만났다. 그런데 그 매니저가 내게 사과를 하면서 이 강연이 길

건너편에서 열리는 다른 행사인 '미션Mission'과 경쟁이 붙었다고 말했다. 정말 오랜만에 들어보는 용어였다. 미션은 아일랜드의 아주 오래된 전통으로, 1년에 한 번씩 지역 가톨릭 교회에서 수도자를 초대해 설교를 청해 듣는 연례 행사이다. 가슴이 덜컥 내려앉았다. 아일랜드 시골 지역에서 미션과 경쟁하며 강연을 하다니, 이것은 누가 보더라도 불공평한 경쟁이었다.

그러나 연회장이 차츰차츰 채워지기 시작했다. 아이와 함께 온 30대 엄마를 비롯해서 50대부터 70대까지 다양한 연령층의 사람들이 종종걸음으로 들어왔다. 바깥에 버스 두 대가 멈추더니 주변 시골과 마을에서 온 청중들이 수다를 떨며 내렸다. 그다음에는 정복을 입은 지역 자원봉사 경찰관이 친절하게 데려다준 요양원 거주자들이 밀려들었다. 사람들의 수다와 웃음소리, 달그락거리는 그릇 소리로 공간이 따뜻하게 채워지기 시작했다. 지역 축구 클럽 사람들이 차와 커피, 케이크를 제공했는데, 음식 테이블에는 두 개의 트로피, 즉 아일랜드에서 가장 알아주는 스포츠 행사인 샘 맥과이어 컵과 리암 매카시 컵 트로피가 전시되어 있었다. 그 트로피를 보고 기분이 고조된 사람들이 사진을 찍으며 악의 없는 농담을 주고받았다. 지역 어린이 밴드는 악기들을 설치했고, 청중들은 자리를 잡고 앉았다. 그리고 활기찬 음악의 리듬에 맞춰 나는 이런 식으로 계속 이어질 수많은 강연들 중 첫 번째 강연을 시작하기 위해 연단에 섰다.

그러고는 청중들과 만났다. 그들은 여러 가지 질문과 지적을 쏟아냈다. 나는 일요일 아침 신부님의 설교 말고는 강연이라는 것을 한 번도 들어본 적이 없다는 누군가의 말에 깜짝 놀랐다(이 사람들이 길 건너편에서 열리고 있는 미션까지 마다하고 여기에 왔다는 것을 생각하면 역설적인 일이었다). 그 말을 듣고 나니 사람들이 이런 강연에는 관심이 없을 것이라던 내 생각이 짧았구나 싶었다. 혹시 강연의 내용을 글로 적어놓은 것이 있는지, 내가 공유한 정보들을 다룬 책이 나와 있는지 물어보는 사람도 많았다. 그리고 그것이 이 책의 씨앗이 되었다. 이 책은 내가 평생 동안 이곳저곳을 돌아다니며 지식과 경험을 공유하면서 느꼈던 기쁨과 그 강연 내용을 핵심만 추려서 정리한 것이다.

환자, 직장 동료, 친구들로부터 늙어간다는 생각만 해도 너무 싫다는 말을 종종 듣는다. 40대와 50대들은 늙는다는 생각만 해도 너무 부정적인 느낌이 들어서 아예 그런 생각조차 하지 않으려고 한다고 말한다. 하지만 이 분야의 과학은 대단히 방대하고, 아주 빠른 속도로 발전하고 있다. 내가 햇병아리 의사였을 때만 해도 이런 분야는 거의 존재하지 않다시피 했지만, 지난 20년 동안에 폭발적으로 성장했다. 이 분야는 계속해서 빠른 속도로 진화하면서 내 환자들 중 한 명의 말마따나 인생 트랙의 마지막 한 바퀴last lap가 가장 느긋하고, 가치 있고, 즐거운 시기가 될 수도 있다는 증거를 보여준다. 특히 그 마지막 한 바퀴를 잘 준비한 상태라면 더더욱 그럴 것이다.

　노화의 결정 요인이 무엇이고, 노화에 대한 시기적절한 조치가 무엇인지를 알아두는 것도 이런 준비에 해당한다. 우리의 수명이 왜 점점 길어지고 있는지 생각해본 적이 있는가? 오늘 태어난 여자아이는 작년에 태어난 언니보다 평균 3개월 정도 더 오래 살 것이다. 1800년에는 기대수명이 40세였지만 200년 후에는 2배 이상 길어져서 현재는 85세 넘어서까지 살 것으로 기대된다. 내가 의학계에 몸담았을 때만 해도 병원에서 100세가 넘는 환자를 만나는 것이 아주 드문 일이었기 때문에 신기해서 구경하러 모여들고는 했다. 하지만 요즘은 그런 환자를 어렵지 않게 볼 수 있다.

나는 젊은 수련의 시절에 임상 노화에 처음으로 매력을 느꼈고, 우리가 늙는 이유에 대한 호기심이 내 연구에 계속해서 동력을 불어넣어 주었다. 그때나 지금이나 환자들을 대면하며 그들의 인생 이야기에서 배우는 내용들이 질문과 그 해법의 길잡이 역할을 하면서 이런 뻔한 의문을 가지게 한다. 어째서 어떤 사람은 노화에 대한 회복력을 가지고 있는데, 어떤 사람은 더 빨리 늙어갈까?

블루존Blue Zone은 이런 질문의 해답을 찾게 도와줄 많은 비밀을 품고 있다. 블루존은 전 세계에 흩어져 있는 다섯 군데의 장소, 이탈리아의 사르데냐, 일본의 오키나와, 미국의 캘리포니아, 코스타리카의 니코야, 그리스의 이카리아를 말한다. 이 지역들은 모두 바닷가에 있고, 전 세계에서 100세 장수인centenarian의 비율이 가장 높다. 블루존 사람들은 그냥 수명만 긴 것이 아니라 체력도 좋고 더 튼튼하며 늙어서도 병에 덜 걸린다. 이 사람들은 100세가 넘어서도 건강하고 신체적으로 활발하게 살아가는 경우가 더 많다.

노화의 정복

이 책에서 나는 블루존 연구에서 얻은 지식을 바탕으로 성공적인 노화를 뒷받침하는 최신 과학을 공유하려 한다. 블루존 사람들의 성공적인 장수의 주춧돌은 몇 가지 재미있는 것들로 이루어져 있다. 삶의 목적과 호기심을 가질 것, 다양성, 웃음, 우정을 나눌 것, 소속감을 즐기고, 식사나 술을 함께 하며 친구 및 가족과 긴밀하고 강한 유대관계를 유지할 것 등이다. 블루존과 그곳에 사는 사람들의 건강한 장수를 결정하는 요인들이 발견된 이후로 이런 것들이 노화에 영향을 미치는 이유와, 블루존 사람들의 건강 장수를 뒷받침하는 생물학적 이유에 대한 많은 연구가 이루어졌다. 어떻게 하루하루 삶의 목적을 가지고 살아가는 것이 생물학적으로 우리에게 영향을 미쳐 노화 속도를 늦출 수 있을까? 우리는 어째서 목적을 가져야만 생존할 수 있게 진화해왔을까? 그리고 우리는 어떻게 하루하루 삶의 목적을 유지할 수 있을까? 이 책에서는 이런 질문들에 대해서 탐색해볼 것이다.

이 책은 이 분야에서 임상의이자 연구자로서 축적해온 내 경험에서 얻은 핵심적인 최신의 내용을 뽑아서 살펴보는 형식을 취하고 있다. 이 책이 특별한 이유는 전 세계적으로 가장 포괄적이고 다차원적인 연구 중 하나에서 얻은 최첨단 연구 결과를 선별했을 뿐 아니라(이 연구는 내가 이끌었다), 거기에 노화의학에서 35년 이상 쌓아온 임상 경험을 보태고, 오랜 기간 동안 수집한 다채로운 환자들의 이야기로 그 내용을 실증하고 있기 때문이다.

나는 거의 9,000명에 이르는 50세 이상의 성인을 추적하는 혁신적인 노화 연구를 수립하고 지휘하는 특권을 누렸다. 2009년부터 아일랜드 노화 종단 연구에서는 400편 이상의 연구논문이 나왔다. 이 연구는 우리가 늙는 이유와 그 방식을 설명하는 복잡한 그림을 알아내기 위해서 성적 활동에서부터 식사, 육체적 건강과 뇌 건강, 유전학, 아동기의 경험, 기대치, 우정, 경제 등 인생의 모든 측면을 아우른다. 어느한 가지 측면이 노화를 주도하는 것은 아니다. 노화는 여러 가지 요인들이 결합되어 일어나며, 그 요인들 중 상당수는 우리가 통제할 수 있는 범위 안에 있다.

나는 아일랜드 노화 종단 연구와 다른 유사한 자매 연구에 입각해서 여기에 포함된 정보들이 가짜 뉴스가 아니라 확고한 증거에 바탕을 두도록 주의를 기울였다. 나는 정보를 넘어서는 증거의 힘을 분명하게 인식하며, 추측에 해당하는 것은 멀리했다. 내가 이 부분을 강조하는 이유는 미국에 사는 한 친구가 최근 내게 건강과 웰빙 관련 주제를 다룬 좋은 베스트셀러가 있다고 추천해준 적이 있기 때문이다. 나는 그 책을 읽기 시작했지만 끝까지 읽을 수가 없었다. 저자가 단언하는 내용 중에는 증거가 아니라 추정을 바탕으로 한 것이 많았기 때문이다. 나는 책을 읽을 만큼 읽은 친구가 이런 내용에 그렇게 쉽게 속아 넘어가는 것을 보며 깜짝 놀랐다.

내가 이 책을 쓰고 싶었던 이유가 한 가지 더 있다. 임상의와 연구자로 재직하는 동안 나는 환자의 기대와 호기심이 바람직한 방향으로 변화하는 것을 목격했다. 사람들은 더 정확한 정보로 무장하면 진단과 치료 과정에 더욱 적극적으로 참여하게 된다. 그러면 환자와 의사 모두 의사결정 과정을 공유하고 건강과 노화에 대한 전체론적 접근에 대해서 더 깊이 각성하는 방향으로, 느리지만 확실하게 나아가게 된다. 의학 종사자들은 환자들과 논의할 때 '삶의 질', 그리고 전체적인 웰빙을 결정하는 요인에 대한 이야기를 점점 더 중시하고 있다. 또한 전통적인 임상 방식에서 점차 탈피해서, 질병과 노화 과정에 기여하는 삶의 경험에 관한 정보를 더 폭넓게 얻는 법을 배워가고 있다. 내가 임상을 시작하고 얼마 되지 않았을 때는 의사들이 환자들을 가르치려 들었다. 그래서 의사가 환자들에게 무엇을 하라고 지시하는 방식으로 진료가 진행되었다. 하지만 이제는 생활방식, 인간관계, 삶에 대한 태도 등 성공적인 치료 반응을 이끌어내는 모든 요소들에 대한 지식을 더욱 폭넓게 공유함에 따라 그런 문화에 변화가 생겼다.

젊은 수련의 시절에 겪었던 한 가지 불편한 기억이 아직도 내 안에 남아 있다. 아침에 담당 의사와 간호사 1명, 수련의 3명 그리고 의대생 2명이 개방형 침상 16개가 놓여 있는 전통적 형태의 대형 병동에서 함께 회진을 돌았다. 어느 환자가 보아도 주눅이 들 만한 광경이었다. 담당 의사가 침상 머리맡에 서서 그 침대에 누워 있는 뇌졸중 환자를 등지고는 '이 환자'는 왼쪽 팔과 다리에 마비가 왔고 마비에서 회복될 가능성은 높지 않다고 말했다. 그리고 손상 범위가 넓기 때문에 정신 능력 또한 영향을 받았다고 했다. 이것은 오직 그 여성의 뇌 스캔 사진만 보고 진단한 내용이었다. 그 의사는 계속해서 이 여성이 독립적인 삶을 살 수 없을 것이며 요양원에 들어가야 할 것이라고 말을 이었다. 그때 환자가 일어나 앉아서 당사자를 앞에 두고 그런 이야기를 하는 것에 대해 한마디 했다. "지금 선생님이 하시는 말씀은 저한테도 다들리니까 저에 대한 얘기는 저를 보면서 해주세요. 그리고 저는 어제 왼쪽 손과 팔을 움직이기 시작했고, 간호사 선생님의 도움을 받아서 네 걸음이나 걸었어요. 제게는 보살펴줄 대가족이 있고, 집에 갈 계획도 세워놓았어요. 이미 가족들이 저를 위해 집 안 구조를 뜯어고치기 시작했고요. 저는 화가로서 성공을 거둔 사람이고 다시 그림도 그릴 거예요."

그 여성의 기백과 활력을 떠올릴 때마다 그녀를 응원하고 싶은 마음이 든다. 그때를 생각하면 지금도 기분이 좋아진다. 요즘에는 돌봄의 모든 단계에 당사자를 참여시키는 것이 일반적인 관행으로 자리 잡았고, 여기에 쉽게 접근할 수 있는 인터넷 정보의 도움을 받는다. 당사자에게 완전한 정보를 제공하고 선택권을 제시하면, 그 사람에 대해서 훨씬 더 깊이 이해할 수 있다. 그 사람에게 중요한 것은 무엇이고, 그 이유는 무엇인지, 그 사람이 기대하는 바는 무엇이고, 그 사람의 표현 방식과 의사결정, 그리고 우리의 공동 접근방식에 영향을 미친 인생의 경험은 무엇이었는지에 대해서 말이다. 점점 더 많은 환자들이 질병이나 장애가 생기는 원인을 알고, 자신에게 생긴 생물학적 문제를 과학적으로 이해함으로써, 그 정보를 바탕으로 결정을 내리고 싶어한다. 그래서 이 책에서는 나이가 들면서 생기는 임상적 장애와 더불어 그런 변화를 이끌어내는 생물학적 배경에 대해서도 함께 다루려고 한다.

나는 절대 환자에게 나이를 물어보지 않는다. 그보다는 전통적인 신체검사와 병력을 통해 그 사람의 생물학적 나이를 평가해서 그것을 바탕으로 결정을 내린다. 83세의 노인이 다 똑같지는 않다. 어떤 사람은 그 나이에도 마라톤을 하는가 하면, 어떤 사람은 요양원에서 간신히 숨만 쉬고 산다. 이 두 사람의 치료방식은 확연히 다를 수밖에 없다. 그냥 나이라는 숫자만 보고 판단해서는 안 된다. 어린 시절의 경험이나 상황도 모두 중년과 말년의 생물학에 영향을 미친다.

사실 생물학적 노화는 아주 일찍 시작된다. 30대에 접어들면 노화 과정이 세포 안에서 이미 확실하게 자리를 잡는다. 이 책을 읽고 나면 생물학적 노화에 대해서, 그리고 생물학적 나이biological ageing가 실제 나이chronological age와 얼마나 다른지에 대해서도 알게 될 것이다. 생물학적 나이는 우리 몸 내부의 '생물 시계biological clock'를 통해 측정할 수 있다. 한 연구에서는 38세의 젊은 성인에게서도 생물학적 노화 시계가 무려 20년의 차이를 보이기도 했다. 따라서 젊음과 늙음을 나이라는 숫자로 따질 수는 없다. 여기에서 중요한 것은 생물학적 변화이다. 그리고 좋은 소식이 있다. 우리의 시계를 변화시키는 대부분의 요인들을 우리의 통제하에서 조정하고 개선할 수 있다는 점이다. 우리는 노화생물학의 80퍼센트 정도를 통제할 수 있다. 이 책의 말미에 아일랜드 노화 종단 연구에서 사용했던 검사의 일부와, 자신의 연령과 성별에 따른 예상 정상치를 함께 실었다. 직접 검사를 해보면 노화의 속도에 영향을 미치는 것으로 알려진 측정치에서 자신의 성적이 어디쯤 되는지 확인할 수 있을 것이다.

이 책은 인류가 젊음과 영생의 영약을 얻기 위해서 수 세기에 걸쳐 연구해온 내용을 자세하게 탐구하고 있다. 여기에서 제시하는 훌륭한 과학적 증거를 통해서 사람은 자신이 젊다고 느끼는 만큼 젊으며, 자신의 노력을 통해서 인생의 마지막 한 바퀴를 즐겁게 보내고, 평생 동안 만족과 호기심, 기쁨을 느낄 수 있다고 당신을 설득할 생각을 하니 무척 기대된다.

1

젊다고 느끼는 만큼 젊다

나이는 숫자일 뿐

의사로 살아오는 동안 늘 내 마음을 사로잡았던 것이 있다. 사람들의 태도가 노화뿐만 아니라 건강에도 영향을 미친다는 것이다. 최근에 나는 가벼운 흉부 감염으로 병원을 찾은 85세 환자를 치료한 적이 있다. 그 여성은 어서 빨리 건강을 회복해야 한다는 생각에 마음이 급했다. 그녀의 말로는 이웃에 자기가 매일 돌봐주어야 할 '노인'이 살고 있기 때문이라고 했다. 알고 보니 그 이웃 노인의 나이는 74세였다. 하지만 그는 몸이 쇠약해서 내 환자에게 의지하고 있었고, 내 환자는 즐거운 마음으로 그 노인을 돌봐주고 있었다. 환자가 자기보다 열한 살이나 어린 사람을 노인이라고 부르면서, 정작 자신은 노인이라고 생각하지 않는 것을 보니 재미있었다. 그녀는 자기 나이를 체감하지 못하고 사는 사람들의 전형적인 모습을 보여준다. 이런 사람들은 자신이 실제 나이보다 더 젊다고 믿는다. 그들에게는 오늘의 70세가 어제의 60세와 같다는 흔한 이야기가 진리이며, 이런 태도는 오늘날의 과학과도 일맥상통한다.

아일린 애시는 그것을 보여주는 또 하나의 훌륭한 사례이다. 이 글을 쓰고 있는 지금 그녀는 영국에서 가장 나이가 많은 여성들 중 한 명이고, 80년 전에 딴 운전면허를 가지고 105세의 나이에도 여전히 운전을 하고 있다. 아일린에 관한 글을 읽었을 때 나는 그녀가 대단히 긍정적인 태도를 가지고 있고, 항상 능동적이며 다양한 삶을 살아온 것에 크게 감명을 받았다. 한 세기가 넘는 세월을 살아왔음에도 아일린은 계속해서 매일 씩씩하게 산책을 즐기고 요가를 한다. 요가는 90세에 시작했다. 90이면 대부분의 사람들이 이제 살 만큼 살았다고 느끼며 기력이 쇠하는 나이이다. 그녀는 이렇게 말한다. "어떤 날은 고양이 자세를 하고 싶고, 어떤 날은 고양이와 개 자세를 하고 싶어요. 그걸 하면 몸이 한결 나아지는 느낌이 들어요. 덕분에 내 근육이 계속 기력을 얻죠." 그녀는 용기와 자신에 대한 믿음이 함께하는 긍정적이고 낙관적인 태도를 보여준다. 이런 태도가 그녀로 하여금 삶의 단계마다 나이에 방해받지 않고 새로운 과제에 도전할 수 있는 힘을 불어넣어주었다. 그녀는 나이에 어울리는 행동을 하기보다는 계속해서 열정적으로 충만한 삶을 이어가고 있다. 그녀의 실제 나이는 그녀의 포부 혹은 인생과 생활에 대한 접근방식을 방해하지 못한다.

아일린은 나이에 대한 사람들의 태도가 생물학적 노화의 진행 속도에 어떻게 영향을 미치는지를 보여주는 살아 있는 화신이다. 과학 역시 그녀의 태도가 신체적 노화와 인지적 노화 모두를 늦추는 데에 도움이 된다는 것을 보여준다. 내 연구진이 이 분야에서 진행한 흥미로운 연구들을 보면 자신을 젊다고 느끼는지, 늙었다고 느끼는지가 실제 노화 속도에 영향을 미치는 것을 알 수 있다. 바꿔 말하면 노화를 특징 짓는 세포 과정을 태도나 인지를 통해서 조절할 수 있다는 것이다.

1킬로미터만 달려도 숨이 턱까지 차오르는 40세부터 요가를 사랑하는 105세에 이르기까지 자기 나이에 비해서 놀라울 정도로 젊거나 늙어 보이는 사람들을 모두들 한두 명 정도는 알고 있을 것이다. 우리는 두 가지 형태의 나이를 구분해볼 수 있는데, 이것이 사람들 간의 이런 차이를 설명하는 데에 도움이 될 것이다. 실제 나이는 출생부터 주어진 날짜까지 시간순으로 측정한다. 반면 신체 나이라고도 하는 생물학적 나이는 실제 나이와 비교할 때, 몸이 얼마나 잘 기능하고 있는지를 측정한 것이다.

우리는 정해진 수의 유전자, 즉 DNA를 가지고 태어나지만 그 유전자 중 일부는 식생활, 운동, 심리적 접근방식과 태도에 의해서 스위치가 켜지거나 꺼질 수 있다. 이렇게 스위치가 켜지고 꺼지는 것을 후성유전학epigenetics이라고 한다. 생물학적 노화는 후성유전학을 통해서 결정된다. 후성유전학은 모든 나이에서 일어나며 유전자 기능에서 생기는 이런 변화가 세포 노화의 속도를 올리거나 늦춘다. 생물학적 나이와 실제 나이가 차이가 나는 이유, 그리고 105세의 아일린이 그녀보다 나이가 적은 다른 이들보다 더 젊어 보이고, 젊게 행동하는 이유를 이것으로 설명할 수 있다. 항상 긍정적인 태도를 유지하고, 평생 운동을 멈추지 않은 덕분에 아일린은 세포 노화의 속도를 늦추는 보호 유전자의 스위치를 켜놓을 수 있었다. 똑같은 유전자를 가지고 있지만 생의 경험과 건강 관련 행동이 다른 일란성 쌍둥이가 서로 다른 속도로 늙는 이유도 이것으로 설명할 수 있다. 어느 유전자가 켜지고 꺼지느냐에 따라서 세포는 더 취약해지기도 하고, 손상으로부터 더 잘 보호받기도 한다.

혈액 표본을 이용해서 후성유전학을 측정하고 그 결과를 통해서 아일린과 같은 사람들이 더 건강하게, 더 오래 사는 이유를 이해할 수 있다.[1] 예를 들어 우리의 연구 결과를 보면, 부모의 알코올 의존증이나 가난, 그리고 우울증 같은 정신적 문제, 빈약한 식생활이나 낮은 학업 성취 등 힘들었던 어린 시절의 경험이 유전자에 나타나며 말년의 건강 문제와도 관련이 있음을 알 수 있다. 후성유전학을 측정한다는 말은 결국 변경 가능한 삶의 요인들이 유전자를 변화시킨다는 사실을 확인할 수 있다는 의미이다. 이런 삶의 요인들은 우리가 개인적 차원과 사회적 차원 모두에서 미치는 영향에 따라 생물학적 노화, 즉 우리의 수명을 통제할 수 있다. 바꿔 말하면 개인의 노화에 대한 태도와 실제 세포 노화 사이의 관련성을 후성유전학으로 설명할 수 있다는 뜻이기도 하다. 그 이면의 과학을 더 깊이 파고들어 성공적인 노화의 비밀을 밝혀내려면, 먼저 세상에서 가장 중요한 최근의 과학적 성취를 알아보아야 한다. 바로 인간의 유전체genome이다.

2020년 6월에 우리는 인간 게놈 프로젝트 개시 20주년을 기념했다. 이 프로젝트를 통해서 이룩한 연구 성과 덕분에 우리는 아일린의 장수를 결정하는 유전적 변화에 대해서 더욱 잘 이해할 수 있게 되었다. 인간 게놈 프로젝트가 시작될 당시, 영국 총리 토니 블레어는 이것을 "항생제의 발견을 훨씬 뛰어넘는 함축적 의미를 가진 의학의 혁명"이라고 묘사했다. 이어서 미국 대통령 빌 클린턴은 좀더 극적인 말을 했다. "오늘 우리는 신이 생명을 창조하는 데 사용한 언어를 배우고 있습니다." 이것은 엄청난 규모와 범위의 혁명적인 과학적 노력이었다.

우리 모두는 세포 하나마다 2미터 정도 길이의 DNA를 가지고 있다. 그리고 우리 몸속의 세포는 30조 개에 이른다. DNA는 23쌍의 염색체로 구성되어 있고, 각각의 염색체는 유전 정보를 담고 있는 30억 개의 '글자'로 이루어져 있다. 여기에는 색인도, 주석도 붙어 있지 않고, 이 애매한 글자들을 쉽게 구분해가며 탐색할 방법도 없었다. 7년에 걸쳐 전 세계 수천 명의 과학자들이 함께 연구하고, 그 연구에서 결과가 나올 때마다 정보를 공유한 끝에 이 글자들을 조금씩 밝혀낼 수 있었다. 그것은 느리고, 고되고, 복잡한 과정이었다. 하지만 40억 년에 걸친 진화 끝에 단 하나의 생명체, 즉 우리 인간만이 자신을 만들어낸 명령문을 밝혀내는 데에 성공했다. 이것은 유전질환을 진단하는 것뿐만 아니라 장수에 기여하는 유전자를 이해하는 데에도 큰 도움을 주었다. 게다가 이제 우리는 유전자의 스위치를 켜고 끄는 것에 대해서, 그리고 건강 관련 행동과 다른 외부 요인들에 의해서 후성유전학이 조절되는 방식에 대해서 많은 부분을 이해하게 되었다.[2]

현재까지 밝혀진 유전자 중에서 노화 과정에 영향을 미치는 것으로 가장 눈에 띄는 한 가지는 바로 DAF2 유전자이다. 이 유전자의 활성,

즉 이 유전자가 켜졌느냐 꺼졌느냐 여부가 세포의 노화를 지배하는 중요한 여러 경로를 통제하고 있다. 이 유전자의 역할을 보여주는 사례들은 동물에서도 분명하게 드러난다. 인간에게는 아직 부적절한 일이지만, 동물에게서는 이 유전자를 조작해볼 수 있다. 그런 조작을 통해서 유전자 기능, 즉 후성유전자에서 생긴 작은 변화가 세포의 노화와 수명에 어떻게 영향을 미치는지 연구할 수 있다.

선형동물 같은 종에서는 DAF2 유전자에 작은 변화만 주어도 수명이 2배로 늘어난다.[3] 우리는 선형동물과 많은 수의 유전자를 공유하기 때문에 이것이 인간에게도 해당될 가능성이 있다. DAF2는 또한 인슐린과 성장 호르몬의 활성도 통제한다. 이 두 가지 호르몬은 모든 조직의 성장과 우리가 당분을 분해해 에너지를 생산하는 방식에서 핵심적인 역할을 한다. 당분의 분해와 에너지 생산은 모든 세포의 성장에서 근본적인 과정이다. 더군다나 90세 이상 장수하는 사람들의 DAF2 유전학은 90세를 넘기지 못하는 사람들과 다르다. 식생활, 비만, 운동, 칼로리 섭취 제한이 DAF2 유전자에 영향을 미친다.[4] 이런 요인들이 노화의 속도를 늦추고 수명을 늘려주는 이유를 설명할 수 있을지도 모른다. 이런 정보를 이용해서 노화에 대한 통제력을 키울 수 있는 문이 우리 앞에 열려 있다.

후성유전학 시계는 인간 게놈 프로젝트 연구로부터 나왔고, 우리가 후성유전학에 대해서 알고 있는 내용이 확장된 것이다. 유전자가 켜지고 꺼진다는 것은 'DNA 메틸화DNA methylation'를 말하는 것이다. DNA 메틸화는 DNA에 메틸기methyl group를 붙이는 것을 말한다(메틸기는 탄

노화의 정복

소 원자 1개에 수소 원자 3개가 결합되어 있다). 이 현상은 몸 전체에서 항상 일어나고 있으며 DNA를 안정된 상태로 유지하는 데에 도움을 준다. 메틸화에서 일어나는 변화의 양을 이용해서 조직의 나이를 결정할 수 있다. 평생에 걸쳐 이런 변화를 기록함으로써 생물학적 노화를 측정하는 방법인 후성유전학 시계가 탄생했다. 이것은 아직도 발전 중인 과학 분야이고, 메틸화 측정의 서로 다른 조합을 이용하는 새로운 '시계'가 계속 발견되어 그 정확도를 검증받고 있다.[5] 아직은 그 어느 시계도 개인의 생물학적 나이를 분명하게 측정할 수 있을 만큼 정확하지는 않지만 그런 수준의 정확도에 점점 가까워지고 있다.[6] 머지않아 곧 개인의 정확한 생물학적 나이를 판단할 수 있게 될 것이다.

따라서 본질적으로, 후성유전학 시계를 이용하면 실제 나이와 생물학적 나이의 차이, 즉 노화의 속도를 계산할 수 있다.[7] 이것을 둘러싸고 요즘에는 과대광고가 만연하고, 시장에는 생물학적 나이를 정확하게 측정해준다고 주장하는 제품들도 나와 있다.[8] 하지만 지금 이 글을 쓰고 있는 시점에서 보면, 그런 제품들에는 신중하게 접근할 필요가 있다. 우리가 진행한 연구를 보면 개인의 생물학적 나이를 정확하게 판단하기에 아직은 그런 방법들이 충분히 민감하거나 구체적이지 못하고, 노화 과정에 영향을 미치는 요인들의 복잡한 연결망을 전부 고려하지도 못하고 있다.[9] 하지만 이것은 빠른 속도로 진화하고 있는 연구 분야이므로 머지않아 좀더 정확한 생물학적 나이 검사법이 등장할 것은 분명하다.

근래에 들어서는 후성유전학 시계에 영향을 미치는 다양한 요인들에 대해서 더 많은 것을 알게 되었다. 이 시계에 부정적인 영향을 미치는 요인으로는 질병, 건강에 나쁜 행동(흡연이나 비만 등), 스트레스가 많은 인생 경험 등이 있다. 이런 사건이나 행동의 결과로 시계의 속도가 빨라지면 노화가 가속된다.[10] 생물학적 노화에 영향을 미치는 또 다른 영역은 기분이다. 캐나다의 싱어 송 라이터 저스틴 비버는 불안을 해소해준다는 고압 산소실에서 잠을 잔다. 어쩌면 이런 행동이 그의 초기 행동처럼 기이한 일은 아닐지도 모른다. 우울증이나 불안같이 지속적인 스트레스와 기분 변화는 스트레스 호르몬에 대한 과도한 노출과 그로 인해서 발생하는 부정적인 생리학적 상태 때문에 장기적인 손상을 일으킨다.[11] 뉴질랜드의 유명한 연구인 더니딘 연구에서는 1972년 4월에서 1973년 3월 사이에 태어난 1,000명의 참가자들을 대상으로 출생 이후 정기적으로 자세히 검사하며 추적했다. 26세, 32세, 38세에는 상세한 건강검진을 하고 생물학적 노화 측정을 위해서 혈액검사를 시행했다. 그와 더불어 참가자들이 스스로 어떻게 나이 들고 있다고 생각하는지에 대한 인식, 즉 노화에 대한 태도도 자세히 검사했다.[12] 이 연구의 수석 연구원인 데이비드 벨스키와 테리 모핏은 38세 참가자들 중 일부는 후성유전학으로 평가한 생물학적 나이가 28세였던 데에 반해, 다른 일부는 48세였다(29쪽 그림 참조).

38세라는 젊은 나이임에도 생물학적 노화의 차이가 거의 스무 살까지 벌어지는 이유는 무엇일까? 우울한 기분과 스트레스가 큰 원인으로 작용하는 것으로 밝혀졌다. 어린 시절의 경험이 특히 중요하지만 20대와 30대의 경험 역시 중요하게 작용한다.

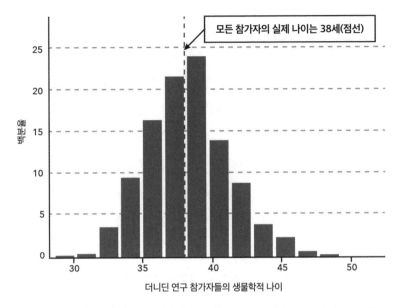

더니딘 연구에 참여한 실제 나이 38세의 참가자들의 생물학적 나이가 28세에서 거의 50세까지 넓게 분포하고 있다.

그뿐만 아니라 벨스키와 모핏은 실제 나이인 38세보다 생물학적으로 더 늙은 사람은 실제 나이는 같아도 더 젊은 생리학을 유지한 또래들보다 계속 더 빠른 속도로 늙는다는 가설을 검증했다. 그 결과 실제 나이 38세에 생물학적 나이 40세인 사람은 실제 나이와 생물학적 나이가 모두 38세인 사람과 비교했을 때, 그후로 12년 동안 1.2년 더 빨리 늙은 것으로 나타났다. 바꿔 말하면 처음 데이터를 수집했을 때 생물학적으로 더 늙은 사람은 그 이후에도 더 빠른 속도로 노화가 이어졌다는 뜻이다. 게다가 생물학적 퇴보의 속도가 폐, 구강, 잇몸, 치아, 심박수, 혈압, 신장, 간, 눈, 면역기능, 뼈, 혈중지질, 당뇨 표지, 체질량지

수, 체지방, 뇌 등 다양한 기관계에서 분명하게 드러났다. 노화의 가속이 어느 한 기관계에 국한되지 않고 보편적으로 일어났다는 의미이다. 이는 생물학적 노화를 설명하는 하나의 공통 메커니즘이 존재함을 암시한다. 만약 그 메커니즘을 밝혀낼 수 있다면 젊음의 묘약을 얻는 열쇠를 확보하게 될 것이다.

더 빠른 속도로 노화가 진행되던 젊은 성인들은 이미 중년이 되기도 전에 신체능력이 떨어졌다. 예를 들면 그들은 균형감각이 더 떨어지고, 노화가 느린 사람보다 한 다리로 서 있는 시간도 짧고, 작은 물체를 페그보드(pegboard, 나무못을 구멍에 꽂는 놀이 도구/옮긴이)의 구멍에 끼워 넣는 검사를 해보면 소근육 운동도 서투르며 악력도 약했다.[13]

검사 당시 이 젊은 성인들은 질병이 없는 상태였지만 검사 결과를 보면 기관계에서 나중에 노화 관련 질병으로 이어지게 될 문제점들이 드러나 있었다. 눈을 예로 들 수 있다. 눈은 뇌의 상태를 들여다볼 수 있는 창문이다. 눈에 분포하는 작은 혈관들은 뇌로 가는 작은 혈관들과 같은 곳에서 기원한다. 이렇게 두 혈관의 출발점이 같기 때문에 성인의 눈에 들어 있는 혈관을 평가하면 뇌혈관의 상태를 짐작할 수 있다.[14] 망막 사진에서 변화가 감지된다면 그것으로 미래에 뇌졸중이나 혈관성 치매가 발생할 가능성을 점칠 수 있다.[15] 더니딘 연구에서 생물학적 나이가 더 많은 젊은 성인들은 눈의 혈관이 현저하게 더 '늙어' 있었다. 이는 말년에 뇌졸중이나 치매에 걸릴 위험이 더 높아진다는 뜻이다.[16]

그와 나란히 이루어진 실험에서 연구 참가자나 그 참가자들의 세부사항에 대해서 알지 못하는 학부생들에게 참가자들의 얼굴 사진을 보

노화의 정복

여주며 평가를 요청했다. 그 결과 학생들은 생물학적 노화를 그대로 반영하는 안면 노화의 차이를 정확하게 알아보고 노화 속도가 빠른 사람이 더 늙어 보인다는 것을 분간할 수 있었다. 노화가 빠른 사람들 또한 자기가 더 늙은 것 같다고 말하며, 스스로의 건강 상태가 좋지 않고 인식하고 있었다.

이런 발견은 몇 가지 중요한 사실을 알려준다. 예를 들면 노화는 이른 나이부터 시작되며, 대부분의 인체 기관계에 동시에 영향을 미친다는 것이다. 어째서 일부 38세 참가자는 행동, 외모, 스스로의 느낌이 더 늙어 있을까? 거의 12년에 달하는 생물학적 나이 차이는 주로 어린 시절의 부정적인 경험 때문이었다.[17] 그러나 완전히 비관적이기만 한 것은 아니다. 후성유전학 시계의 속도를 높이는 요인들은 모두 변경이 가능하다. 이런 요인들은 우리의 통제하에 있기 때문에 후성유전학적 노화를 촉발하는 상황에 대해서 어떤 조치를 취하면 인생의 어느 시점이든 영향을 미칠 수 있다. 물론 빠를수록 좋지만 너무 늦은 때란 없다. 더군다나 기분 저하나 스트레스를 겪고 있다고 말하는 38세 참가자 모두가 노화 가속을 경험하는 것은 아니었다. 생물학적 변화에 영향을 미치는 심리적 요인에 회복력을 갖춘 사람이 많았다. 회복력이 강한 참가자들이 어려운 상황에도 불구하고 대체로 인식과 태도가 긍정적이고 낙관적이었다는 점은 주목할 만하다.[18]

노화에 대한 인식, 통제감, 나이 드는 것에 대한 정서적 반응 등도 모두 중요한 요소이다. 여기에서 다시 한 바퀴를 돌아 내가 치료를 담당했던 85세 환자와 아일린 애시의 이야기로 돌아온다. 두 사람은 모두 긍정적인 인식과 긍정적인 태도, 자부심, 낙관주의를 보여주었다. 지금까지 인식이 노화에 영향을 미치는 이유는 '나이를 느끼는' 사람들이 노화를 가속하고, 인식에 부정적인 영향을 미치는 질병이나 장애를 가지고 있기 때문이라고 생각했다. 하지만 이제는 우리 연구진과 다른 연구진에서 나온 몇몇 연구들을 통해서 질병 상태와는 상관없이 '젊다고 느끼는 만큼 젊다'는 것이 확인되었다.[19] 바꿔 말하면 인식 자체가 다른 요인들보다 더 중요하게 작용할 수 있다는 말이다. 단순히 실제 나이보다 더 젊다고 느끼기만 해도 질병이나 장애에 상관없이 노화 속도를 늦출 수 있다. 그 이유는 노화에 대한 긍정적인 태도가 세포의 화학적 과정에 이로운 변화를 가져와 세포 내부의 염증을 줄이고, 결국 세포의 메틸화 상태와 후성유전학까지도 변화시키기 때문이다.[20] 우리가 진행한 한 연구에 따르면, 자신의 실제 나이만큼 혹은 그와 비슷하게 늙었다고 느끼는 사람은 실제 나이보다 더 젊다고 느끼는 사람보다 이후에 신체도 쇠약해지고 뇌 건강도 악화될 가능성이 더 높았다.[21] 연구를 시작할 때 가지고 있던 질병을 고려하여 분석을 새로 한 경우에도 마찬가지였다. 인식이 부정적이면 신체 건강과 뇌 건강이 저하될 뿐 아니라 자신감, 자존감, 인생에 대한 만족도도 떨어졌다.[22] 부정적인 인식을 가지고 있는 사람은 말년에 심장질환이나 심장마비를 겪고 일찍 사망할 가능성이 더 높았다.[23]

이 지점까지 오고 보니 언어, 대중매체, 친구, 가족, 사회적 태도가 자기 자신에 대한 인식에 얼마나 큰 영향을 미치는지, 그리고 부정적인 고정관념 앞에서 회복력을 유지하는 것이 얼마나 어려운 일인지 생

노화의 정복

각하게 된다. 누군가가 계속 당신더러 늙었다는 말을 해대면 젊다고 느끼기가 정말 힘들다.

예일 대학교의 연구자들은 노화에 대한 인식이 개인의 생리학을 얼마나 빨리 바꿀 수 있는지, 그리고 부정적인 고정관념에 반복적으로 노출되었을 때 변화가 어떻게 체화되고 만성화되는지를 보여주었다. 이 실험에서는 노화를 기술하는 일련의 단어에 성인들을 노출시켰다. 긍정적인 고정관념에 해당하는 용어로는 '성취한accomplished', '조언advise', '기민한alert', '영리한astute', '창의적인creative', '계몽된enlightened', '안내guidance', '개선improving', '통찰력 넘치는insightful', '박식한learned', '현명한sage' 등을 사용했다. 그리고 부정적인 고정관념에 해당하는 용어로는 '알츠하이머Alzheimer's', '혼란confused', '쇠퇴decline', '노쇠decrepit', '치매dementia', '의존dependent', '질병diseases', '죽어가는dying', '잊어버리다forgets', '무능incompetent', '잘못 놓다misplaces', '노망든senile' 등을 사용했다.[24] 참가자들은 이런 고정관념에 노출된 후에 수학 및 어휘 스트레스 검사를 모두 받았고, 이와 더불어 이런 스트레스 검사가 미치는 생물학적 효과를 확인하기 위해서 몇 가지 생리학적 검사도 함께 진행했다.

부정적인 고정관념에 노출된 참가자들은 혈압이 높아지고, 심박수가 증가하고, 피부혈류량이 감소하는 등 바람직하지 못한 과도한 생리적 반응을 나타냈다. 이는 노화에 관한 부정적인 고정관념이 참가자의 스트레스 반응 완화 능력을 떨어뜨렸음을 보여준다. 반면 노화에 관한 긍정적인 고정관념에 노출된 경우에는 스트레스에 대한 생리적 반응이 적정한 수준으로 나타났다.[25] 바꿔 말하면 긍정적인 고정관념이 참가자의 스트레스 대처에 도움을 주었다는 뜻이다.

우리 연구진이 진행한 또다른 연구에서는 50세 이상의 성인들에게 17가지 진술에 대해서 어느 정도 동의하는지 물어보았다. 그 진술은 다음과 같다. '나이가 드는 것이 내 사회생활에 어떤 영향을 미치는지 통제할 수 없다', '나이가 들수록 내가 참여할 수 있는 활동이 줄어든다' 또는 '나이가 들면서 내가 점점 현명해진다', '나이가 들어도 내 독립성을 유지하기 위해서 할 수 있는 일이 많다.' 앞에 나온 두 문장처럼 부정적인 진술에 더 동의하고, 뒤의 두 문장처럼 긍정적인 진술에는 덜 동의하는 노인일수록 노화를 바라보는 태도가 더 나빴고, 그후로 8년 동안 신체적 노화와 인지적 노화가 가속되는 경우가 많았다.[26] 예를 들면 노화에 대해서 부정적인 태도를 가진 경우에는 걷는 속도가 느려지고, 기억력이 나빠지고, 다른 몇 가지 뇌 검사에서 수행 능력이 낮게 나왔다. 전반적인 건강, 약물 투여, 기분, 생활환경, 기타 요인들을 감안한 경우에도 마찬가지였다. 바꿔 말하면 인식이 신체와 정신의 노화 속도에 독립적으로 영향을 미친다는 뜻이다.

더군다나 부정적인 태도가 서로 다른 건강 조건들이 어떻게 상호작용하는지에도 영향을 미친다는 것이 과학적으로 입증되었다. 부정적인 태도를 가진 노쇠한 참가자는 노쇠하지 않은 참가자에 비해 정신적 능력이 떨어졌다. 하지만 긍정적인 태도를 가진 노쇠한 참가자는 노쇠하지 않은 또래의 참가자들과 동등한 수준의 정신적 능력을 가지고 있었다.[27] 따라서 여기에서도 마찬가지로 긍정적인 태도와 긍정적인 인식이 노화로부터 우리를 보호하는 기능이 있음이 밝혀졌다. 이는 우리가 젊다고 느끼는 만큼 젊다는 것을 다시 한번 강조해준다. 건강에 문제가 있는 경우에도 태도는 여전히 지배적인 역할을 한다.

내가 이 데이터를 은퇴한 동료인 저명한 심장학자에게 보여주었더니, 그는 정신이 심장에 강력한 영향을 미치며 스트레스와 인식이 심장마비에도 영향을 줄 수 있음을 확신한다고 대답했다. 그는 다음과 같은 이야기를 들려주었다. "1980년 어느 날 오후에 한 환자가 개인적으로 저를 찾아왔습니다. 그리고 그 사람에게 심각한 협심증이 있다는 것을 알게 되었죠. 운동검사를 해보았더니 심장근육으로 가는 혈액 공급이 제한되어 있었습니다. 저는 그 환자에게 관상동맥 조영술을 해서 심장으로 가는 혈관의 해부학적 구조를 확인해야 할 것 같다고 말했습니다. 하지만 그 환자는 펄쩍 뛰면서 몸에 칼을 대는 외과 시술은 절대 받지 않겠다고 하더군요. 이 시술이 꼭 필요하다고 설득하는 데 꽤 많은 시간이 걸렸습니다. 마침내 그도 시술에 동의했고, 저는 런던의 한 개인 병원에 병실을 구해주었습니다. 당시 그곳에는 심장 모니터링 장치가 없었습니다. 그런데 다음 날 아침 7시에 전화가 와서 받아보니, 그 환자가 침대 위에서 사망한 채로 발견되었다고 간호사가 알려주더군요. 물론 그 환자가 앓던 질병의 자연스러운 경과로 일어난 일일 수도 있습니다. 하지만 저는 그 사람의 태도가 대단히 부정적이라는 인상을 받았고, 그런 태도가 그 사람의 돌연사에 기여한 것이라고 생각하고 있습니다."

좀더 가벼운 주제로 넘어가보자. 성적 활동과 노화 인식의 관련성도 과소평가되어 있다. 대다수 부부에게 성행위는 인생에서 중요한 부분을 차지하며 삶의 질과 깊은 상관관계가 있다. 성적 활동이 활발한 사람은 노년에도 삶의 질이 더 좋다. 우리 연구를 살펴보면 성적으로 활발한 노인은 인식이 더 긍정적이고, 스스로를 늙었다고 생각할 가능성이 낮으며, 노화가 부정적인 결과를 가져오리라고 믿는 경우도 적었다.[28] 이런 모든 태도 관련 요인들은 성적으로 활발한 부부가 뛰어난 삶의 질과 젊은 생물학적 나이를 누리는 데 기여한다.

내 동료의 환자에서도 알 수 있듯이 노화에 대해서 부정적인 태도를 가지고 있는 노인들은 긍정적인 태도를 가진 사람보다 수명이 7.5년 짧다. 이는 노인들의 심장질환 발생 비율이 높다는 것이 가장 큰 이유이다.[29] 우리의 연구도 노화에 대한 인식과 사망 사이의 관계를 보여준다. 우리는 연구의 일환으로 삶과 건강의 여러 가지 측면에 대해서 자세한 내용까지 모두 수집해놓았기 때문에 인식이 조기 사망에 독립적으로 영향을 미친다는 것을 입증해 보여줄 수 있었다.[30] 따라서 노화에 대한 스스로의 인식, 그리고 그런 인식에 미치는 사회의 영향력이 건강하게 장수를 누리기 위해서는 대단히 중요하다. 자신의 노화에 대한 인식은 말 그대로 삶과 죽음의 문제인 것이다.

「젊다고 느끼는 만큼 젊다As Young as You Feel」는 매릴린 먼로가 나오는 1951년 코미디 영화이다. 인쇄공 존 호지스(몬티 울리 연기)는 회사의 정책 때문에 65세에 어쩔 수 없이 은퇴해야 했고, 이 상황에 대해서 어떤 조치를 취해야겠다고 결심한다. 그는 머리를 검게 염색하고 자기 전 고용주의 모회사 회장인 해럴드 클리블랜드인 척하면서 바짝 긴장한 회사 경영진들을 거느리고 노동현장 시찰에 나선다. 그러고는 노동

노화의 정복

현장에 나이 있고 경험 많은 직원이 보이지 않는다며 호통을 친다. 이 때문에 회사 사장 루이스 매킨리(앨버트 데커 연기)도 회사의 정책을 바꾸게 된다. 호지스는 나이 많은 노동자의 미덕에 관해서 뜨거운 연설을 해 기립 박수를 받았고, 신문에서는 그를 칭송했으며, 그로 인해 낙관적 분위기가 퍼져 주식 가격도 올랐다. 나중에 호지스의 사기행각이 발각되었지만, 그가 회사의 실적을 호전시키는 데 큰 공헌을 했기 때문에 오히려 클리블랜드 회장은 그에게 기업 홍보 관련 고문직을 제안한다. 하지만 호지스는 그 제안을 거절한다. 회사의 노인 차별적 태도와 정책을 바꿈으로써 자기가 하려던 바를 이미 달성했고, 그것으로 만족했기 때문이다.[31]

강제 은퇴 같은 정책은 고용주가 특정 나이에 이른 직원을 강제로 퇴직시킬 수 있게 해준다. 보통은 65세를 정년으로 삼는다. 1960년대와 1970년대에 미국에서는 강제 은퇴가 만연했고, 여러 유럽 국가에서는 아직도 흔하다. 하지만 고용 연령 차별 금지법의 연장선에서 1978년에 미국 의회는 70세 이전의 강제 은퇴를 불법으로 규정했고, 1986년에는 강제 은퇴 제도를 아예 폐지했다. 따라서 은퇴가 새롭게 정의되었다. 더 이상 은퇴는 정해진 나이에 노동자에서 은퇴자로 자동 기어 변속이 이루어지는 것이 아니라 개인의 능력, 관심사, 경력 계획에 가장 적합한 나이에 자발적으로 노동현장을 떠난다는 것을 의미하게 되었다.[32] 이런 접근방식이 좀더 널리 확산되었으면 하는 바람이다.

다수의 노동자들이 더 유연한 은퇴 제도를 원하고 있음에도 공공부문에서 노동자의 강제 은퇴 제도를 유지하고 있는 유럽 국가들이 적지 않다.[33] 일본의 경우 43퍼센트의 노동자가 정년 이후에도 계속해서 일을 하기 원하는 반면, 프랑스에서는 그 비율이 15퍼센트에 불과하다. 유럽연합 시민 중 3분의 2는 완전한 은퇴보다는 시간제 일자리와 부분연금제도partial pension가 결합된 형태를 선호한다.[34] 국가별로 은퇴 유연성에 대한 선호도에서 이런 차이를 보이는 데에는 연금 체계의 설계가 다양한 것도 한몫할 것이다. 나이에 따라 받을 수 있는 연금 수준의 차이와 더 오래 일했을 때 얻는 이득이 은퇴 유연성에 관한 노동자의 태도에 큰 영향을 미친다. 예를 들어 연금 혜택을 받기 전에 노동을 통해서 벌 수 있는 액수에 한계가 있다면 공식 정년 이후에도 일을 하려는 동기가 줄어들 수밖에 없다. 하지만 사람들이 재정적인 이유만으로 더 오래 일하기를 원하는 것은 아니다. 일은 삶의 만족도를 개선해줄 수 있다. 몇몇 유럽 국가와 미국에서 설문조사를 한 바에 따르면, 45세 이상의 노동자들은 젊은 노동자들에 비해 평균적으로 스트레스를 덜 받고, 삶의 만족도는 더 높다.[35] 이것은 정규직 노동자, 자발적 시간제 노동자, 자영업자 모두에게 해당된다.

일을 멈추는 시기에 대한 선택권은 대단히 중요하며, 삶의 만족도와 노화에 대한 인식에도 큰 영향을 미친다.[36] 나는 일이 재미있고 일도 잘 풀리고 있는데, 갑자기 은퇴를 해야 하는 상황이 닥쳐서 슬퍼하는 동료들을 여럿 보았다. 이것은 개인적으로도 안타까운 일이지만, 그 사람의 소속 기관과 사회적으로도 큰 손실이다. 나는 강제 은퇴는 노인 차별이며, 유연한 노동 선택권이 더 공정한 정책이라고 생각한다.

안타깝게도 강제 은퇴는 노화에 대한 다른 부정적인 사회적 태도와도 일치한다. 문학과 대중매체에서 흔히 발견되는 노화 관련 고정관념을 보면, 노인들을 신체적으로 나약하고, 걸핏하면 잊어버리고, 고집세고 이기적인 존재로 묘사한다.[37] 그리고 이런 특성에 대한 공감대가 여러 문화권과 세대에 퍼져 있다. 하지만 세계보건기구who에 따르면 노화에 관한 이런 흔한 '상식'을 뒷받침할 만한 객관적인 의학적, 심리적 증거는 거의 없다.[38] 신체적, 인지적, 정신적으로 장애가 있는 노인은 소수에 불과하며, 대다수는 독립적이며 높은 삶의 질을 누리고 있다. 그리고 이런 삶의 질은 50세 이후에도 계속 좋아진다.[39] 게다가 노화에 대한 부정적인 태도는 사회적 불평등을 초래한다.

"나는 너무 나이가 많아서 그 일을 못 한대요", "내가 늙어서 이해를 못 할 거라고 생각해요", "나이가 많다고 저를 고용해주지 않아요." 이런 말들은 영국에서 설문조사에 참여한 노인의 77퍼센트가 경험했다고 보고한 일상적인 노인 차별 사례 중 일부에 불과하다.[40] 이런 부정적인 태도는 사회적 접촉으로 이어진다. 2018년 유럽 사회조사국이 28개국 5만5,000명의 태도를 고려해서 발표한 보고서에 따르면, 영국은 세대 갈등으로 분열되어 있으며, 젊은이와 중년의 절반 정도가 70세 이상 친구가 한 명도 없다고 했다. 포르투갈, 스위스, 독일 사람들 중에서는 3분의 1만이 나이 많은 친구가 있다고 했다.[41]

노인 차별이 존재하는 사회에서는 노인들이 사회적 상황에서 배제될 가능성이 높고, 젊은이들보다 고용이 어렵기 때문에 이런 부정적인 태도가 만연한 현실 속에서 노인들이 스스로를 젊다고 인식하기가 쉽지 않다. 걱정스럽게도 일부 의학적 상황에서는 노인들이 단지 나이가

많다는 이유만으로 젊은이들과 동일한 치료를 받지 못하는 경우도 생긴다.[42]

이런 측면은 코로나바이러스 감염증-19(이하 코비드-19로 표기함/옮긴이) 팬데믹 기간 동안에 적나라하게 드러났다. 집중치료실 침상과 호흡기에 대한 수요가 감당 못 할 수준으로 증가할 것을 예상한 일부 국가에서는 특정 연령(대부분 70세) 이상의 환자는 집중치료에서 배제하는 정책을 도입했다. 반면 어떤 국가에서는 생존 가능성과 '생물학적 건강biological health'을 평가해서 그에 따라 집중치료 여부를 결정했다. 이것이야말로 합리적인 접근방식이다.

영국의 경우는 접근방식이 모호했다. 영국에서는 차별금지법에 따라 나이를 기준으로 노인의 보건의료 접근 거부는 불법이다. 하지만 국민의료보험NHS에서는 '노쇠frailty' 선별검사를 이용해서 누구에게 더욱 공격적인 치료를 제공할 것인지 결정했는데, 이때 노쇠 점수에서 나이가 50퍼센트의 비중을 차지했기 때문에 나이 많은 환자에게 불리한 평가가 이루어지도록 편향하는 결과가 나타났다. 벨파스트 퀸스 대학교의 명예교수 데이브 아처드는 이렇게 주장했다. "서비스 업무가 과중해졌다는 것이 노인들을 차별해서 도태시키는 변명이 될 수는 없습니다. 나이를 기준으로 돌봄 서비스에서 환자들을 차별하는 것은 사람의 가치에 대해서 일종의 메시지를 전달하게 됩니다. 이런 차별은 노인이 젊은이보다 가치나 중요성이 떨어지는 존재라고 공개적으로 표현하는 메시지인 셈이죠. 노인들을 2등 시민으로 낙인찍는 행위입니다."[43] 노화 개선 센터의 증거 담당자인 캐서린 풋도 이에 동의했다.

"사람이 돌봄받을 권리를 결정할 때 실제 나이를 주요 판단 기준으로 삼아서는 결코 안 됩니다. 의학적으로 보아도 실제 나이는 집중치료에 반응하고 회복하는 능력을 판단하는 기준으로 삼기에는 부족함이 많습니다."

우리가 노화에 대해서 생각하고, 대화하고, 글을 쓰는 방식은 건강에 직접적인 영향을 미친다. 스스로에게 물어보자. 당신은 노인 차별주의자인가? 앞에서 이야기했던 노인에 대한 고정관념 중에 공감하는 것이 있는가? 우리는 모두 언젠가는 늙기 마련이다. 만약 노화에 대한 부정적인 태도를 평생 안고 간다면 사람이 늙어가는 방식, 우리가 늙어가는 방식에 측정 가능할 만큼의 해로운 영향을 미칠 것이다. 현재와 미래에 좀더 평등한 사회를 원한다면 우리 모두가 자신의 노화나 타인의 노화에 대해서 노인 차별적 태도를 가지지 않아야 한다.

부정적인 태도에 굴복했을 때 야기되는 위험에 대해서 사회의 모든 영역에 걸쳐 인식하고 있어야 한다. 대중매체에서는 나이에 대해서 언급할 때 편견이 내포된 언어를 피하기 위한 조치를 취할 수 있다. 의사들은 치료 전략을 선택할 때 자신이 편견에 빠지는 일이 없는지 확인해보아야 한다. 연구자와 정책입안자들은 함께 힘을 합쳐 긍정적인 태도를 강화할 새로운 방법을 찾아내야 할 것이다. 좋은 소식이라면 나이 많은 사람 수가 늘어나고, 그에 따라 노인에 대한 사회적 평등을 요구하는 목소리가 커지면서 그런 변화가 찾아오고 있다는 점이다. 베이비부머 세대만 보아도 노화에 대한 태도가 기존 세대와 차이가 있다.

베이비부머는 1946년에서 1964년 사이에 태어난 사람들을 지칭하는 용어이다. 베이비부머 세대는 전 세계 인구, 특히 선진국 인구에서 상당한 비율을 차지하고 있다. 제2차 세계대전이 끝난 이후 전 세계 곳곳에서 출산율이 치솟았고, 이렇게 신생아들이 폭발적으로 증가한 것을 베이비붐baby boom이라고 부르게 되었다. 그 베이비붐 기간 동안 미국에서만 거의 7,700만 명의 아기가 태어났다. 초기 베이비부머 세대는 평균 수명이 63세였던 반면, 후기 베이비부머 세대는 79세로 늘어날 것으로 예상된다. 이렇듯 인구수도 많은데 수명까지 늘어나다 보니 베이비부머 세대는 노화 집단으로서의 영향력이 커지고 있다. 베이비부머 중에는 부모보다 25년 더 오래 사는 사람의 비율이 높을 것이다. 그렇다면 60대에 은퇴하는 사람은 적어도 25년 정도 더 살 것이라고 예상할 수 있다. 이 세대는 우드스탁(Woodstock, 1969년 3월 미국에서 열린 록 페스티벌/옮긴이), 사랑과 평화(flower power, 사랑, 평화, 반전을 부르짖던 1960년대와 1970년대의 청년 문화/옮긴이), 히피의 세대이자 교육, 진보 운동, 새로운 음악 장르도 더 많이 접했던 세대이다. 이들은 목소리가 크고 기대치도 높다. 주머니 사정도 더 넉넉하고, 더 건강하고, 에너지가 넘치며 자식들도 모두 성인으로 키워낸 이 베이비부머들은 꿈꾸었던 여행을 다니고, 다른 버킷리스트를 하나하나 채워가며 은퇴 생활을 즐길 여유가 많을 것이다. 이들은 정년에 도달했을 때 마라톤을 하고, 손수 집을 짓고, 심지어 새로운 사업을 시작할 수 있을 정도로 건강한 경우가 점점 늘어나고 있다.[44]

노화의 정복

✧

여러 국가와 문화권에서 노화를 어떻게 취급하고 있는지 알고 싶다면, 다른 곳은 볼 것도 없이 덴마크만 보면 된다. 하나의 사회로서 우리는 노인 차별적 태도가 우리의 생물학으로 침투해 들어오고, 어린 시절의 환경이 성인 시절의 건강과 웰빙에 반영되어 오래도록 지속적인 영향을 미칠 수 있음을 인식할 필요가 있다. 따라서 좀더 평등한 사회를 이루기 위해서는 아동기와 노년기를 우선순위에 두어야 하며, 덴마크가 그런 사회의 전형적인 사례를 보여준다.

사회발전지수Social Progress Index는 한 사회가 그 시민들의 기본적인 인간적 욕구를 충족시켜줄 수 있는 능력을 평가한다.[45] 이것은 그 나라의 삶의 질을 결정하는 사회 지표와 환경 지표를 기준으로 산출한다. 간단히 말해 이 지표는 인간의 전체적인 웰빙을 평가한 값이다. 여기에는 128개국에서 50가지 지표에 대해서 조사한 데이터가 포함되어 있으며, 놀랍게도 덴마크가 지난 40년 동안 유럽의 행복 순위에서 거의 일관되게 1위를 유지해왔다. 덴마크는 나이 먹은 사람들이 존경받으면서 흥미롭고 충만한 삶을 살아가기 좋은 사회를 구축한 것이다.

덴마크는 아동과 노인에게 1인당 투입하는 돈이 거의 모든 나라보다 많다. 젊은 사람들은 훌륭한 교육과 보건의료를 제공받는다. 강력한 인문학 교육으로 무장한 덴마크 사람들은 고용인들의 생산성이 높다. 덴마크의 성인들은 은퇴 이후를 걱정할 필요 없이 자신이 좋아하는 일을 추구하는 데 초점을 맞춘다. 그리고 자기에게 필요한 것들이 충족

되리라는 것을 알고 있기 때문에 인생의 말년을 즐겁게 보낼 수 있다. 이것이 선순환을 이룬다.

덴마크 사람들은 '살던 곳에서 노후 맞기ageing in place' 정책을 채용했다. 30년 전부터 그들은 요양원의 문을 닫기 시작했고, 그곳을 유지하던 자금과 인력을 전용해서 사람들이 건강 유지에 필요한 지원을 충분히 받으며 자신의 집에서 머물 수 있도록 했다. 그래서 덴마크와 아일랜드의 인구수가 각각 530만 명과 440만 명으로 큰 차이가 없는데도 요양원 거주자의 수는 덴마크가 아일랜드의 10분의 1도 되지 않는다. 요양원에 들어가는 소수의 사람들은 4-5채의 아파트와 중앙의 돌봄 센터로 구성된 건물에서 보살핌을 받는다. 부부가 함께 생활할 수 있고, 한쪽이 죽어도 그 배우자는 요양원 아파트에 남을 수 있다. 말 그대로 '집'이다.

덴마크 사람들의 목적 중심적인 삶에서 전형적으로 드러나는 유형의 행복이 있다. 모든 형태의 행복과 마찬가지로 이 유형의 행복에서도 기본적인 욕구가 충족됨으로써 사람들이 나이에 상관없이 일과 여가활동에서 열정을 추구할 수 있음을 전제로 한다. 학자들은 이것을 에우다이모닉 행복eudaimonic happiness이라고 부른다. 에우다이모닉은 '행복'을 의미하는 고대 그리스어에서 나온 말이다. 세계적인 여론조사 회사인 갤럽에서는 응답자들에게 '어제 무엇인가 흥미로운 것을 배우거나, 흥미로운 일을 했는지' 물어서 그것을 측정한다. 이 개념은 아리스토텔레스에 의해서 대중화되었다. 그는 의미 있는 인생, 가치 있는 일을 하는 인생이어야만 진정한 행복이 찾아온다고 믿었다.

노화의 정복

덴마크의 겨울은 길고 어두워서 11월에는 오후 4시 45분이면 밤이 찾아온다. 이 기나긴 밤을 채우기 위해서 덴마크 사람들은 초를 켜서 따듯한 마음을 밝히고 안락한 환경을 마련해서 모든 연령의 친구들이 한자리에 모인다.[46] 덴마크는 어느 모로 보나 차별이 드문 사회이고, 노인 차별도 찾아보기 어렵다. 덴마크 사람들은 각각의 삶의 단계에서 에우다이모닉 행복이 깃든 더욱 평등한 사회를 만들 수 있음을 보여준다. 그 결과 덴마크의 기대수명은 세계에서 가장 높은 축에 속하고 매년 0.18퍼센트씩 꾸준히 늘어나고 있다. 현재의 기대수명은 81.11년이다.

이런 평등주의적 접근방식은 세계의 블루존에서도 분명하게 드러난다. 그곳에서는 세대들끼리 서로를 존중하고, 나이와 사회적 지위, 쾌락을 초월해서 우정을 맺는다. 나이와 상관없이 우정과 행복은 모든 이에게 중요하다.

노인 차별은 언어와 용어를 통해서도 나타나기 때문에 우리가 사용하는 언어는 중요하다.[47] '노망든senile', '치매 걸린demented', '고령의aged' 같은 용어는 유감스러운 용어들로, 다행스럽게도 사용 빈도가 줄어들고 있다. 그러나 여전히 흔히 사용되고 있는 용어 중에는 사라져야 할 것이 하나 있다. '노인elderly'(영어에서 'elderly'는 'old'보다 좀더 정중한 표현으로 사용되고 있으나 그 어감을 표현해줄 적당한 우리말을 찾기 어려워 여기서는

'노인'으로 번역했다/옮긴이)이라는 표현이다. 어떤 단어는 사용하기에는 편하지만 구체성이 결여되고 지나치게 일반화되어 있어서 고정관념을 조장할 수 있다. 따라서 '노인'이라는 용어를 노쇠하고 의존적인 사람뿐만 아니라 독립적으로 활발하게 활동하는 사람에게도 사용하면 부정확한 표현으로 오해를 낳을 수 있고, 그가 어떤 사람인지도 알려주지 못한다.[48]

최근의 코로나바이러스 위기 동안에 '노인', '노인층'이라는 말을 얼마나 자주 들었는지 생각해보자.[49] 이 용어는 노인 차별적이다. 노인 차별은 인종차별이나 성차별과 마찬가지로 인식에 영향을 미치는 일종의 선입견이나 예단을 말한다. 노인 차별적 용어는 나이 든 성인들을 폄하하는 말임에도 불구하고 굉장히 널리 퍼져 있다. 심지어 보건의료 분야도 예외는 아니다. 노인 차별은 나이 든 사람들이 병들고, 쇠약하고, 신체적으로 의존적인 존재라는 고정관념을 만들어낸다. 이런 노인 차별 때문에 노인들을 덜 신경 쓰고, 덜 보살피게 되어 부정적인 결과가 초래된다.[50]

나이가 있는 성인들은 다른 사람에게는 '노인'이라는 용어를 쓰면서 막상 자신이 그런 소리를 듣게 되면 기분 나빠한다. 74세의 이웃 노인에 대해서 말하던 내 85세 환자도 마찬가지였다! 유럽의 한 설문조사 결과를 보면 나이가 많은 사람들은 '연장자older', '시니어senior' 같은 표현을 선호하고, '고령의aged', '늙은old' 같은 표현에는 강한 거부감을 드러냈다. 그리고 '노인elderly'이라는 표현에는 가장 강한 거부감을 보였다.[51] 1995년에 유엔 연장자의 경제적, 사회적, 문화적 권리 위원회에

노화의 정복

서는 '노인'이라는 표현을 거부하고 '연장자'라는 표현을 사용하기로 했다.[52] 거기에 더해서 국제장수 센터에서 발행한 보도지침에서는 '시니어'와 '노인'보다는 '연장자'라는 표현을 권장하고 있다.[53] 이 보고서는 다음과 같이 말한다. "아무튼 우리가 50세 미만의 사람들을 '주니어 시민junior citizen'('시니어'와 대조되는 표현/옮긴이)이라고 부르는 일은 없지 않은가?" 우리도 언어를 성숙한 방식으로 사용할 때가 되었다. 정확하고 가치중립적이며, 연장자들도 선호하는 용어를 사용해야 마땅하다.[54]

출발점으로 돌아가 긍정적 태도와 성공적인 노화의 과학에 대해서 이야기하며 이 장을 마무리하고 싶다. 수녀에 대한 연구는 태도가 인생의 말년까지도 얼마나 큰 영향을 미치는지 보여주는 훌륭한 사례이다.

연구자들이 당신을 평생 정기적으로 상세하게 검사하고, 사망 후에는 당신의 뇌를 기증받아 해부해보고 싶다며 실험 참가를 요청한다면 당신은 선뜻 거기에 응하겠는가? 연구자들이 노트르담 교육 수녀회의 수녀들에게 요청한 실험이 바로 이런 것이었다. 678명의 수녀들은 1991년 데이비드 스노든의 종단 연구(longitudinal study, 같은 집단이나 개인을 연구 대상으로 삼아 그 대상의 특성을 일정기간에 걸쳐 반복적으로 관찰하고 연구하는 방식/옮긴이)에 참여하기로 동의했다. 그 수녀들은 사망할 때까지 반복적으로 건강검사와 심리검사를 받았다. 그리고 수녀들

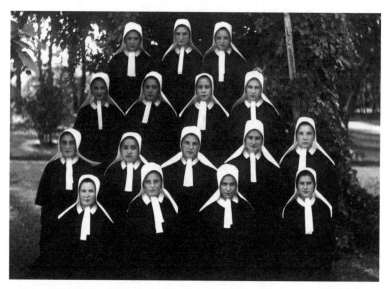

수녀원 자료 기록실에 보관된 사진. 1927년에 노트르담 교육 수녀회의 입회 지원자들과 그로부터 60년 후까지 생존한 수녀들의 모습(49쪽)이 나와 있다.

모두 사후에 자신의 뇌를 병리학적으로 연구하는 것에 동의했다. 이런 식으로 해서 평생의 건강과 인생 경험이 뇌에 미치는 영향을 지도로 작성할 수 있었다.[55]

수녀 연구는 우리가 사람을 대상으로 시도할 수 있는 가장 이상적인 장기 실험에 가까웠다. 실험을 진행할 때는 최대한 많은 요인을 통제하는 것이 중요하다. 그래야 자신이 관심을 두고 있는 요소를 조사하는 데에 유리하기 때문이다. 이 실험에서의 관심 대상은 뇌의 건강과 치매였다. 이런 의미에서 수녀들은 완벽한 실험 대상이었다. 그들은 모두 결혼하지 않았고, 자식도 없었으며, 거의 모든 사람이 평생 교사 역할을 했다. 그들은 수입과 사회경제적 지위가 비슷하고, 규격화된 식생

노화의 정복

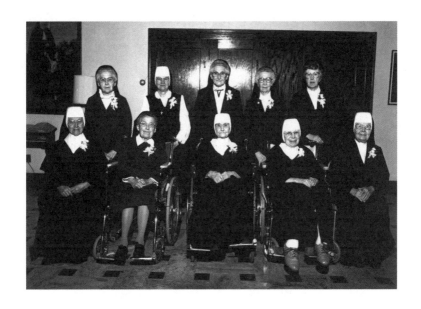

활을 하고, 비슷한 환경에서 함께 살아가고, 흡연이나 음주도 하지 않으며, 모두 비슷한 예방과 돌봄, 의료 서비스를 받는다. 그리고 기상 시간과 잠자리에 드는 시간도 같다. 바꿔 말하면 일반인을 대상으로 하는 실험에서는 물리적 배경과 조건이 각각 달라서 거기서 얻은 데이터를 해석할 때 혼란스럽고 복잡한 경우가 많은데, 수녀 대상 실험에서는 이런 부분을 최대한으로 통제할 수 있다는 말이다.

수녀가 치매에 걸릴지 여부에 영향을 미치는 예상치 못했던 요인이 밝혀졌다. 바로 젊은 시절의 태도와 기질이었다. 연구자들은 흥미진진한 특성에 관한 자료를 구했다. 그것은 모든 수녀가 스무 살에 써서 보관해둔 편지였다. 그들우 수녀 지원자로서 1년을 보내고 최종 서약을 하기 전에 이 편지를 쓴다. 이 편지가 그 수녀의 태도는 어떠했는지, 그리고 그런 태도가 60년 후 노화 과정에 어떤 영향을 미쳤는지에 관해서 통찰을 제공했다.

기질은 스트레스와 삶의 도전에 대처하는 능력을 결정한다. 더니딘 연구에서도 드러났듯이, 긍정적 태도와 좋은 기질 같은 적응 메커니즘은 스트레스를 더 잘 관리할 수 있게 도와준다. 긍정적인 태도는 뇌 병리를 막아주는 일종의 예방접종 역할을 한다.[56] 수녀 지원자 시절에 쓴 편지에서 분명하게 드러나는 서로 다른 태도의 2가지 사례를 살펴보자.

수녀 1 (낮은 긍정적 감정) : 저는 1909년 9월 26일에 2남 5녀 중 맏이로 태어났습니다. 저는 수녀 지원자로서 1년 차는 마더하우스에서 화학을 가르치며 보냈고, 2년 차는 노트르담 학교에서 라틴어를 가르치며 보냈습니다. 저는 신의 은총 속에 우리 수녀회를 위해서 최선을 다하여 우리의 종교를 널리 전파하고 개인의 성화聖化를 이루려 합니다.

수녀 2 (높은 긍정적 감정) : 하느님은 저에게 헤아릴 수 없을 만큼 큰 가치를 부여하시어 제가 처음부터 좋은 삶을 시작할 수 있게 해주셨습니다. 수녀 지원자로서 노트르담 대학에서 공부를 하며 보낸 지난 1년은 정말 행복한 시간이었습니다. 이제 저는 성모 마리아의 성스러운 습관을 물려받아 하느님의 크신 사랑과 합일하는 삶을 간절히 고대하고 있습니다.

노화의 정복

간단히 말하면 긍정적인 감정을 더 많이 표현한 수녀는 덜 낙관적인 또래 수녀들보다 평균적으로 10년 정도 더 오래 살고 치매에 걸리는 비율도 낮았다. 80세가 되었을 때 가장 덜 행복했던 수녀들 중 60퍼센트가 이미 사망한 상태였다. 생존 확률은 더 긍정적인 수녀에게 일관적으로 유리하게 나왔다.

자신에 대한 인식은 생물학적 노화 속도에 영향을 미친다. 이런 인식은 사회적 태도, 노인 차별, 인생 경험에 의해서 영향을 받을 수 있다. 인식이 낙관적이고 긍정적일수록 건강하고 행복하게 장수를 누릴 가능성도 높아진다. 이것은 생물학적 노화의 변화로 설명할 수 있다. 몸 전체의 세포에서 일어나는 DNA 메틸화가 그 증거이다. 부디 이런 자각을 통해서 사람들이 가장 성공적인 방식으로 노화를 맞이하고, 인생의 마지막 수십 년을 최고의 삶으로 일굴 수 있기를 바란다.

2

우리는 왜 늙을까?

25년 후면 유럽과 북미 지역에 사는 사람 4명 중 1명이 65세 이상이 될 것이다. 그리고 인구 증가율이 가장 높은 연령대는 80대 이상일 것이다. 80세 이상인 사람의 수가 2019년 1억4,300만 명에서 2050년 4억 2,600만 명으로 3배 증가할 것으로 예상된다. 2018년에는 역사상 처음 전 세계적으로 65세 이상인 사람이 5세 미만 아동의 수를 추월했다.

세상에는 남성과 여성 모두 특출하게 장수하고, 100세 이상인 사람들의 비율이 다른 곳보다 큰 지역이 있다. 이런 지역을 블루존Blue Zone이라고 한다.

블루존의 개념은 2004년에 발표된 연구에서 비롯되었다.[1] 당시 사회생물학자 잔니 페스와 미셸 풀랭은 100세 장수인의 밀도가 가장 높은 지역인 이탈리아 사르데냐의 한 지방을 찾아냈다. 두 사람은 수명이 가장 긴 마을들을 집중적으로 확인했고, 그 결과 지도 위에 두터운 파란 동심원이 그려져서 그 원의 내부를 '블루존'이라고 부르기 시작했다. 그리고 이 명칭이 과학 용어이자 대중적 용어로 그대로 굳어졌다. 댄 뷰트너는 기자로서 과학이나 노인학을 특별히 전공하지는 않았지만 풀랭의 블루존 연구에 흥미를 느꼈다. 그리고 '블루존'이라는 용어는 페스, 풀랭과 함께 뷰트너에 의해서 개념이 확장되어 장수 지역으로 입증된 다른 곳에도 적용되기에 이르렀다. 태평양에 있는 일본의 오키나와, 캘리포니아 샌버너디노의 로마 린다('아름다운 언덕'이라는 뜻의 스페인어)에 있는 제7일 안식일 예수재림교(이하 안식교/옮긴이) 공동체, 코스타리카 태평양 해안의 반도인 니코야, 그리스의 섬이자 에게 해의 작은 군도인 이카리아가 여기에 해당된다. 이 확장된 개념이 2005년 「내셔널 지오그래픽*National Geographic*」에 발표되어 지금까지 잡지에서 가장 많이 인용된 글들 중 하나가 되었다. 블루존 지역에서 얻은 직접적인 관찰 내용과 데이터를 바탕으로 과학자들은 이곳의 사람들이 더 건강하게 오래 사는 이유를 설명하기 시작했다.[2] 그들의 연구 덕분에 오늘날 우리는 장수에 대해서 더 잘 이해하게 되었다.

놀랍게도 블루존에 사는 사람들은 서로 멀리, 심지어는 대륙과 대륙으로 떨어져 있음에도 불구하고 생활방식에서 공통점을 가지고 있다. 그중에서도 가장 중요한 요인은 걷기, 정원 가꾸기, 집안일 같은 신체활동이 일상에 충분히 녹아들어 있다는 점이다. 블루존 100세 장수인들에게 운동은 체육관 운동이나 체육 수업처럼 정해져 있는 목적의식적 행동이 아니다. 그들은 그저 틈날 때마다 몸을 움직인다. 최근에 내가 참석한 한 강연에서 풀랭은 90대 후반의 한 여성이 장작을 패는 놀라운 동영상을 보여주었다. 장작 패기는 이 여성이 성인이 된 이후 매일 아침마다 해온 일이었다.

블루존 100세 장수인의 삶에서 보이는 또다른 특성은 삶의 목적을 가지는 것이다. 오키나와 사람들은 이 목적에 '이키가이生き甲斐'라는 특별한 이름을 붙였다. 니코야에서는 이것을 '삶의 계획plan de vida'이라고 부른다. 아침에 눈을 떴을 때 그날의 계획이 무엇이고, 그날에 이루어야 할 성취가 무엇인지 알고 있다는 의미이다. 인생의 목적을 가지는 것이 우리를 더 건강하고 행복하게 만들며, 놀랍게도 7년 정도 수명을 늘려준다는 것이 후속 연구를 통해서 확인되었다.[3] 소속감을 가지고 배우자, 부모, 조부모, 손자들과 가족으로서 긴밀한 유대감을 느끼는 것도 목적의식을 느끼는 데에 기여하며 블루존 100세 장수인들의 인생에서는 흔한 일이다. 안식교 공동체의 경우 그들의 '목적'은 신앙을 바탕으로 세워진 공동체의 일원이 되는 것이다.[4] 이것으로 기대수명이 4년에서 14년 정도 늘어난다.

모든 사람에게 스트레스는 피할 수 없는 일상의 일부이지만, 어떤 사람은 스트레스에 대처하는 데 다른 사람보다 더 큰 어려움을 느낀다. 블루존 100세 장수인들은 일상에서 스트레스를 완화하는 오래된 의식을 실천하고 있다. 이카리아 사람들은 오후에 낮잠을 잔다. 사르데냐 사람들은 친구 및 가족과 와인을 마시며 대화를 나누는 '해피 아워happy hour'를 즐긴다. 안식교 사람들은 공동 기도 시간을 가진다. 이런 활동들은 모두 일을 내려놓고 여유를 즐기며 스트레스를 줄여주는 휴식 시간이다. 긴장 완화, 사회적 교류, 웃음, 우정, 명상은 이들이 평생 실천하는 여러 가지 의식의 일부이다. 이런 여유 시간이 신경계와 심혈관계에 어떻게 이롭게 작용하고, 노화 생물학의 속도를 늦추는지는 뒤에서 설명하겠다.

식생활도 장수에 크게 기여하는 중요한 요인이다. 전문가가 건강과 관련해서 음식과 식생활에 대한 이야기를 꺼내면 사람들이 따분해한다는 것을 나도 경험해봐서 알고 있다. 한 라디오 인터뷰가 기억난다. 내가 식생활로 대화 주제를 바꾸자 진행자가 이렇게 쏘아붙였다. "아, 그런 따분하고 케케묵은 이야기는 안 했으면 좋겠어요!" 하지만 많은 과학자들이 음식이야말로 성공적인 노화의 열쇠라고 주장한다. 블루존 사람들의 식생활에서 특별한 점은, 이들 공동체 간에 물리적으로 문화적으로 거리가 있음에도 불구하고 식생활이 비슷하다는 것이다. 이들의 식단은 주로 식물성으로 구성되어 있다. 콩이 그 주춧돌이고 채소와 과일, 통곡물이 식단을 완성한다. 육류는 조금만 먹는다. 식사를 할 때 블루존 100세 장수인들은 80퍼센트의 규칙을 적용한다. 즉 배가 80퍼센트 정도 차면 식사를 멈추고, 이른 저녁에 아주 소량의 식사를 하는 것이다. 우리가 자라면서 매일 귀에 못이 박히게 들었던 말과 달라도 어쩌면 이렇게 다를까 싶다. "접시 위에 담긴 음식은 남기지 말고 모두 먹어. 세상에 못 먹고 굶주리는 사람이 얼마나 많은지 알아?" 어린 시절에도 나는 이것이 말이 안 되는 이야기 같았다.

건강하게 장수를 누리는 블루존 100세 장수인들에게서 공통적으로 보이는 생활방식과 행동을 목록으로 정리해보았다.

1. 인생의 목적 가지기
2. 스트레스 감소

노화의 정복

3. 적절한 칼로리 섭취

4. 식물성 기반의 식생활 – 준채식주의자

5. 적절한 알코올 섭취, 특히 와인

6. 영적 활동이나 종교 활동에 참여하기

7. 가족생활에 참여하기

8. 사회생활에 참여하기

9. 규칙적으로 신체활동하기

블루존에 사는 연장자들은 수명만 긴 것이 아니라 건강도 좋아서 노
년에도 다른 지역 사람들보다 질병이 덜 생긴다는 것을 강조하고 싶

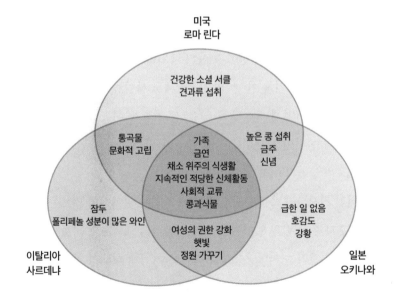

블루존 세 곳에서 중첩되어 나타나는 건강 행동[5]

다. 따라서 블루존은 장수와 건강이 긴밀하게 결합되어 있는 이상적인 시나리오를 보여준다. 이것은 그들 지역에서 아직도 실천되고 있는 전통적인 생활방식과 부의 증가 및 의학의 발전에 따르는 현대적 생활방식 사이에서 정교한 균형이 이루어진 덕분이라고 할 수 있다. 또 하나의 핵심 요인은 행복이다. 블루존 100세 장수인들은 대체적으로 긍정적인 기질을 가진 행복한 사람들이다.

연구자들이 장수한다는 지역에 대한 연구를 진행하면서 해결해야 할 어려운 과제들 중 하나가 소위 '장수하는' 사람들의 실제 나이를 입증하는 부분이라는 것은 어렵지 않게 상상해볼 수 있다. 어쨌거나 대부분의 사람들은 살면서 한 번쯤 자신의 나이를 속여본 적이 있을 테니까 말이다. 출생의 '기록'이 남아 있다고 해도 사람들이 주장하는 나이가 정확하다고 어떻게 확신할 수 있을까? 기록을 위조하는 경우도 실제로 존재하는 것이 사실이다. 다음에 이어질 내용을 보면 이것이 얼마나 어려운 일인지 이해할 수 있을 것이다.

「내셔널 지오그래픽」 1973년 1월호에서 의사 알렉산더 리프는 파키스탄의 훈자족, 소련의 압하지야인, 빌카밤바의 에콰도르인 등 장수하는 사람들이 많다는 지역공동체로 다녀온 여정에 대해서 자세히 설명했다.[6] 리프의 말에 따르면, 이들 지역에는 대부분의 서구권 국가보다 100세 장수인이 10배나 많았다. 그의 지적대로 이런 국가들은 위생이 불량하고, 전염성 질환이 창궐하고, 유아 사망률과 문맹률이 높고, 현대적인 보건의료 체계도 없었기 때문에 이곳 거주자들의 극단적인 장수가 더더욱 놀라웠다. 리프의 입장에서는 신념을 가지고 진행한 연구였겠지만, 안타깝게도 몇 년 후에 이곳 사람들의 '나이가 과장'되었음이 밝혀졌다. 주로 빌카밤바에서 과장이 심했다. 이곳에서는 남녀 모두 자신의 사회적 지위를 개선하고, 지역 관광을 홍보하기 위해서 나이를 과장하는 경우가 많았다. 나중에는 리프도 빌카밤바 마을의 장수를 입증할 실질적이고 객관적인 증거가 없었음을 인정했다.[7] 추가적인 연구를 통해서 앞에서 언급된 지역들을 정밀하게 조사해보았지만 그 조사를 버티고 살아남은 곳은 없었다.[8] 리프의 경험을 토대로 풀랭과 그의 동료들은 블루존 지역을 대상으로 엄격한 검사와 확인 절차를 진행했고, 결국 이들 지역에서 훨씬 높은 비율의 사람들이 건강을 유지하며 장수하고, 관절염, 심장질환, 치매, 우울증의 수준이 세계 다른 지역보다 낮다는 것을 확인했다. 블루존에서 관찰된 내용과 세부적인 사항들은 엄밀한 조사를 버티고 살아남았다.

이 글을 쓰고 있는 시점에서 사람의 최장수 기록자는 122년 164일을 살았던 프랑스 여성 잔 루이즈 칼망이다. 나는 그녀의 인생 이야기를 정말 좋아한다. 내가 보기에 그녀의 이야기야말로 성공적 노화에 기여하는 모든 요소들을 말해주는 완벽한 본보기이기 때문이다. 칼망은 1875년 2월 21일에 프로방스 부슈뒤론의 아를에서 태어났다. 그녀의 아버지는 선박건조업자였고 93세까지 살았다. 어머니는 86세에 사망했다. 그녀의 오빠 프랑수아는 97세까지 살았다. 한마디로 장수 가문이었다. 그녀는 21세에 직물 사업의 상속자와 결혼했고, 이 부부는 아를의 가족 가게 위층에 있는 널찍한 아파트로 이사했다. 칼망은 한 번도 일할 필요가 없었고, 하인들을 고용해 상류층의 여유로운 삶을 살면서 펜싱, 자전거, 테니스, 수영, 롤러스케이팅 같은 취미를 즐겼고, 친구들과 피아노를 연주하고 음악을 작곡하며 지냈다. 여름이면 부부는 등산에 나섰다. 그녀는 경제적인 걱정 없이 다양하고 즐거운 활동과 운동을 즐기며 스트레스로부터 비교적 자유롭고 충만한 목가적인 삶을 누렸다. 그녀에게는 딸이 하나 있었는데 36세에 흉막염으로 사망했다. 그녀의 남편은 73세에 사망했다. 전하는 바에 따르면 사망 원인은 체리 중독이었다고 한다.

1965년, 90세의 나이로 상속자가 없던 칼망은 앙드레 프랑수아 라프레와 자신의 아파트에 대한 종신물권 계약을 맺어 사망할 때까지 그 아파트를 점유할 수 있는 권리를 보장받고 매달 2,500프랑을 받는 조건으로 부동산을 매각한다.

라프레는 30년 후에 사망했고 그즈음 칼망은 이미 아파트의 가치보다 2배가 넘는 돈을 받은 상태였다. 하지만 라프레의 가족은 계속해서 그녀에게 돈을 지급해야 했다. 칼망은 이런 상황에 대해서 다음과 같은 말을 남겼다. "살다 보면 잘못된 거래를 할 때도 종종 있는 법이지." 그녀는 110세까지 독립적인 삶을 살다가 1985년에는 요양원으로 들어갔다.

요양원에서 칼망은 처음에는 엄격한 일상 습관을 따랐다. 그녀는 아침 6시 45분에 일어나 유리창 앞에서 긴 기도로 하루를 시작했다. 그

노화의 정복

녀는 오늘도 이렇게 살아서 아름다운 하루를 시작할 수 있음을 신에게 감사했다. 이는 그녀의 긍정적인 태도와 세계관을 잘 보여준다. 그녀는 안락의자에 앉아서 스테레오 헤드셋을 끼고 운동을 시작했다. 그녀의 운동은 팔과 손, 그리고 다리를 구부리고 펴기로 이어졌다. 간호사들은 그녀가 30년이나 젊은 다른 거주자들보다도 걷는 속도가 빨랐다고 말했다. 그후 사람의 걷는 속도가 건강 장수의 강력한 지표임이 확실하게 밝혀졌다. 그녀의 아침 식사는 우유를 탄 커피와 러스크 비스킷이었다.

그녀는 그냥 샤워로 끝내지 않고 목욕수건을 이용해서 다른 사람의 도움 없이 직접 몸을 씻었는데, 처음에는 비누로 씻은 다음 올리브유와 파우더를 얼굴에 발랐다. 점심을 먹기 전에는 자신의 식기를 직접 씻었다. 그리고 바나나와 오렌지로 매일 과일 샐러드를 직접 만들어 먹었다. 그녀는 초콜릿을 좋아했고, 식사를 하고 난 후에는 던힐 담배를 한 대 피우고 포트와인을 작은 잔으로 한 잔 마셨다. 말이 나온 김에 내 남편 이야기를 하고 가자. 남편도 포트와인과 담배를 무척 좋아하는데, 내가 담배를 좀 끊으라고 잔소리를 하면, 내 말을 끊고 들어와 칼망을 예로 들며 와인과 술을 좋아하는 습관이 몸에 해롭기는커녕 오히려 이롭다고 주장한다! 오후가 되면 칼망은 2시간 정도 낮잠을 잔 후에 요양원의 이웃들을 찾아다니며 라디오에서 들은 최신 뉴스에 대해서 이야기한다. 밤이 오면 그녀는 빠르게 저녁 식사를 마친 후 자기 방으로 들어가 음악을 듣고(그녀는 여가시간에 십자말풀이를 즐겼지만 백내장 수술을 거부해서 시력이 나빠지는 바람에 그 취미를 더 이상 즐기지 못했다),

마지막 담배를 피운 다음 밤 10시에 잠자리에 든다. 그리고 일요일에는 미사에 참석하고, 금요일에는 저녁 기도회에 참석했다.

그녀는 편두통으로 아스피린을 복용하는 것 말고는 약을 먹어본 적이 없고, 허브티조차도 마시지 않았다. 그녀는 고혈압이나 당뇨도 없었고, 살아 있던 마지막 해에 진행한 혈액검사 결과도 정상 범주 안에 있었다. 안타깝게도 그녀는 114세에 낙상으로 고관절 골절을 당했고, 그후로는 휠체어를 타고 생활해야 했다. 하지만 그러고 나서도 거의 9년을 더 살았다. 칼망은 죽는 날까지도 맑은 정신 상태를 유지했다. 1995년에는 그녀의 일생을 다룬 다큐멘터리 영화가 「잔 칼망과 함께한 120여 년」이라는 이름으로 개봉되었다.

그러나 칼망의 이야기도 과학계의 엄격한 조사를 피할 수는 없었다. 2018년 12월, 모스크바 대학교에서 조교수로 있던 러시아의 노인학자 발레리 노보셀로프와 실험실 기술자 니콜라이 자크가 잔 칼망의 장수 기록에 의문을 제기했다. 이들의 회의적인 논문은 동료 심사를 거치는 학술지가 아니라 웹사이트에 발표되었고, 이들은 ResearchGate.net에 게시한 원고를 통해서도 칼망의 이야기에 문제를 제기했다.[9] 이 회의론자들은 그녀의 가족이 사기를 치기로 작당하고 엄마와 딸의 신분을 바꿔치기했다고 주장했다. 그들은 거기서 한술 더 떠서 잔 칼망의 나이까지 사는 것이 수학적으로 불가능하다고 주장했다.[10] 그들의 주장을 뒷받침할 만한 증거가 없고, 동료 심사도 이루어지지 않은 상태였지만, 이 주장은 언론과 노인학계에 큰 파장을 불러일으켰다. 이런 주장이 공개되기 전날 밤에 저명한 영국의 노인학자와 저녁 식사를 함께

했던 것이 기억난다. 그가 고소하다는 듯이 내게 이 놀라운 이야기가 내일 발표되면 잔 루이즈 칼망과 그 가족의 명성이 땅에 떨어지게 될 것이라고 말했다. 그조차도 그들의 주장의 정당성에 의문을 제기해볼 생각을 하지 않았다!

그러나 그들의 주장은 잘못된 것이었고, 1년 후에는 적절한 동료 심사 논문을 통해서 제대로 검증된 반박이 나오고 잔 칼망의 나이를 확인해주는 구체적인 정황들이 제시되면서 자크와 노보셀로프의 주장은 신빙성을 잃게 되었다.[11]

칼망의 삶은 블루존의 생활방식에서 드러나는 여러 가지 특성을 보여주고, 성공적인 노화의 비밀을 모두 갖추고 있다. 그녀는 경제적으로 안정된 데다 스트레스에서 상대적으로 자유로웠고, 다양하고 충만한 삶을 경험했으며, 야외활동도 충분히 했고, 평생 호기심을 잃지 않았다. 또한 많은 친구를 사귀고 사회적 교류도 활발했으며, 좋은 음식을 먹고, 죽을 때까지 이로운 일상 습관과 의식을 실천에 옮겼다. 앙드레 프랑수아 라프레가 그녀의 가족사와 생활방식이 건강한 장수에 그렇게 크게 기여할 줄 알았더라면 1965년에 그 부동산 계약을 함으로써 막대한 손실을 보는 일은 없었을 것이다! 칼망의 이야기를 읽어본 사람들은 대부분 그녀의 장수가 '뛰어난 유전자' 덕분이었을 거라고 추측하겠지만 여기서 논의해볼 만한 몇 가지 이론이 나와 있다.

초기 연구자들은 노화의 과정이 생식력과 관련되어 있다고 결론을 내렸다. 바꿔 말하면 생식력이 감소하면서 사망률이 증가하고, 모든 생물학이 이런 관계에 좌우된다고 생각한 것이다. 인간을 비롯한 많은 생물종이 이 이론에 부합하는 사망률 궤적을 보여주지만, 그렇지 않은 경우도 많다. 사막거북이 같은 종은 나이가 들면서 사망률이 오히려 감소하는 반면, 민물에 사는 작은 생명체인 히드라의 경우는 사망률이 일정하게 유지된다. 따라서 모든 동물의 노화 이유를 생식력으로 설명할 수는 없다. 더군다나 놀랍게도 사망률 궤적의 형태가 종의 수명과 강력한 상관관계를 보이지도 않는다. 바꿔 말하면 수명이 짧은 종과 긴 종 모두 사망률이 증가하거나 감소하거나 일정할 수 있다. 예를 들어 인간과 다른 포유류들은 나이가 들면서 죽을 확률이 높아지지만, 식물은 다양한 변이를 보여준다.

수명은 조작할 수 있다. 아마도 지금까지 이 분야에서 있었던 가장 놀라운 돌파구 중 하나는 유전자를 조작해서 수명과 그 가소성까지도 조작한 것, 즉 노화의 속도를 늦추거나 가속한 것이라고 해도 과언이 아니다. 예를 들어 생쥐의 DNA 복구 기관계DNA repair system를 조작하면 노화가 가속되기도 한다. 반면에 성장 호르몬 수용체 유전자 같은 단일 유전자를 끄면 생쥐의 수명이 현저하게 늘어난다.[12] 질병을 줄이고 노화 과정의 속도를 늦추기 위해서 스위치를 '끄고 켜는' 이런 접근방식에 많은 연구가 집중되어왔다. 지금까지는 이런 연구가 동물만을 대상으로 진행되어왔기 때문에 아직 인간에게 적용하기는 안전하지 않다. 그러나 유전자 말고도 우리가 늙는 이유를 설명하는 다른 이론도 나와 있다. 다양한 이론을 알고 있으면 우리가 한 개인으로서 노화 속도를 늦추고 블루존 사람들 부럽지 않은 건강 수명을 달성하기 위해서 할 수 있는 일이 무엇인지 이해하는 데에 도움이 될 것이다.

세포가 노화하는 이유에 대해서는 유전학 말고도 다른 몇 가지 설명이 나와 있다. 그중 확실하게 이거다 싶은 설명은 아직까지 없다. 한 이론에서는 독소, 유리기free radical, 나쁜 단백질이 세포 안에 축적되면서 손상을 일으켜 결국은 세포를 죽인다고 설명한다. 또다른 이론에서는 노화가 프로그래밍되어 있다고 설명한다. 즉 내부 시계를 통해서 언제까지 살라고 정해져 있다는 것이다. 좀더 최근에 인기를 끈 이론에서는 나이가 들면서 면역계가 변화를 일으켜 우리를 공격하고 결국에는 죽게 만든다고 설명한다.

이 각각의 가능성에 대해서 여기서 간략하게 설명하려고 한다. 이어지는 장에서 성공적인 노화를 위한 권장사항을 다룰 때 그 정보가 도움이 될 것이다. 과학적 설명을 단순화해서 최대한 간단하고 직관적으로 이해할 수 있게 만들려고 노력했다.

유전자에 관한 이야기로 시작해보자. 내 경험상 이것이 대중의 믿음에 가장 강력하게 뿌리내린 이론이기 때문이다.[13] 우리의 수명에서 유전자가 책임지는 비율은 80세까지는 30퍼센트 정도이고, 그 이후 장수의 가능성을 따질 때는 그 비율이 훨씬 더 높아진다. 나는 아주 최근에 어느 환자의 잘못된 생각을 바로잡아준 적이 있다. 그 환자는 수명을 결정하는 것은 전적으로 유전자인데, 아버지는 94세에 돌아가셨고, 어머니는 87세로 살아 계시니 자신은 아무것도 걱정할 것이 없다고 확신하고 있었다. 68세였던 그 환자는 자기가 하루에 담배를 20개비 피우고, 과체중이며, 적어도 반 병 정도의 와인을 매일 꾸준하게 마시고 있지만 자신의 건강에는 아무 문제 없을 거라고 장담했다. 그 환자는 웃으며 이렇게 말했다. "어쨌거나 저는 좋은 유전자를 가지고 있으니까요." 그의 말이 100퍼센트 옳다고 할 수는 없었다. 노화에서 우리가 물려받은 유전자의 역할은 일부에 불과하기 때문이다.

우리는 부모로부터 각각 1개의 유전자를 물려받아 2개씩 가지고 있다. 대부분의 유전자는 모두 동일하지만 소수의 유전자는(1퍼센트 미만) 사람마다 살짝 차이가 있다. 우리는 2만-2만5,000개 정도의 유전자를 가지고 있다. 대립유전자allele는 동일한 유전자이면서도 DNA에 살짝 차이가 있는 형태의 유전자를 말한다. 이런 작은 차이가 고유의 신체적 특징을 만들어낸다.

'쌍둥이 연구'를 통해서 유전자와 노화에 대해서 많은 것을 밝혀냈다. 일란성 쌍둥이는 자연의 실험실 역할을 해준다. 이들은 동일한 유전자를 가지고 태어나서 같은 방식으로 노화가 일어나도록 유전적으로 프로그래밍되어 있기 때문이다. 하지만 사실 이 쌍둥이들도 똑같이 늙지는 않는다! 흡연, 음주, 식생활 같은 생활방식을 비롯해 다양한 환경적 요소와 인생 경험이 노화 속도에 큰 영향을 미쳐 우리의 수명을 결정하는 데에 중심적인 역할을 하기 때문이다.

덴마크의 일란성 쌍둥이 2,872명을 대상으로 한 초기 연구에서는 유전학과 다른 환경적 요인이 상대적으로 얼마나 기여하는지 비교해보았다. 이 연구에 참여한 1870년에서 1900년 사이에 태어난 쌍둥이들의 유전학적 영향력은 성인 후기까지 미미했지만 그 이후로는 강해졌다. 바꿔 말하면 처음 수십 년 동안은 어린 시절의 경험, 사회적·경제적 상황, 결혼 여부, 식생활, 수면, 흡연, 알코올 섭취, 우울증, 스트레스, 신체활동 등이 노화에 주로 영향을 미쳤고, 유전자는 그후의 시기에 들어서야 주된 역할을 했다는 이야기이다. 그 이후 다른 쌍둥이 연구들이 이어지면서 80세까지는 수명의 차이에 20-30퍼센트만 기여하고, 80세를 넘어서는 유전자가 장수에 훨씬 강한 영향력을 미친다는 사실을 확인했다.[14] 80세까지 수명의 차이 중 나머지 70-80퍼센트는 외부 요인이나 환경 요인에 따른 것이다. 따라서 내 환자가 80세까지 살아남는다면 유전자가 자기를 보호해줄 것이라는 그 사람의 가설이 옳은 것으로 입증될지도 모른다. 하지만 그 사람의 생활방식 때문에 그보다 훨씬 더 일찍 문제가 발생할 가능성이 훨씬 더 높다.

따라서 100세를 넘기는 예외적 장수에서는 유전자가 지배적인 역할을 한다. 그러나 예외적 장수는 보기 드문 특성이다. 미국인 5,000명 표본 중 100세 장수인centenarian은 1명 정도이다. 110세를 넘기는 110세 장수인super-centenarian은 700만 명 중 1명에 불과하다. 100세 장수인의 자식들은 같은 해에 태어난 다른 사람들보다 100세까지 살 가능성이 더 높다는 점이 인상적이다. 따라서 슈퍼 노화super-ageing에서는 유전자가 큰 역할을 하며, 우리는 DAF2 등 거기에 관여하는 유전자 중 일부를 이미 확인했다. 예외적 장수와 관련이 있는 유전자 중에는 혈당과 음식 대사의 조절, 그리고 세포의 에너지 생산과 대사율에 관여하는 것이 많다. 연구자들이 이런 유전자를 조작해서 말년의 건강 문제 발생 빈도를 줄일 수 있을지 밝혀내는 일에 열심인 이유를 이제 당신도 이해할 수 있을 것이다.

그러나 '환경적' 요인과 노화로 다시 돌아가보자. "마음을 옷소매에 드러내다You wear your heart on your sleeve"('마음을 겉으로 드러내다'라는 의미의 표현/옮긴이)라는 말이 있다. 그런데 나이와 관련해서는 "나이를 얼굴에 드러내다You wear your age on your face"라고 말할 수 있다! 얼굴의 노화는 세포의 노화를 잘 보여준다. 얼굴의 피부세포와 피부조직은 노화의 전형적인 특징을 모두 보여주고, 누구나 그 특징을 눈으로 볼 수 있다. 내 어머니는 담배를 피우면 빨리 늙기 때문에 피부를 보면 흡연자를 구분할 수 있다고 믿었다. 최근에 이루어진 또 하나의 쌍둥이 실험은 어머니의 생각이 옳았음을 입증해주었다. 오하이오주의 연구자들은 연례 쌍둥이 축제에 참석 중인 200쌍에 가까운 쌍둥이를 모집했다. 연구자들은 각각의 쌍둥이 쌍의 사진을 이용해서 독립적인 패널에게 쌍둥이의 외모에서 나타나는 차이를 평가해 어느 쌍둥이가 다른 한쪽보다 더 나이가 많아 보이는지 판단한 다음, 그 나이를 추측해보게 했다. 그들은 흡연과 과도한 햇빛 노출 등 몇 가지 요인이 외모와 안면 노화에 영향을 미친다는 것을 알아냈다. 흡연하지 않는 쌍둥이와 비교했을 때 흡연 10년에 노화가 2.5년 추가되었다.

패널이 사진을 해석할 때 스트레스도 영향을 미쳤다. 이혼한 쌍둥이는 결혼했거나 사별한 쌍둥이보다 평균 2년 정도 더 늙어 보였다. 항우울제를 복용하는 쌍둥이도 더 늙어 보였다. 아마도 우울증 자체가 안면 노화를 가속하거나 항우울제 약물 사용이 안면근육을 이완시켜 더 늙어 보이게 만들었을 수도 있다. 안면 노화와 체중도 관련이 있었다.

40세가 되기 전에 체중이 많이 나가는 경우에는 더 늙어 보였다. 하지만 40세 이상의 여성에서는 체중이 많이 나가는 사람이 여윈 사람에 비해 더 젊어 보였다.[15] 10여 년 전에 영화배우 캐슬린 터너의 인터뷰를 들었던 것이 기억난다. 그 인터뷰에서 그녀는 특정 나이가 지난 후에는 얼굴을 위해서 엉덩이 라인은 조금 희생할 생각을 해야 한다고 주장했다. 이 연구를 보면 그 말이 맞는 이야기 같다. 따라서 유전자 말고도 여러 가지 외부 요인이 일란성 쌍둥이를 나이 들어 보이게 만든다는 것을 알 수 있다.[16]

모든 세포에는 세포핵nucleus이 하나씩 들어 있다. 세포핵은 세포의 도서관에 해당하므로 노화 조절을 비롯해서 모든 세포 활동에 대한 지침을 가지고 있다. 세포핵에는 염색체chromosome가 들어 있다. 염색체는 우리의 유전자, 즉 DNA를 가지고 있다. 이것이 우리의 모든 것을 조절한다. DNA는 평생 세포분열을 담당한다. 각각의 세포에는 단백질과 DNA 분자 하나로 구성된 46개의 염색체가 들어 있다. 간세포는 '간 DNA'만 사용하고 나머지는 스위치가 꺼져 있다. 그리고 눈은 '눈 DNA'만 사용한다. 모든 세포가 이런 식이다.

염색체의 끝에는 텔로미어telomere가 있다. 이것은 신발 끈이 풀리지 않게 그 끝에 달아놓은 플라스틱 캡에 종종 비교된다. 텔로미어는 노인의학에서 아주 뜨거운 주제이다. 염색체가 풀려서 흐트러지거나, 서로 달라붙거나, 형태가 바뀌는 것을 막아 염색체를 보호해주기 때문이다. 손상된 염색체는 세포핵에서 다른 세포 구조물로 메시지를 효율적으로 전달하지 못한다. 세포가 분열(복제)할 때마다 유전정보를 복사하기 위해서 DNA가 분리된다. 이 과정에서 DNA 부호가 복제된다. 다만 텔로미어는 예외적으로 복제가 일어나지 않는다. 복사가 마무리되면 텔로미어에서 복사본이 원본과 분리된다. 따라서 세포분열이 일어날 때마다 텔로미어가 점점 짧아져 결국에는 염색체를 완전히 보호하지 못할 지경에 이른다. 그러면 세포가 죽는다. 텔로미어의 길이를 이용해서 세포의 나이와, 그 세포가 몇 번이나 더 분열할 수 있는지 판단할 수 있다. 그러므로 노인의학에서 텔로미어에 관심이 많을 수밖에 없다.

노화가 일어나면 세포핵에 들어 있는 염색체의 구획들이 끊어지는 특징을 보인다. 그러면 세포핵, 혹은 도서관으로부터 나오는 필수 정보가 세포의 나머지 부분으로 전달되는 것을 방해한다. 따라서 세포핵에서 보내는 지시에 결함이 생긴다. 이런 지시에는 세포의 복제, 에너지의 생산, 폐기물의 제거 등에 관한 정보가 포함되어 있다. 정보에 결함이 생기면 기능이 떨어지고 작동이 불완전해져서, 결국 세포가 죽음을 맞이하게 된다.

결국 우리의 세포는 '필멸의 운명'을 안고 태어난다. 하지만 딱 한 가지 예외가 있다. 바로 암세포이다. 정상세포와 달리 암세포는 세포예정사細胞豫定死, programmed cell death에 들어가지 않고 끝없이 계속 분열한다. 그리하여 결국 나머지 모든 세포와 인체 기관을 장악한다. 이것이 우리가 알고 있는 전이metastasis이다. 암세포에서는 텔로미어가 짧아지지

　　　　　　　　　　　　　　　　　노화의 정복

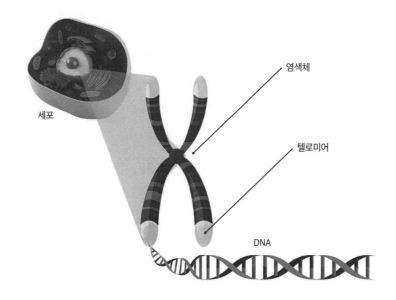

세포

염색체

텔로미어

DNA

않는다. 이것이 바로 이들이 살아남을 수 있는 이유일 것이다. 암세포에서 어떻게 텔로미어가 살아남는지 이해하면 정상세포에서 텔로미어가 짧아지는 것을 조작해서 노화를 연기할 수 있을지도 모른다. 현재로서는 인간의 유전자나 텔로미어를 조작할 수 없다. 하지만 생쥐의 유전자에서는 이야기가 다르다.

과학자들은 생쥐의 염색체 분해를 조작해서 세포를 더 젊게 만들 수 있다. 이 발견으로 야마나카 신야는 2012년에 노벨 생리의학상을 수상했다. 그는 성숙한 세포를 몇 가지 다른 유형의 세포로 변할 수 있는 능력을 가진 젊은 세포로 바꾸어놓았다. 이런 세포를 만능세포pluripotent cell라고 한다. 사람의 초기 배아는 주로 이런 만능세포로 구성되어 있다. 이 세포는 신경세포, 피부세포, 심장세포, 간세포 등이 되어 그후에는 배아 속에서 그 기관계의 성장을 시작한다. 야마나카 신야는 성숙세포에서 만능세포로의 전환을 조절하는 소수의 유전자를 생쥐에서 찾아내는 데 성공했다. 이 유전자의 '스위치가 켜지면' 피부세포는 미성숙한 만능세포로 재프로그래밍될 수 있다. 과학자가 선택한 다른 형태의 세포로 자랄 수 있다는 의미이다. 이 중요한 발견은 새로운 장기이식법의 개발뿐만 아니라 앞으로 노화를 조작하는 데에도 크나큰 잠재력을 가지고 있다.

재활용 트럭 역할을 하면서 세포 내부에서 발생한 폐기물과 독성물질을 세포의 재활용 센터와 그 너머로 운반하는 단백질이 있다. 이 단백질은 핵에서 내려오는 지시에 의해서 스위치가 켜지고 꺼진다.[17] 유전공학을 이용해 이런 단백질을 더 많이 생산하도록 만든 동물은 수명이 30퍼센트 정도 늘어난다. 참으로 놀라운 일이다. 서구 사회 남성들의 평균 수명은 80세이다. 만약 이 '재활용' 단백질을 조작할 수 있다면 평균 수명이 105세로 늘어날 것이다. 영국에서 가장 나이가 많은 남성은 111세이다. 이런 단백질 조작이 가능하다면 그는 141세가 될 수도 있다. 노화와 관련된 질병 중에는 재활용 트럭을 통해서 세포 내의 폐기물질을 충분히 빨리 치우지 못해서 생기는 병이 많다. 관절염, 심장질환, 암, 치매 등이 그 예이다. 세포가 세포 폐기물을 파괴하고 재활용하는 데 사용하는 청소 과정을 자가포식autophagy이라고 한다. 일본의 세포생물학자 오스미 요시노리는 이 분야를 연구해서 2016년에 노벨 생리의학상을 수상했다. 오스미는 자가포식의 작동방식과 노화의 관련성을 밝혀냈다. 현재는 자가포식을 조작해서 건강 수명을 늘리는 방법

을 찾아내는 일에 연구의 초점이 맞춰져 있다.[18]

우리는 노화가 일어나도록 프로그래밍되어 있다는 이론도 있다.[19] 우리 모두는 태어날 때부터 특정 나이가 되면 죽도록 프로그래밍되어 있고, 이 프로그램은 우리가 물려받은 유전자의 책임이라는 것이다. 한 종 안에서는 수명이 다 비슷비슷하다는 사실도 이 이론을 뒷받침해준다. 코끼리는 70세 정도에 죽고, 거미원숭이는 25세 정도에, 인간은 80세 정도에 죽는다.

엄밀히 따지면 사람의 몸은 계속 스스로를 보수하고 새로 교체할 수만 있다면 꼭 늙어야 할 이유가 없다. 그럴 수만 있다면 한 종에 속한 개체는 사고나 외부의 사건으로 죽을 때까지 계속 살아남을 것이다. 하지만 사람은 나이가 들면서 거의 모든 생리적 기능의 변화를 경험한다. 호르몬, 면역계, 근육기능, 심장기능, 폐기능, 순환계, 뇌기능 등 모두 변화가 찾아온다. 따라서 단순히 시간이 흘렀다고 해서 노화가 일어나는 것은 분명 아니다. 노화의 프로그래밍 이론은 노화가 의도적으로 이루어지는 과정이라고 주장한다. 즉 우리는 늙어서 죽도록 미리 프로그래밍되어 있다는 것이다.

삶의 속도 이론rate-of-living theory에서는 사람이나 다른 생명체는 호흡 수, 심박수, 기타 측정치가 유한하게 정해져 있으며, 그 정해진 양을 모두 사용하면 죽는다고 주장한다. 이것은 어느 정도 증거가 있는 매력

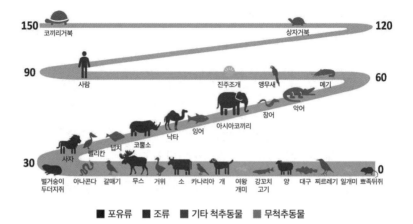

150 코끼리거북 120 상자거북

90 사람 60 진주조개 앵무새 메기

장어 악어

아시아코끼리 잉어

낙타 코뿔소

사자 펠리컨 넙치 무스

30 벌거숭이 아나콘다 갈매기 무스 거위 소 카나리아 개 여왕 강꼬치 양 대구 찌르레기 일개미 뾰족뒤쥐 0
두더지쥐 개미 고기

■ 포유류 ■ 조류 ■ 기타 척추동물 ■ 무척추동물

위의 그림은 동물에 따른 평균 수명의 차이를 보여준다(Silvin Knight 2020에서 허락받아 인용. 데이터는 다음의 자료에서 가져왔다. S.S. Flower, 'The Duration of Life in Animals' in *Proceedings of the London Zoological Society*).

적인 이론이다. 대부분의 동물에서 심박수와 수명 사이에는 명확한 상관관계가 존재한다. 체구가 작은 동물은 심박수가 높고 수명이 짧은 반면, 체구가 큰 동물은 심박수가 낮고 수명이 길다. 심장박동이 빠른 사람이 더 일찍 죽는 것은 사실이지만, 인간의 심박수가 유한하게 정해져 있다는 분명한 증거는 아직 없다.[20]

유리기 이론free-radical theory은 널리 알려진 데다 홍보도 잘 되어 있는 노화 이론이다. 특히 보충제 사업에 이해관계가 있는 회사에서 홍보에 열심이다. 세포는 에너지를 만들 때 유리기라는 불안정한 산소 분자도 함께 만들어낸다. 유리기는 앞에서 언급했던 폐기물에 해당한다. 이 이론에서는 과도하게 만들어진 유리기가 노화를 가속화한다고 상정한다. 항산화물질은 식물에서 발견되며 유리기를 스펀지처럼 빨아들인다. 연구실에서 실험을 해보면 항산화물질의 수가 많을수록 유리기에 의해서 생기는 손상이 최소화됨을 알 수 있다. 그러나 인간을 대상으로 진행한 항산화 보충제 실험에서는 대부분 그와 같은 극적인 효과가 나타나지 않았다.[21] 그 이유는 아직 불분명하지만 뒤에서 이런 보충제들에 대해서 더 자세히 설명하겠다.

단백질 교차결합 이론protein cross-linking theory에서는 세포에서 단백질 간에 일어나는 과도한 교차결합 때문에 노화가 일어난다고 주장한다. 이런 교차결합이 세포 안에서 사다리같이 경직된 구조물을 형성해 동맥경화, 백내장, 피부 주름, 폐섬유증 같은 노화 관련 장애에서 나타나는 전형적인 구조적 변화와 경직을 일으킨다는 것이다.

마지막으로 인기 있는 한 노화 이론에 대해서 알아보자. 이 이론에서는 대부분의 노화가 나이 들면서 면역계의 기능 이상으로 생기는 염증 때문에 일어난다고 주장한다. 면역계는 감염원, 그리고 우리 몸의 입장에서 볼 때는 '내'가 아닌 모든 것과 싸운다. 면역계의 효력은 사춘기에 절정을 찍었다가 그후로는 점진적으로 쇠퇴한다. 면역반응이 손상되면 세포 염증으로 이어지고 결국에는 세포가 죽게 된다.

코비드-19로 전 세계가 롤러코스터를 경험한 덕분에 특히나 노년층에서 면역계가 얼마나 중요한 역할을 담당하는지, 또 얼마나 취약한지 모두들 잘 인식하게 되었다. 나이가 많은 사람들은 면역계의 노화로 감염과 맞서 싸우기가 힘들기 때문에 코비드-19에 심각한 반응을 나타낼 확률이 2배나 더 높다. 20대는 코비드-19 감염으로 사망하는 비율이 1퍼센트 미만인 데 반해, 80세 이상의 노년층에서는 사망률이

20퍼센트에 이른다. 전체적으로 보아 코비드-19로 인한 사망 중 80퍼센트가 65세 이상의 노년층에서 발생했다. 세계에서 고령인구가 가장 많은 국가 중 하나인 이탈리아에서는 코비드-19로 인한 사망자의 평균 연령이 81세였다. 코로나바이러스 검사에서 양성이 나온 사람의 평균 연령과 코로나바이러스로 사망한 사람의 평균 연령의 격차는 20년이다. 따라서 면역계에 작용하는 노화의 효과를 지연하거나 반전시킬 수 있다면 지금, 그리고 앞으로 감염과 싸울 때 대단히 유리해질 것이다.[22] 근래에는 면역기능 쇠퇴의 저변에 깔려 있는 세포 변화에 대해서 더욱 잘 이해하게 되었고,[23] 면역력 강화를 위한 다양한 방법을 평가하는 임상실험이 현재 진행 중이며, 코비드-19 덕분에 이런 실험들이 이목을 끌게 되었다.

요약하자면 앞에서 다룬 모든 이론이 어떤 식으로든 세포의 노화와 사망에 기여할 가능성이 높다. 노화가 어느 한 가지 이유 때문에 일어날 가능성은 낮다. 노화는 다중의 요인에 의한 결과이다. 그러나 좋은 소식이 있다. 음식, 호르메시스(hormesis, 해롭지 않은 수준의 가벼운 스트레스나 미량의 독소 등으로 생명체에 자극을 주면 오히려 유익한 효과가 나타나는 현상/옮긴이), 운동, 섹스, 웃음, 우정, 수면 등 우리가 앞으로 다룰 다양한 개입 방법이 노화 이론과 관련된 하나 또는 그 이상의 경로를 통해서 세포 수준에서 효과를 나타낸다는 것이다.

서구 국가의 건강 관련 예산 중 상당 부분은 노화 관련 문제에 집행된다. 어떤 사람은 노화를 지연시켜봤자 일회성 효과밖에 없을 것이라고 주장한다. 그래 봤자 언젠가는 늙을 테고, 결국에는 똑같이 의료비가 들어갈 테니까 말이다. 그러나 지금까지 나온 증거는 오히려 그 반대이다. 노화를 지연시키면 질병의 발생률과 사망률이 실제로 압축된다는 것이 동물 실험을 통해서 밝혀졌다. 바꿔 말해서 세포 노화의 속도를 늦추면 동물이 말년에 노화 관련 질병을 앓는 기간이 줄어든다는 것이다. 예를 들면 칼로리 섭취를 제한한 동물은 사망 위험이 줄어들 뿐만 아니라 백내장, 콩팥 질환, 관절염, 치매 등 다양한 노화 관련 질병에 걸릴 위험도 감소한다. 만약 사람에게도 이것이 가능하다면 건강과 활력이라는 측면에서 즉각적으로 혜택을 받을 수 있고, 인생의 말년에 노쇠와 장애로 많은 비용이 들어가는 기간도 사망 전의 짧은 시간에 국한될 것이다. 질병과 장애의 기간을 이런 식으로 압축할 수 있다면 경제적으로도 이득이다.[24] 노년층 인구가 사회에 기여할 수 있는 기간이 더 길어질 뿐만 아니라 노년기에 재정지원과 보건의료 혜택을 받는 기간도 짧아지기 때문이다.

전 세계적으로 인구집단의 노화 속도는 저마다 다르게 나타나고 있다. 프랑스의 경우 60세 이상 인구 비율이 10퍼센트에서 20퍼센트로 변화하는 데 적응할 시간이 거의 150년이나 남아 있다. 반면 브라질, 중국, 인도는 그런 변화에 적응할 시간이 20년밖에 남지 않았다.[25] 이것은 그들 국가의 보건의료 체계와 사회복지 체계에 엄청난 압박으로 작용할 것이다. 따라서 세계는 이런 인구 고령화에 대처할 보건의료 체계와 사회복지 체계를 마련해야 한다는 도전과제에 직면해 있다.

유럽 국가들 중 65세 이후에도 시민들이 가장 건강하게 살아가는 곳은 스웨덴과 스위스이다. 왜 그럴까? 스웨덴과 스위스는 무엇이 다른 것일까? 더 나은 식생활, 훌륭한 보건의료 체계, 활발한 신체활동, 평등한 사회 등으로 설명할 수 있다. 이것은 모두 개인과 사회가 통제할 수 있는 요인들이다. 노화 과정을 이해하면 장수를 누리기 위해서 개인적으로 할 수 있는 일이 무엇인지도 알 수 있지만, 사회가 고령화되는 시민들을 어떻게 하면 더 훌륭하게 보조해서 공정한 세상을 만들어갈 수 있는지도 알 수 있다.

노화 과정의 속도를 7년만 늦추어도 각각의 나이에서 발생하는 질병을 절반으로 줄일 수 있다.[26] 이것은 인간의 수명과 보건의료 비용에 엄청난 영향을 미칠 것이다. 세계 최초의 비행기를 만들어 하늘로 날린 라이트 형제는 새를 보며 이런 생각을 했다. '저 새들은 공기보다 무거운데도 하늘을 날 수 있어. 새가 날 수 있다면 우리도 비행기를 만들어 하늘을 날 수 있을 거야.' 그리고 그들은 실제로 비행기를 만들었다. 노화가 불가피한 것이라고 말하는 자연의 법칙은 없다. 따라서 머지않아 찾아올 새로운 발견들을 기대하며 낙관적인 태도를 가지고 스스로 할 수 있는 일들을 찾아나서자.

노화의 정복

3

우정

우리를 살아 있게 해주는 것은 말 그대로 우정과 인간관계이다. 심지어 알베르트 아인슈타인도 우정의 영향력을 인정했다. "진정한 사랑이 제아무리 희귀할지라도 진정한 우정만큼 희귀하지는 않다." 나는 아일랜드 노화 종단 연구에서 가족의 유대감, 우정, 그리고 건강에 관해 연구를 시작하면서 우정이 신체에 미치는 영향력이 얼마나 강력한지, 그리고 훌륭한 우정이 얼마나 큰 차이를 만들어내는지를 보고 정말 충격을 받았다. 우정은 즐거움이나 삶의 질뿐만 아니라 심장질환 같은 객관적인 결과에도 영향을 미치고, 심지어 우리가 언제 죽을지도 결정한다. 좋은 우정은 우리의 수명을 몇 년이나 연장해준다.

나는 최근 세상에 있음직하지 않은 한 쌍의 친구에 관한 사랑스러운 이야기를 우연히 전해 듣게 되었다. 그 이야기는 우정이 우리 인간뿐만 아니라 다른 포유류에게도 똑같이 중요하다는 것을 일깨워주었다. 그것은 구조된 긴꼬리원숭이와 길 잃은 검정 얼룩 새끼 고양이에 관한 이야기이다. 새끼 고양이는 타이 펫차부리에 있는 '야생동물의 친구

재단' 공원으로 흘러들어와 그곳에서 살고 있던 조조에게 친구로 받아들여졌다. 조조는 몇 해 전에 야생동물의 친구 재단이 구조한 긴꼬리원숭이이다. 구조 당시 조조는 한 식당에서 잔인하게 갇혀 있었다. 조조는 우리 안에 갇혀서 손님들을 즐겁게 해줄 사진 소품으로 이용되고 있었다. 당연한 말이지만 인간처럼 사회성이 강한 동물인 긴꼬리원숭이에게 이런 고립은 대단히 고통스러운 일이었다. 긴꼬리원숭이는 집단을 이루어 어울리며 사는 것을 좋아하는 종이기 때문이다. 그러나 구조된 지 6년 후에 조조는 완전히 새로운 원숭이가 되어 있었다. 조조는 야생동물 구조 센터에 구조되어 들어온 다른 긴꼬리원숭이 집단의 우두머리가 되어 있었고, 길 잃은 새끼 고양이를 새 친구로 받아들였다. 이 2인조 털북숭이는 종간의 차이를 뒤로하고 먹이를 함께 나눠 먹고, 함께 포즈를 취하며 사진을 찍고, 심지어 서로 이를 잡아주기도 했다. 이 이야기는 서로 다른 종이라도 우정을 쌓아 뜻밖의 유대감과 기쁨을 누릴 수 있음을 보여주는 사례이다.

2020년에 코비드-19 위기에 대응해서 전 세계 정부는 오랜 기간에 걸친 격리를 권장하거나 의무화했다. 함께 어울리기를 좋아하는 사람들에게 이런 거친 접근방식이 장기적으로 어떤 결과를 낳을지는 아직 지켜보아야 할 문제이다. 이번 장에서는 인간에게 고립이 얼마나 반직관적인 것인지, 그리고 조조의 경우처럼 그것이 육체적, 심리적 건강에 얼마나 해로운 것인지 알아보려고 한다.

노화의 정복

로마의 연설가 키케로(기원전 106-43)는 우정의 본질과 힘에 대해서 가장 매력적으로 표현한 사람 중 한 명이다. 그는 이제는 고전이 된 에세이 「우정에 관하여Dé Amicitiá」에서 이렇게 적었다.

만약 친구들 사이의 자연스러운 사랑이 세상에서 사라진다면 한 채의 집도, 하나의 국가도 존재를 이어갈 수 없을 것이다. 심지어 농사를 짓는 것도 더 이상 불가능해질 것이다. 이것을 이해하기 어렵다면 우정과 사랑의 반대인 증오와 악의를 관찰해보면 우정과 사랑의 힘이 얼마나 위대한지 대번에 이해할 수 있다. 집이 어떻게 그렇게 무너지지 않고 튼튼하게 자리 잡고 있는지, 어떤 구조로 되어 있길래 그렇게 흔들림이 없고 미움이나 내분의 분열로도 파괴되지 않는지만 봐도 우정 안에 얼마나 큰 선의가 담겨 있는지 판단할 수 있다.

키케로의 출생지에서 그리 멀지 않은 아르피노는 로제토 발포르토레의 전통적인 언덕 마을이다. 이곳은 우정과 건강에 관해서 가장 혁신적인 연구들 중 하나가 펼쳐진 장소이다. 이것은 우정이 생물학적 노화에 어떻게 기여하는지를 확실하게 밝혀준 연구였다. 이 코무네(comune, 12-13세기에 이탈리아 북부와 중부에 존재했던 주민자치 공동체/옮긴이)는 이탈리아 포자 지방의 아펜니노 산맥 기슭에 자리 잡고 있다. 이 마을은 중앙의 대형 광장과 교회를 중심으로 펼쳐져 있다. 좁은 층계가 언덕을 따라 이어져 있고, 그 양옆으로는 붉은 타일 지붕을 얹은 2층짜리 석조 주택이 빽빽하게 들어서 있다. 수 세기 동안 로제토 사람들은 주변 언덕의 대리석 채석장에서 일을 하거나 그 아래 계곡의 계단식 농지에서 농사를 지으며 살았다. 그들은 아침이면 6-8킬로미터 정도를 산을 따라 걸어 내려가고, 밤이 되면 다시 먼 길을 걸어 언덕으로 돌아왔다. 참으로 고된 삶이었다. 그 마을 사람들 중에는 글을 읽는 이를 찾아보기 힘들고, 절망적일 정도로 가난하며, 경제적으로 나아지리라는 희망도 거의 없었다. 그러다가 19세기 말에 바다 건너 기회의 땅에 관한 이야기가 들려왔다.

1882년 1월에 한 무리의 로제토 사람들이 뉴욕으로 향하는 배에 올랐다. 그들은 결국 펜실베이니아 뱅고어 근처의 점판암 채석장에 고용되었다. 그후 다른 가족들이 그들의 뒤를 따라 채석장으로 찾아왔다. 그리고 그 이민자들이 다시 로제토로 자신의 소식을 전했고, 1894년에는 1,200명 정도의 로제토 사람들이 미국으로 가는 여권을 신청해서 원래 그들이 살던 마을의 거리는 텅텅 비게 되었다. 그러나 새로운 땅에 도착한 그들은 자신의 옛 마을을 다시 지어 올렸다. 그들은 언덕에 2층, 3층짜리 집을 짓고 땅을 경작해서 양파, 콩, 감자, 멜론, 과실수를 집 뒤의 길쭉한 마당에 심었다. 마을에 활력이 돌았다. 로제토 사람들은 돼지를 키우기 시작했고, 포도를 길러 수제 와인을 담갔다. 학교, 공원, 수녀원, 묘지가 만들어졌다. 그리고 작은 가게와 빵집, 식당, 술집이 문을 열었다.

뱅고어 주변에는 대부분 웨일스계 사람들과 잉글랜드계 사람들이

노화의 정복

살고 있었고, 그 너머에는 독일계 사람들이 압도적으로 많았다. 당시 영국, 독일, 이탈리아 사람들 간의 껄끄러운 관계를 고려하면 새로운 로제토 땅에는 엄격하게 로제토 사람들만 살았을 것이다. 그래서 이곳에서는 포자 남부의 사투리가 통용되었다. 펜실베이니아의 로제토는 자급자족으로 돌아가는 자기들만의 세상이었고,[1] 그 주변 사회 말고는 이들의 존재를 아무도 알지 못했다. 그리고 계속 그렇게 남을 수도 있었지만 여기서 스튜어트 울프가 등장했다.

스튜어트 울프는 심신의학psychosomatic medicine의 선구자였다. 그는 1914년 볼티모어에서 태어나 2005년 91세의 나이로 오클라호마 시티에서 알츠하이머병으로 사망했다. 그는 로제토에서 온 한 의사로부터 그곳에서 50세 미만의 사람들 중 심장마비에 걸린 사람을 거의 보지 못했다는 이야기를 듣고 1960년대 초부터 펜실베이니아 로제토의 사람들을 연구하기 시작했다. 그곳은 이웃한 도시나 미국의 다른 지역과 큰 차이가 있었다. 다른 지역에서는 40세 이상에서 심장마비로 인한 사망률이 거의 유행병에 버금가는 수준이었다. 로제토의 심장마비로 인한 사망률은 미국 다른 지역의 절반이었다. 이 통계를 보면 로제토가 정말 건강하게 살 수 있는 곳임은 분명했는데, 누구도 그 이유를 알 수 없었다. 울프는 대부분 이탈리아 이민자인 그 마을 거주민들의 생활방식에 어떤 특별한 것이 있어서 건강에 이로운 영향을 주고 있을지도 모른다고 생각했다.[2]

발표한 글에서 울프는 펜실베이니아 로제토를 거주민이 거의 2,000명 정도 되는 예쁘지만 소박한 마을로 묘사했다. 1962년에 울프와 그의 연구진은 그곳의 심장마비 발생률이 어째서 이렇게 현저한 차이를 보이는지 밝히기 위해서 과학 조사 팀으로 완전무장하고 로제토로 내려갔다. 수년에 걸친 연구를 통해서 광범위하게 병력을 청취하고, 꼼꼼하게 신체검사와 혈액검사도 해보았지만 명확한 이유가 드러나지 않았다. 유전으로 설명할 수도 없었다. 주변 도시에 사는 로제토 사람들은 이른 나이에도 심장마비에 잘 걸렸기 때문이다. 그렇다고 식생활, 흡연, 운동, 체중 등으로 설명할 수도 없어서 그 이유가 미궁에 빠졌다.

그러던 어느 일요일에 울프는 광장에 앉아서 로제토 사람들이 교회에서 쏟아져 나오는 것을 바라보던 중 어떤 생각이 머리를 스쳤다. 교회에서 나온 사람들은 주변을 어정거리며 수다를 떨고 실컷 웃다가 집으로 돌아가 대가족, 친구들과 어울려 긴 시간 동안 식사를 했다. 로제토의 비밀은 바로 로제토 사람들 그 자체였다. 그들의 차이는 로제토 곳곳에 스며들어 있던 삶에 대한 태도, 우정, 가족에 대한 존중, 지속적인 사회적 교류, 그리고 유머 감각이었다. 1964년에 울프와 그 동료들은 「미국 의학 협회지Journal of the American Medical Association」에 이 주제로 논문을 발표해서, 이 지역의 심장마비 발병률이 낮은 것은 친구 및 가족과의 사회적 교류 덕분이라고 결론 내렸다. 그는 오래도록 함께한 연구원인 사회과학자 존 브룬과 함께 이 현상에 '로제토 효과Roseto effect'라는 이름을 붙였다.

울프의 지적에 따르면 이곳 사람들은 한 가정 안에 3대가 함께 사는 경우가 많고, 가족과 이웃 및 공동체와 지속적인 상호작용을 하고 있었다. 2,000명의 인구 규모에도 시민사회가 22곳이나 되었다. 로제토 사람들은 가족 간의 확고한 유대감과 친구가 있었으며, 응집력 있는 전통적인 가족과 공동체 관계를 유지했다. 범죄는 일어나지 않았고, 사회적 지원을 신청하는 경우도 거의 없었다. 이곳은 평등한 사회였다. 로제토 사람들은 소득이나 교육에 상관없이 가족 중심의 사회생활 속에서 자신의 생각을 표현했다. 돈이 많아도 자신의 부를 과시하는 경우는 전혀 없었다. 그리고 사람들은 근처 다른 도시에 더 큰 가게나 백화점이 있어도 거의 배타적으로 동네 사업체를 이용했다. 로제토의 이탈리아인들은 이탈리아 출신 사람들과 결혼했다. 가족은 긴밀한 관계를 유지하면서 자족적이고 독립적인 생활을 했지만, 힘든 시기에는 더 큰 공동체로부터의 지원과 따뜻한 손길에 의존하기도 했다.

로제토에는 외로운 사람이 없었다. 그 누구도 불행하거나 스트레스를 받는 사람이 없었다. 근처의 더 부유한 마을은 의료시설도 잘 되어 있고, 식생활과 직업도 로제토보다 더 낫거나 적어도 그에 못지않았음에도 심장질환 비율이 거의 2배나 높았다.

내가 강력히 권하는 책인 울프와 브룬의 『씨족의 힘*The Power of Clan*』에서는 1935년부터 1984년까지 이 마을에서 일어난 이야기를 다루고 있다. 이 책에서 두 사람은 마을 사람들이 자원, 걱정, 정서를 공유함으로써 스트레스가 내재화되는 것을 어떻게 피했는지 잘 보여준다.[3] 그러나 이탈리아 사람들끼리 결혼하는 혈족결혼이 줄어들고 가족과 공동체 간의 사회적 유대가 해체되면서 부유한 로제트 사람들은 과시성 소비를 시작했고, 다른 현대적인 행동도 받아들이게 되었다. 이것이 심장질환의 증가와 명확한 상관관계를 나타내기 시작했다. 그리하여 결국 로제토의 심장질환 발병률은 미국의 다른 곳과 비슷해졌다. 그럼에도 로제토는 사회적 참여와 건강, 그리고 그 반대인 사회적 고립 및 외로움과 조기 사망의 이면에 숨겨진 과학을 밝혀내는 데에 큰 역할을 했다.

조조 같은 긴꼬리원숭이나 붉은털원숭이는 이런 우정과 관계를 연구할 수 있는 독특한 기회를 제공한다. 원숭이의 유전체는 인간의 유전체와 93퍼센트 일치하고 해부학, 생리학, 신경학, 내분비학, 면역학의 여러 측면에서 인간과 직접적인 유사성을 가지고 있다. 붉은털원숭이는 수십 년의 수명을 누리며 인간과 비슷한 방식으로 발달하고, 성숙하고, 노화한다. 붉은털원숭이의 노화 과정은 우리와 아주 비슷해서 털이 희게 변하면서 빠지고, 체지방이 재분포되고, 피부 탄력을 상실하고, 활력이 떨어지고, 근긴장도도 감소한다. 나이가 들면서 이 원숭이들은 당뇨, 암, 근감소증, 골다공증 등 우리와 비슷한 질병에 걸린다. 원숭이는 또한 인간과 유사한 섭식 패턴과 수면 행동을 보인다. 이렇게 유전학과 행동을 공유한다는 것은 원숭이에서 진행한 연구 결과를 인간에 대한 관찰과 연구로 그대로 옮길 수 있다는 뜻이다. 원숭이 연구에서 얻은 결과로 인간에 대해서 추론할 수 있다는 것은 대단히 소중한 자산이다.

원숭이 연구의 또 한 가지 이점은 사람의 경우에는 통제하기 어려운 요인이나 변수를 통제할 수 있다는 점이다. 예를 들어 원숭이는 동일한 식단과 동일한 서식처를 제공하는 환경에서 키울 수 있다. 사람의 경우에는 심장질환에 영향을 미칠지도 모를 삶의 각 측면을 이런 식으로 통제하기가 거의 불가능하다. 예를 들어 검증하려는 요인이 원숭이가 먹는 먹이인 경우 원숭이 집단의 절반에게는 그 먹이를 주고, 나머지 절반에게는 주지 않지만, 원숭이의 서식처와 식생활에 포함된 다른 요소들은 모두 동일하게 유지하는 것이 가능하다. 이런 식으로 진행하는 실험을 무작위 대조군 실험randomised control trial이라고 한다.[4]

카요 산티아고는 푸에르토리코 해안에서 떨어진 야자나무로 가득한 15만 제곱미터 넓이의 작은 섬이다. 이곳은 번창하는 붉은털원숭이 연구 기지가 자리 잡고 있고, 자유롭게 풀어놓고 기르는 최대 1,000마리 정도의 붉은털원숭이가 함께 살고 있다. 이 무리에 속한 개체들은 1938년에 이 섬으로 데려온 409마리 원숭이의 직계 후손들이다. 이 무리를 운영하고 유지하는 주체는 카리브 영장류 연구 센터와 푸에르토리코 대학교이다.

이곳은 학교 운동장과 비슷하다. 어울리기 좋아하는 붉은털원숭이들 사이에서는 파벌, 제일 친한 친구, 출세주의자 같은 특성이 분명하게 드러나기 때문에 과학자들은 이 원숭이들을 관찰함으로써, 한편이 되려 하거나 친구를 사귀려 하는 인간의 욕구가 영장류에서 어떻게 기원했는지를 가까이 들여다볼 수 있다. 현장에서 70년 동안 연구가 진행되다 보니 원숭이들이 인간 실험자에게 잘 길들여져 있다. 이곳은 굶주림이나 포식이 존재하지 않기 때문에 진화적으로 가까운 인간의 사촌 사이에서 이루어지는 사회적 관계와 우정을 연구하기에 완벽한 체계를 갖추고 있다. 인간을 대상으로 하는 연구에서 밝혀진 바와 같이 붉은털원숭이의 수명은 조조와 새끼 고양이의 경우처럼 함께 시간을 보내며 서로의 털을 골라주는 등의 강력한 사회적 유대와 연관되어 있다.[5]

카요 산티아고 섬의 붉은털원숭이들은 개별 우정과 관계가 노화 과정에 미치는 영향을 연구하고, 이런 효과가 언제 시작되며, 그것이 차이를 만들기까지 얼마나 시간이 걸리는지 이해할 수 있는 완벽한 기회를 제공한다. 암컷 성체 붉은털원숭이에게는 가까운 암컷 친척들과의 관계가 우정의 역할을 한다. 가까운 암컷 친척이나 친구의 수는 개체의 나이에 따라 달라지며 보호의 필요성에 의해서 이런 관계가 형성된다. 생식활동이 정점에 있는 중년의 암컷이 친구가 가장 많고, 친구가 적은 중년의 암컷에 비해 생존 가능성이 높다. 이런 친구들은 자기를 보호해준다. 그러나 나이가 많은 암컷은 집단 내부의 사회적 관계에 대한 경험이 풍부하기 때문에 공격의 표적이 되는 경우가 적으므로 애초에 중년기만큼 많은 친구가 필요하지 않다. 이것을 통해서 사회적 지지가 생존 가능성을 높여주고, 평생에 걸쳐 학습한 전략이 나이 든 암컷에게 중요하다는 것을 알 수 있다. 전략에 밝으면 '보호'를 위한 사회적 지지가 덜 필요하기 때문이다.[6] 사회적 관계는 붉은털원숭이에게만 중요한 것이 아니라 개코원숭이, 돌고래, 쥐처럼 사교성 있는 여러 종에서도 더욱 긴 수명과 관련되어 있다.[7] 이는 우정이 다양한 종에 걸쳐 공통의 진화적 기반을 가지고 있음을 암시한다.[8]

노화의 정복

우리 인생에서의 사회적 관계는 어떨까? 현재까지는 대다수의 연구가 노년에서의 사회성과 수명 사이의 연관관계에 초점을 맞추어왔지만,[9] 과학은 이런 연관관계가 언제 등장해서 얼마나 지속되는지 파악하는 데에 관심을 두었다. 붉은털원숭이와 달리 인간의 경우 사회적 네트워크의 크기가 젊은 성인이나 나이 든 성인 모두의 육체적 건강에 중요한 역할을 한다.[10] 우리는 인생 초년과 말년에서 모두 우정이 제공하는 '보호'를 이용한다.

내 친구이자 예일 대학교의 유명한 사회역학자 리사 버크먼은 사회적 교류가 중요한 이유와 어떤 유형의 사회적 네트워크가 건강과, 더나아가 사망 시기에까지 영향을 미치는지 자세하게 밝힌 초기 연구를 발표했다.[11] 예일 대학교 연구진은 30-69세 사이의 남성 2,229명과 여성 2,496명의 가정 내 정보를 이용했다. 이 남녀들은 생활방식과 사회적 접촉에 관한 상세한 설문을 작성했고, 사망 시간과 사망 원인에 대한 데이터를 비롯해 이들에 대한 9년간의 추적 데이터를 입수할 수 있었다. 전체적으로 설문조사에 응한 사람들 중 남성은 10퍼센트, 여성은 6퍼센트가 사망했고, 이는 30-39세 남성 중 2.2퍼센트, 60-69세 남성 중 28퍼센트에 해당했다. 사회적 접촉과 사회적 유대에 관해서는 결혼 여부, 가까운 친구 및 친척, 교회 구성원, 다른 클럽이나 모임의 구성원 등 4가지 원천을 조사해보았다. 거의 예외 없이 각 유형의 사회적 유대를 가지고 있는 사람은 그런 사회적 유대가 없는 사람과 비교했을 때 사망률이 현저히 낮게 나왔다. 이 연구 이후 여러 종단 연구를 통해서 사회적 유대가 사망률에 미치는 영향이 재확인되었다.[12]

그렇다면 사회적 접촉과 사회적 교류의 강도가 어떻게 우리의 사망률에 영향을 미치는 것일까? 강력한 사회적 유대가 결여되면 스트레스도 많아지고, 스트레스 관련 호르몬, 심장질환, 염증도 많아진다고 한다. 이런 설명을 뒷받침하는 연구가 있다. 최근에 사람의 사회적 네트워크에 관한 대규모 연구에서 하버드 대학교의 연구자들은 우정과 가족유대가 강하면 피브리노겐fibrinogen의 농도가 낮아지는 것을 예측할 수 있었다. 피브리노겐은 혈액 속에 들어 있는 응혈인자clotting factor로 혈전과 심장마비를 일으키고, 염증의 존재를 말해준다. 피브리노겐과 사회적 고립 사이의 상관관계는 매우 높았고, 그 효과가 흡연과 동일했다.[13] 흡연은 혈전과 심장마비의 주요 위험 요인으로 알려져 있다.

이 상관관계에 대한 해답은 스트레스 호르몬에서도 찾아볼 수 있다. 생물학자 로런 브렌트는 카요 섬 붉은털원숭이들 중에서 사회적 네트워크가 가장 약한 개체가 스트레스 호르몬의 수치가 가장 높다고 보고했다. 스트레스 호르몬의 수치가 높으면 일련의 생리학적 반응이 촉발되는데, 이 반응이 계속 반복되면 심장질환과 뇌질환, 그리고 조기 사망으로 이어진다. 이것 역시 우정이 질병을 막는 완충제 역할을 하는 이유를 추가적으로 설명해준다.

또다른 실험에서 캘리포니아 대학교의 심리학자 존 카피타니오는 사회집단으로부터 분리된 원숭이의 림프절을 조직검사해서 사회집단에 속한 원숭이의 것과 비교해보았다. 림프절은 염증반응과 면역반응의 엔진이다. 조직검사 결과를 보니 염증 유전자의 활성은 높고 바이러스로부터 보호해주는 유전자의 활성은 낮았다. 바꿔 말하면 친구가 없는 것이 염증 증가와 관련 있는 유전자의 스위치를 켰다는 것이다. 염증은 여러 노화 관련 질병의 배후이다. 따라서 배후 염증background inflammation과 감염에 대한 높은 감수성이 우정, 질병, 사망률 사이에 상관관계가 존재하는 또다른 이유이다. 영장류에서의 이러한 관찰은 로제토나 다른 사회적 네트워크 연구에서 사람을 대상으로 관찰한 내용과 일맥상통한다.[14]

과학기자인 리디아 덴워스는 케냐 남부에서 보낸 보고서에서, 서로 어울리기 좋아하는 또다른 포유류인 개코원숭이 무리에서 관찰한, 인간과 비슷한 사회적 제스처에 대해서 묘사했다. 개코원숭이는 하루 중 많은 시간을 서로 끌어안고, 털 고르기를 하고, 서로의 새끼와 놀아주며 보낸다. 그녀는 실비아라는 이름의 보츠와나 개코원숭이의 이야기를 들려주었다. 과학자들은 이 원숭이에게 '심술의 여왕'이라는 별명을 붙여주었다. 이 암컷은 무리 속으로 난폭하게 뛰어들어가 서열이 낮은 원숭이들을 흩어놓고, 미처 길을 비켜주지 못한 원숭이가 있으면 물거나 때리는 행동을 했기 때문이다. 실비아의 제일 친한 친구는 자기 딸이었는데, 안타깝게도 그 딸이 사자에게 죽임을 당하고 말았다. 딸이 죽은 이후 실비아가 다른 원숭이를 대하는 태도가 부드러워졌다. 가장 가까운 친구를 잃고 상실감에 빠진 실비아는 자기가 멸시했던 또래들을 찾아가 털 고르기를 해주기 시작했다. 마치 다른 약한 학생들을 괴롭히던 학생이 자기가 괴롭혔던 반 친구를 찾아가 친구가 되려고 하는 것처럼 말이다.[15] 이 이야기는 우정이 본능적으로 타고난 것임을 보여준다. 우정은 선택이나 사치가 아니라 성공과 번영을 위한 필수 요소인 것이다.[16] 우정이 진화한 이유는 우리의 정신적, 육체적 건강을 직접 보호해주는 역할을 하기 때문이다. 실비아는 우정에 대한 필요성이 본능에 새겨져 있었기 때문에 딸을 잃고 난 후 새로운 친구를 만들어야 했던 것이다.

여성의 우정은 끝없는 수다를 통해서 무르익고, 남성의 우정은 함께 활동하면서 무르익는다는 속설도 연구를 통해서 깨졌다. 남성인 친구들끼리 서로의 꿈, 가치관, 인간관계에 대해서 심도 깊은 질문들을 물어보게 했더니, 이 남성들은 그후로 우정을 통해서 더욱 큰 만족을 느꼈다고 보고했다.[17] 이 연구진은 일반적인 인식과 달리 남성들 간의 우정에도 깊이가 필요하며,[18] 처음에는 이런 깊이가 분명하게 드러나지 않을 뿐이라고 결론 내렸다.

우정은 깊은 유전학적 기원을 가지고 있다. 우리가 '마음이 잘 맞는다'고 여기는 가까운 친구들은 생물학적 수준에서도 자신을 닮아 있다. 우리는 다른 사람들보다 친구들과 더 많은 DNA를 공유한다. 캘리포니아에서 진행된 한 연구에 따르면, 일반적인 낯선 사람들보다 친구와 0.1퍼센트의 DNA를 더 공유하는 것으로 나타났다. 0.1퍼센트라고 하니 대수롭지 않아 보이지만, 이 정도면 유전학적 유사성이 10촌 친척과 맞먹는 수준이다. 대부분의 사람들은 자신의 10촌 친척이 누구인지도 모르고 살지만, 어쩐 일인지 우리는 그 수많은 가능성 중에서 자기

친척을 닮은 사람을 골라서 친구로 사귀고 있다.[19] 결국 자기와 비슷한 사람과 어울린다는 말이다.

또다른 일련의 연구에서 연구자들은 단짝에 대해서 더 많은 것을 알아내려고 5,000쌍의 청소년 단짝을 대상으로 몇 가지 유전자를 비교해 보았다.[20] 그 결과 단짝은 무작위로 추출한 두 사람보다 유전적으로 더 비슷했고, 평균적 부부의 3분의 2 정도로 비슷했다. 우리는 친구들뿐만 아니라 배우자하고도 유전적으로 비슷하다.[21] 말이 되는 이야기이다. 사람은 자연적으로 자기와 공통점이 있는 사람에게 더 끌리기 마련이니까 말이다! 심지어 배우자를 고를 때도 그렇다!

유전자가 친구의 선택과 외로움 모두를 주도한다.[22] 임상의의 입장에서 외로움은 가장 대처하기 어렵고 슬픈 상황 중 하나이다. 안타깝게도 외로움은 모든 연령대에서 유행병처럼 번지고 있지만 노년층에서 가장 심각하다. 미국의 제19대 공중보건국장 비벡 머시는 날로 그 독성이 악화되고 있는 외로움이라는 상태에 대해서 아주 생생하게 묘사했다. 그는 개인과 사회가 외로움을 치료하는 데 도움이 될 권고사항을 제시하며 외로움을 공중보건상의 우려이자 알코올 의존증, 약물 중독, 비만, 폭력, 우울증, 불안을 비롯해서 오늘날 전 세계를 휩쓸고 있는 수많은 유행병의 근본 원인 겸 기여자라고 명확하게 규정했다. 붉은털원숭이와 마찬가지로 외로움은 인간의 건강에 대단히 해롭다. 우리는 다른 이들과 연결되고자 하는 선천적인 욕망을 가지고 있기 때문이다. 우리는 공동체에 참여하고, 다른 이들과 지속적인 유대감을 형성하며, 서로를 돕고, 삶의 경험을 공유하도록 진화했다. 한마디로 우리는 함께할 때 더 나은 존재가 된다.

외로움에 도움이 될 만한 몇 가지 핵심 전략이 있다.[23] 대부분 자명한 내용이지만 그래도 여기서 살펴보자. 매일 사랑하는 사람들과 시간을 보내자. 서로에게 집중하자. 멀티태스킹은 잊어버리고 상대에게 온전히 집중하는 선물을 주자. 눈을 마주치고 진심을 다해 서로의 말에 귀를 기울이자. 처음에는 직관에 어긋난다고 느낄 수도 있지만 먼저 고독을 끌어안아야 한다. 자기 자신과 더욱 강력한 관계를 구축하는 첫걸음을 내딛어야 타인과도 더 강력한 관계를 맺을 수 있기 때문이다. 명상, 기도, 미술, 음악, 야외활동 등도 모두 혼자서 누리는 안락과 기쁨의 원천이 될 수 있다. 도움을 주고받자. 이웃을 살피고, 조언을 구하고, 그냥 2미터 떨어져 있는 낯선 사람을 보고 미소 짓는 것만으로도 더 행복해지고, 외로움을 극복하는 데에 도움이 된다.

안타깝게도 코로나바이러스의 확산을 막기 위해서 시행된 '자가격리'나 '사회적 거리 두기' 등의 조치가 많은 사람의 외로움을 더욱 깊어지게 만들었다. 이런 전 세계적인 공공보건 접근방식이 장기적으로 어떤 결과를 낳을지는 상상에 맡길 수밖에 없지만, 필연적으로 찾아올 가능성이 높은 결과를 완화하기 위해서는 적절한 공공보건 전략을 실행에 옮겨야 한다.

2018년 4월에 영국 정부는 트레이시 크라우치를 세계 최초의 외로움 장관minister for loneliness으로 임명했다. 그것은 그해 초에 테리사 메이 총리가 만든 자리였다. 메이 총리는 새로운 장관 자리를 만들면서 이렇게 말했다. "너무도 많은 사람에게 외로움은 현대 생활의 슬픈 현실이 되었습니다." 이 장관직 임명은 영국에서 전체 인구의 14퍼센트에 해당하는 900만 명 이상의 사람들이 자주, 혹은 항상 외로움을 느낀다는 보고서에 대한 반응으로 이루어진 것이다. 외로움은 매년 영국의 고용주들에게 35억 파운드(약 5조 7,000억 원/옮긴이)의 비용을 발생시키는 것으로 추정된다.[24] 내 연구에 따르면 아일랜드 성인 중 4분의 1 정도가 가끔씩 외로움을 느끼고, 5퍼센트는 자주 외로움을 느낀다. 혼자 사는 남성이 혼자 사는 여성보다 더 외롭다. 외로움은 나이가 많아지면서 더 커지고, 외로운 사람은 우울증을 앓을 가능성도 더 높다.[25] 예상과는 달리 아일랜드 시골 지역에 사는 사람과 도시 거주민을 비교했을 때 외로워질 가능성에서 별 차이가 없었다.

아마도 외로움에 대한 가장 충격적인 문화적 경험은 일본의 사례일 것이다. 여기서는 노인이 혼자 외롭게 죽는 것을 '고독사孤獨死'라고 부른다. 이것은 누군가가 혼자 죽고 오랫동안 발견되지 않는 경우를 가리킨다. 2000년에 첫 고독사의 사례가 발견되어 전국적인 뉴스가 되었다. 69세의 남성이 사망한 지 3년 후에야 발견되었다.[26] 월세와 공과금이 매달 그의 은행 계좌에서 자동으로 빠져나갔기 때문에 잔고가 바닥난 후에야 그의 집에서 해골이 발견된 것이었다. 살은 구더기와 딱정벌레들이 모두 먹어서 사라지고 없었다. 2008년에는 도쿄에서 고독사가 2,200건 넘게 보고되었다. 2011년에도 비슷한 숫자가 보고되었다. 오사카에 있는 한 민간 이사업체는 자기네 일 중 20퍼센트는 고독사로 사망한 사람들의 물품을 치우는 것이라고 보고했다.[27] 2006년에는 장례식 중 4.5퍼센트 정도가 고독사의 사례였다.

고독사는 50세 이상의 남성에게 가장 많이 찾아온다.[28] 이런 현상이 증가하는 이유가 몇 가지 제시되었다. 일본의 노년층에서 여러 세대가 함께 대가족을 이루지 않고 혼자 사는 사람이 점점 많아짐에 따라 사회적 고립이 점점 증가하고 있다. 이들은 가족이나 이웃과의 접촉이 없기 때문에 혼자 죽은 후에 발견되지 않을 가능성이 그만큼 높다.[29] 일본은 전 세계에서 고령층의 비율이 가장 높다. 이런 끔찍한 외로움, 특히 고독사가 유행처럼 번지는 현상이 노년층 인구가 늘어나고 있는 다른 나라에서 재현되지 않기를 바란다. 사회적 고립에는 흔히 경제적 어려움이 함께 따라온다. 고독사 중 많은 사례가 돈이 없어서 복지 혜택을 받고 있는 사람들에게서 나타난다. 일본인들은 무엇이든 불평하지 않고 참아내는 습성이 있어서 도움이 필요한데도 도움을 구하지 않는 경우가 많다. 고독사의 희생자들은 정부와 가족의 지원 사이에 난 '틈새로 미끄러진 사람'으로 묘사되어왔다.[30] 앞으로의 정책은 이런 고위험군에 초점을 맞추어야 할 것이다.

외로움은 노인의 전유물이 아니라 전 연령에 걸쳐 있다. 최근 미국에서 18세 이상의 성인 2만 명을 대상으로 조사한 바에 따르면 외로움이 모든 연령대에서 보고되었다.[31] 가족 간의 좋은 유대, 좋은 육체적, 정신적 건강, 우정 및 부부관계와 마찬가지로 사회적 뒷받침과 의미 있는 일상적 교류도 외로움을 줄이는 데에 큰 영향을 미친다. 사회적 불안은 외로움과 가장 강력한 상관관계를 나타낸다. 그리고 소셜미디어의 남용과 텍스트 기반 소셜미디어의 일상적 사용이 그 뒤를 이었다.

여러분도 예상했겠지만 현대에 들어와 가족 구조의 변화도 외로움

노화의 정복

에 큰 함축적 의미를 가지고 있다. 가족의 규모가 줄어들면서 현재 유럽에서는 1인 가구가 어느 유형의 가구보다도 많다.[32] 이것은 모든 연령층에서 외로움이 사회문제로 인식되는 것과 궤를 같이하고 있다. 우리가 인간관계에 투자하는 노력이 우리가 그로부터 받는 지원의 수준과 장기적 이로움에 영향을 미친다.[33] 이것은 모든 연령층에 해당하는 이야기이고 그 이로움은 평생에 걸쳐 지속된다. 가까운 인간관계에는 가족과 친구가 모두 포함된다. 이 각각의 건강과 웰빙에 미치는 이로움에 차이가 존재할까? 친구와의 관계와 가족과의 관계 중 어느 쪽에 더 많이 투자해야 할까?

보통 가족이라고 하면 대부분 형제, 자녀, 부모, 배우자를 지칭한다. 조화로운 가족관계는 배우자와의 관계든, 다른 가까운 가족과의 관계든 사람에게 긍정적인 효과를 주는 것으로 역사가 깊다.[34] 우정은 건강과 웰빙의 질을 높여준다. 미시간 주립대학교의 심리학자 윌리엄 초픽은 말년을 비롯한 인생 전반에 걸쳐 우정과 가족이 건강과 행복에 각각 상대적으로 얼마나 기여하는지 이해하기 위해서 두 번에 걸쳐 대규모 분석을 시행했다.[35]

첫 번째 연구는 97개국에서 1900년에서 1999년 사이에 태어난 15-99세 사이인 사람 27만1,000명을 대상으로 조사해보았다. 참가자들에게 자신의 삶에서 가족과 친구가 얼마나 중요한지 물었다. 그리고 자신의 건강과 행복도 점수로 평가해보라고 요청했다. 웰빙과 관련해서는 참가자들에게 이런 질문을 던져보았다. "모든 부분을 고려할 때 요즘 자신의 삶 전반에 대해서 얼마나 만족하십니까?" 그리고 동일한 조사를 50세 이상, 평균 67세의 미국 성인 코호트 집단을 대상으로 반복해보았다. 이들의 경우는 혈압, 당뇨, 암, 폐질환, 심장마비, 협심증, 심부전, 정서적 문제, 신경학적 문제, 정신과적 문제, 관절염, 류머티즘, 뇌졸중 등의 만성질환에 대해서 장기적인 추적 데이터가 나와 있어서 인간관계의 질이 노년에 들어서 장기적인 건강에 지속적으로 영향을 미쳤는지 여부를 판단할 수 있었다.

인간관계의 질에 관한 질문은 다음과 같았다. "가까운 친구/가족이 당신이 느끼는 바에 대해서 얼마나 잘 이해합니까?" "당신이 그들에게 의존하다가 실망하는 경우가 얼마나 자주 있습니까?" 두 연구 다 배우자의 지지, 자녀의 지지, 친구의 지지 모두 주관적으로 느끼는 웰빙 및 행복과 상관관계가 있었다. 이것은 모든 연령층에 해당되었으며 말년까지도 지속되었다. 하지만 인간관계가 틀어진 경우에는 만성질환이 발생할 가능성이 높았다. 실제로 가족관계와 친구관계에서 생긴 긴장은 시간의 흐름에 따른 만성질환의 발생 가능성을 예측할 수 있는 주요 인자였다. 이러한 발견은 긴밀한 인간관계가 지속적으로 미치는 전체적인 이로움을 밝힌 연구, 인간관계의 수보다 인간관계의 질이 중요함을 밝힌 연구들과도 일맥상통한다.[36]

따라서 친구와 가족이 긴장의 원천으로 작용할 때 사람들은 더 많은 만성질환을 경험한다.[37] 반면 친구와 가족이 지지의 원천이 되어줄 때 사람들은 더 건강해진다. 나이가 들면서 사회적 네트워크의 규모는 줄어드는 경향이 있지만, 기존의 인간관계를 유지하는 데 더 많은 관심과 자원을 투자하여 웰빙을 극대화하는 쪽으로 변화가 일어난다.[38] 따라서 시간의 흐름 속에서 인간관계에 더 많이 투자할수록 그러한 인간관계에서 얻는 혜택도 누적될 가능성이 더 크고, 노년기에 들어와 건강과 웰빙을 누릴 가능성도 높아진다.

우정은 말년에 건강과 웰빙에서 큰 역할을 한다. 친구들과의 교류는 선택적으로 이루어지므로 가장 즐거웠던 우정을 유지할 가능성이 가장 높기 때문이다.[39] 친구들과 긍정적인 교류가 있었던 날에는 더 큰 행복과 더 긍정적인 기분을 보고한다.[40] 우정은 웰빙과 더 긴밀하게 엮여 있다.[41] 친구들은 어느 정도의 자발성에 의해서 제한된 양만큼 여가 활동에 함께 참여하는 경우가 많기 때문이다. 그와 대조적으로 가족관계는 스트레스를 주거나 불쾌한 경우라고 해도 친구관계에 비해 선택적으로 단절하기가 훨씬 어렵다. 가족관계보다 친구관계가 행복에 더 큰 영향을 미치는 이유는 이것으로 설명할 수 있다.

가족관계에서 발생한 긴장은 건강에 부정적인 영향을 미친다. 가족관계는 즐거운 교류일 때가 많지만, 경우에 따라서는 부정적이고 단조로운 교류로 이루어질 수도 있다. 따라서 장기적인 즐거움과 더 나은 건강, 행복, 웰빙을 위해서, 그리고 때로는 긴장되는 가족관계의 부정적인 영향을 완충하기 위해서라도 가까운 친구관계에 투자하는 것은 무척 가치 있는 일이다! 우리는 양질의 인간관계를 구축하기 위해서 의식적으로 시간과 관심을 투자해야 한다. 이것은 여유에 따라서 하고 말고 할 성질의 문제가 아니다. 그리고 앞으로 찾아올 또다른 팬데믹에 대처할 때도 이런 과학을 염두에 두어야 할 것이다.[42]

죽음이 우리를 갈라놓을 때까지 이어질 결혼 생활이 건강과 행복에 미치는 영향은 어떨까? 역사적으로 보면 평균적으로 기혼자가 비혼자보다 말년에 더 큰 행복을 느낀다는 것이 대규모 연구를 통해서 입증되었다.[43] 별거하거나 이혼한 사람이 가장 행복하지 않은 반면, 한 번도 결혼하지 않은 사람이나 사별한 사람은 그 중간 어디쯤에 해당되었다. 결혼이 행복에 미치는 긍정적인 영향은 남성과 여성 모두에게서 보고된다.[44] 그러나 기혼자들은 애초에 더 행복한 사람이어서 결혼 후에도 행복한 것이 아닐까? 연구에 따르면 더 행복한 사람이 결혼을 하고, 결혼을 유지할 가능성도 더 높다는 것을 보여주지만, 이것으로는 그 관계를 제대로 설명할 수 없다. 행복한 기혼자는 행복한 비혼자에 비해 결국 더 행복해진다.[45] 결혼과 행복 사이의 관계는 심리학의 대상이 대부분 그렇듯이 양방향이다. 바꿔 말하면 결혼 그 자체가 아니라, 한 사람의 개인이자 한 사람의 배우자로서 행복을 가꾸기 위해서 스스로 무엇을 했느냐가 차이를 만들어낸다는 것이다. 결혼한다고 꼭 행복해지는 것은 아니다. 그보다는 행복한 결혼이 사람을 행복하게 만든다. 뻔한 말을 해서 미안하지만 연구가 가리키고 있는 바가 그렇다!

실제로 연구를 통해서 측정해보면 그냥 결혼했다는 상태보다 결혼 만족도가 훨씬 강력한 행복 예측 변수이다.[46] 당연한 말이지만 결혼을 했더라도 그 관계가 해로우면 확실히 행복에 악영향을 미친다. 결혼하지 않는 쪽을 선택했지만 다른 방법을 통해서 강력한 사회적 지지를 얻은 독신자가 분명 더 행복하고, 질 낮은 결혼 생활이 해소된 경우에는 행복이 커진다.[47] 이것은 남성과 여성 모두에게 해당하는 말이다. 관계가 틀어질 대로 틀어졌음에도 이상을 보존하기 위해서, 겉으로 드러나는 모습을 지키기 위해서, 아이들을 위해서, 기본 생계를 위해서 결혼을 유지하는 사람들은 행복과 건강 모두를 해친다. 종합해보면 인간의 발달, 심리, 신경과학, 의학에 관한 수십 년간의 연구를 통해서 반박할 수 없는 결론으로 의견이 수렴된다. 지원받을 수 있고, 지원할 수도 있는 기회, 그리고 의미 있는 경험 공유가 가능한 사회적 맥락을 제공하는 장기적이고 헌신적인 인간관계가 분명 웰빙에 도움이 된다는 것이다.[48]

우정은 위험 감수와 헌신을 요구하지만 친밀한 유대관계에 따라오는 평생의 보상을 생각하면 그런 투자가 아깝지 않다. 수십 년에 걸쳐 진행된 하버드 대학교의 한 연구에 따르면, 80대까지도 강력한 사회적 유대감을 누린 사람은 말년에 인지기능 저하나 치매에 굴복할 가능성이 낮았다.[49] 미시간 주립대학교의 연구자들은 50-90세 사이의 참가자 1만 명 이상을 대상으로 사회적 관계에서 기억력과 가장 관련이 많은 측면이 무엇인지 조사해보았다.[50] 참가자들은 6년에 걸쳐 2년 간격으로 검사를 받았다. 결혼을 하거나 함께하는 동반자가 있고, 자녀나 친구와 더 자주 접촉하고, 인간관계 속에서 긴장을 덜 경험하는 것 등이 기억력이 나아지고, 시간의 흐름에 따른 기억력 저하도 덜 일어나는 등 각각 독립적으로 인지기능 개선에 기여했다. 따라서 여기서 전하는 분명한 메시지는 빈번한 양질의 인간관계는 뇌의 건강에 좋다는 것이다.

기억력에 문제가 생기면서 혹시 치매에 걸리는 것은 아닐까 걱정하는 사람들을 매일 접하다 보니, 이 시점에서 그런 사람들을 안심시키기 위해서라도 한마디 강조하고 싶은 것이 있다. 모든 기억력 문제가 치매를 의미하는 것은 아니며, 기억이 나빠지는 것은 대부분 노화와 관련된 흔한 문제로서 치매로 진행되지 않는다. 인지기능이란 학습, 사고, 추론, 문제해결, 의사결정, 집중력 등 우리가 일상적으로 사용하는 여러 가지 정신적 능력을 가리킨다. 외로움과 고립은 이런 정신 능력을 모두 저하시킨다. 사회적 참여, 가족 및 친구와의 접촉, 활동이나 모임 참여 등은 인지기능 저하와 치매로부터 보호해준다.[51]

친구와 뇌의 관계를 생물학적으로 어떻게 설명할 수 있을까? 2019년에 유니버시티 칼리지 런던의 동료들이 그때까지 발표된 문헌들을 대규모로 리뷰해서 3가지 생활방식 요인이 인지기능과 치매에 미치는 영향을 조사해보았다. 그 3가지 생활방식 요인은 인간관계 연결망social network, 신체적 여가 활동, 비신체적 활동이었다. 그리고 난 후에 그들은 연구의 한계와 생물학적 타당성을 고려하며 모든 증거를 요약, 정리했다. 이 3가지 생활방식 요인 모두에서 뇌기능과 정신적 능력에 미치는 이로운 영향과 치매를 예방하는 보호 효과가 분명하게 드러났다. 그리고 3가지 모두 각자 별개의 경로를 가지고 있는 것이 아니라 공통의 경로를 공유하는 듯 보였다.[52] 이 경로들은 치매에 걸리는 이유에 관한 3가지 주요 이론으로 수렴된다. 바로 인지 예비력 가설, 혈관 가설, 스트레스 가설이다. 우정이 뇌의 건강을 바꾸는 이유, 그리고 이것이 초기 성인기부터 계속 중요한 이유에 대해서 더욱 잘 이해하기 위해서 이 각각의 이론에 대해서 간략하게 살펴보자.

인지 예비력 가설을 설명하기 위해서 쥐의 실험에 대해서 먼저 알아 보자. 인지 예비력cognitive reserve이란 우리에게 '저축해둔 뇌 능력'이 있음을 말한다. 이것은 항상 사용되는 것은 아니지만 은행에 평생 모아둔 저금처럼 필요할 때는 빼서 쓸 수 있다. 쥐에게 환경적으로 풍요로운 조건이란 신체활동, 학습, 사회적 교류의 기회가 풍부하게 제공되는 야생의 조건과 같다. 이것은 쥐들의 유토피아이다. 유토피아의 쥐들은 뇌가 인지 예비력을 저축할 수 있어서 성체가 되었을 때 인지적 문제를 예방할 수 있다. 반대로 외롭고 활동이 별로 없는 빈약한 환경은 뇌기능 장애로 이어진다. 좋은 소식이 있다. 빈약한 환경을 풍부한 환경으로 만들어주면 부분적으로나마 이것을 되돌릴 수 있다는 것이다.[53]

사람과 쥐의 뇌 모두 새로운 뇌세포, 새로운 혈관, 뇌세포 사이의 새로운 소통 통로를 형성할 수 있는 능력을 평생 유지한다. 이 모든 것이 뇌 예비력brain reserve을 이루고 있다. 사회적 교류, 신체활동, 창의력 등을 통한 정신적 자극은 이런 구조물들의 형성과 예비력도 함께 증가시킨다. 새로운 뇌세포 형성, 즉 인지 예비력 증가는 주로 3개의 핵심 뇌 영역에서 일어난다. 뇌 양쪽에 자리 잡고 있으면서 단기기억을 장기기억으로 전환해주는 해마, 뇌의 앞쪽 코 위에 있으면서 후각을 지배하는 후각망울, 그리고 집중, 이해, 자각, 생각, 기억, 언어, 의식에서 중요한 역할을 하는 대뇌피질이다. 따라서 새로운 뇌세포 형성과 인지 예비력 증가는 중요한 뇌기능을 대부분 차지한다.[54] MRI 뇌 스캔을 보면 사회적 접촉으로 인한 정신적 자극으로 인지 예비력이 높은 사람은 뇌의 병리에 대한 저항력이 강하다는 것을 알 수 있다.[55] 치매의 병리학적 요소인 뇌세포 속 비정상적 단백질이 많음에도 불구하고 치매의 조짐이 나타나지 않고, 끌어다 쓸 '예비력'이 더 많아서 정상적인 뇌기능을 보이며 살아간다는 의미이다.

친구나 인간관계를 통한 사회적, 정신적, 신체적 자극은 혈관계를 통해서도 작용한다.[56] 고혈압, 고지혈증, 불규칙한 심박동, 특히 중년의 심박세동atrial fibrillation은 모두 말년의 알츠하이머 치매와 관련이 있다. 사회적 참여와 인간관계는 이런 혈관질환을 감소시키고, 이것이 다시 치매를 발생시키는 혈관적 원인을 줄여준다. 사회적 접촉이 뇌를 보호해주는 이유를 이것으로 추가 설명할 수 있다.

긴장 이완과 스트레스 완화도 친구관계와 치매 사이의 상관관계를 설명할 수 있는 세 번째 요소이다. 사회적 교류의 기회가 많은 활발한 사람들은 높은 자긍심, 사교 능력, 좋은 기분 등 긍정적인 감정을 경험할 가능성이 높고, 이런 것들 모두 스트레스와 스트레스 호르몬을 낮춰준다. 스트레스에 예민한 사람은 코르티솔cortisol 수치가 만성적으로 높아져 치매의 위험을 2배로 증가시킨다.[57] 만약 당신이 이 책을 보며 다른 것은 몰라도 우정만큼은 제대로 가꿔봐야겠다고 마음먹는다면 당신의 생물학적 나이에도, 당신이 친구로 사귀는 사람들에게도 큰 차이를 만들어낼 것이다.

4

지루한 순간은 없다

웃음과 목적의식

웃음과 미소는 두 사람의 거리를 순식간에 가까워지게 만든다. 우리는 행복하면 본능적으로 그 행복한 경험을 웃음을 통해서 다른 사람들과 함께 나누려고 한다. 웃음은 사회적 행동이다.[1] 우리는 웃음을 통해서 유대감을 형성하고 소통한다. 실제로 웃음소리와 웃음의 유형을 보면 사람 간의 관계가 얼마나 강한지 구분할 수 있다.[2] 그러나 당신은 이미 이 사실을 알고 있다! 간지럼을 타는 아기의 웃음, 상사의 썰렁한 농담에 의무적으로 반응해야 한다고 느끼는 사람의 웃음, 좋은 친구들 간의 웃음은 모두 다르며, 공유하는 관계가 어떤 유형인지를 보여준다.[3] 나이가 들면서 우리는 웃을 일이 줄어들지만, 웃음의 이로움은 평생 유지된다. 웃음은 노화와 관련된 여러 가지 세포 경로를 활성화시킬 수 있는 간단한 방법이다. 나이가 들수록 웃음이 특히 중요해지는 이유이다. 웃음은 기분이 좋을 때 나타나는 행동이지만,[4] 근육운동을 시키고, 호흡과 혈액순환을 증대하고, 소화를 개선하고, 정서적 카타르시스와 즐거움을 주어 건강에 기여한다. 건강한 아동은 하루에 400번이나 웃지만 나이 든 성인은 하루에 15번 정도밖에 웃지 않는다. 이 글을 쓰면서 생각해보니 내가 오늘 웃은 적이 있었는지 기억나지 않는다. 벌써 오후 6시가 되었는데도 말이다!

우리의 웃음은 대부분 유머보다는 사회적 유대감과 더 관련이 깊다. 우리는 웃음과 유머를 이용해 상황을 관리하고, 자신의 참여 의지를 나타내고, 같은 자리에 있는 사람들에게 우리가 마음이 잘 맞는다는 것을 보여준다. 주변에 다른 사람들이 있으면 웃을 가능성이 더 높아진다.[5] 친구들은 평균적으로 대화의 10퍼센트 정도를 웃는 데 사용하고,[6] 자기와 함께 있는 사람을 잘 알고 좋아하는 경우에는 분명 웃을 일이 더 많아진다. 우리에게는 다른 사람들, 그리고 그들이 나와 어떻게 교류하고, 나에 대해서 어떻게 생각하는지가 가장 중요한 일이다. 따라서 웃음은 중요한 사회적 교류와 사회적 문제에서 핵심적인 역할을 한다. 웃음이 담당하고 있는 상호작용의 역할이 타인과의 유대감 형성에 중요하며, 이런 유대감이 생존의 핵심이면서 동시에 노화에서의 역할을 비롯해 생리적, 심리적으로도 의미 있는 역할을 하기 때문이다.[7]

웃음은 우리를 타인과 이어준다. 미소와 친절의 경우와 마찬가지로 웃음도 전염성이 있다. 우리는 다른 누군가의 웃음을 포착할 수 있으며, 그 사람을 잘 안다면 포착할 가능성이 더 높아진다. 웃음은 기분을 좋게 해주어 관련된 모든 부분에서 스트레스 수준을 낮춰준다.[8]

몇몇 동물 종도 웃는다는 이야기가 있다. 말이 되는 이야기이다. 웃음은 포유류 진화의 일부이고, 생각해보면 웃음소리는 동물의 울음소리와 아주 비슷하기 때문이다. 어떤 사람은 특히나 그렇다! 유인원은 함께 어울리며 놀 때 웃음을 만들어낸다. 개도 웃는다. 개는 놀고 웃을 준비를 하기 위해서 그에 앞서 '플레이 바우play bow'(가슴은 땅에 바짝 붙이고 뒷다리를 펴서 엎드리는 동작/옮긴이) 동작을 한다.[9] 심지어 쥐도 웃는다. 어미 쥐는 새끼의 웃음 반응을 유도하기 위해서 새끼를 간지럽힌다. 간지럽히기는 적어도 두 마리의 동물이나 두 사람이 있어야 성립한다. 이것 역시 간지럽히기의 유대감 형성 역할과 일맥상통하는 부분이다. 스스로를 간질여보자. 안 될 것이다. 간지럽히기는 신뢰를 바탕으로 하는 둘 사이의 사회적 상호작용이다. 그러므로 길거리에서 다가온 웬 낯선 사람이 당신을 간지럽힐 수는 없다. 간지럽히기의 의도는 장난이기 때문에 안전하고 비위협적이다. 그리고 그 결과로 웃음이 터져 나온다.

따라서 유머, 웃음, 학습, 유대감, 건강은 모두 연결되어 있다. 일찍이 「잠언」에 나오는 기원전 971-931년 솔로몬 왕의 통치 시대부터 유머와 웃음의 이로움은 역사적으로 자세하게 묘사되어왔다.[10] 「잠언」에는 이런 말이 나온다. "마음이 즐거우면 앓던 병도 낫고 속에 걱정이 있으면 뼈도 마른다." 이것을 보면 당시의 사람들도 유쾌한 정신에 긍정적인 치료 효과가 있음을 이해하고 있었다는 것을 알 수 있다.

고대 그리스의 의사들은 치료에 곁들여서 코미디언 공연을 보러 가는 것을 중요한 치유 과정으로 처방했다.[11] 초기 아메리카 원주민들은 유머와 웃음의 영향력을 치유에 이용했고,[12] 전통 의학자가 광대의 역할도 맡았다. 14세기에 프랑스의 외과의사 앙리 드 몽드빌은 수술을 하는 동안 고통으로부터 환자의 정신을 다른 데로 돌리기 위해서 유머를 이용했다. 1847년까지 마취제가 없었기 때문이다. 드 몽드빌은 사지절단 환자에게도 수술을 하는 동안, 그리고 수술 후 치유하는 동안 회복을 돕기 위해서 웃음을 이용했다. 그는 자신의 책 『외과 *Cyrurgia*』에서 이런 치료법을 지지하며 다음과 같이 말했다. "외과의사는 환자의 가족과 친구들이 환자를 응원할 수 있게 하고, 누군가가 환자에게 농담을 건넬 수 있게 해서 환자의 인생 전반이 기쁘고 행복할 수 있도록 조절에 신경 써야 한다."[13] 영국의 목사이자 학자인 로버트 버턴은 이런 관행을 확장해서 16세기에는 정신질환의 치료에 유머를 사용하기도 했다.[14] 이에 대해서 그는 자신의 책 『우울의 해부*The Anatomy of Melancholy*』에서 이야기했다. 같은 시기에 독일의 사제이자 루터교의 창시자인 마틴 루터는 목회 상담에서 정신장애를 치료할 때 유머를 사용하는 것을 핵심적인 요소로 보았다. 루터는 우울증이 있는 사람들에게 혼자 있지 말고 농담으로 자기를 웃길 수 있는 친구들과 함께할 것을 조언했다.[15] 웃음은 의학에서 오랫동안 성공의 역사를 걸었다.

그렇다면 웃을 때 대체 무슨 일이 일어나는 것일까? 근본적으로 웃음은 방식이 다른 호흡법이다. 웃을 때는 숨을 들이마시지 않으면서 늑간근(갈비뼈 사이에 있는 근육)을 이용해 반복적으로 폐에서 공기를 밀어낸다.[16] 웃을 때는 사실상 호흡이 중단되어 리드미컬하게 드나드는 규칙적인 공기의 흐름이 멈추기 때문에 흉곽의 압력이 올라간다. 흉곽의 압력 상승이 뇌로 들어가는 혈류의 양을 줄여서 사람이 어지러움을 느끼거나 기절하는 경우도 있다. 따라서 "웃다가 죽을 뻔했다"라는 표현이 아예 근거 없는 소리는 아니다.

나는 기절을 경험하는 성인들을 위한 전문 클리닉을 운영하고 있는데, 가끔 웃음에 너무 과장된 생리적 반응이 일어나는 환자를 접하기도 한다. 이런 사람들은 심장박동이 느려지다가 멈추고, 그 결과 혈압이 떨어져 기절한다. 기억에 남는 한 환자는 사위가 농담을 할 때면 이런 발작을 일으켰다. 그 농담은 항상 외설적인 내용이었는데, 이런 일이 하도 자주 있다 보니 그 여성이 크게 웃을 때 일어나는 기절의 빈도와 특징을 보여주려고 가족이 여러 편의 동영상을 촬영해서 클리닉으로 가져왔다. 우리는 그 여성에게 혈압, 심박동, 뇌의 혈류를 동시에 측정하는 장비를 부착했다. 그러고는 사위에게 농담을 하나 해보라고 했다. 아니나 다를까 그 여성은 웃음을 터뜨리다 기절했다. 심장이 일시적으로 정지되면서 뇌로 들어가는 혈류가 멈췄다. 그 여성은 기절을 막기 위해서 심박조율기가 필요했다. 그후에 이 유머 감각이 좋은 가족은 녹화한 동영상을 가져왔는데, 환자가 큰 웃음을 터뜨려도 이제 바람직하지 못한 결과는 생기지 않았다. 웃음을 터뜨리면서 심장박동이 느려지기 시작하면 심박조율기가 작동해서 심장이 멈추는 것을 막아준 덕분이다.

웃음은 몸의 긴장을 해소하고 '운동'도 시켜준다. 배꼽을 잡는 큰 웃음은 횡격막을 운동시키고, 복부 근육을 수축시키며, 어깨 근육도 운동시켜준다. 그 이후 이 근육들은 더욱 긴장이 풀린 상태가 된다. 심지어 면역계와 심장도 단련시켜준다.[17]

큰 웃음을 터뜨리는 것이 화학적인 수준에서도 정말 이로울까? 그렇다. 웃음은 스트레스 호르몬인 코르티솔과 아드레날린adrenaline(에피

네프린) 수치를 낮추어주기 때문이다. 코르티솔 수치가 낮으면 혈당과 인슐린 수치가 안정되고,[18] 혈압이 조절되고, 염증도 줄어든다. 아드레날린은 투쟁-도피 반응(fight-or-flight response, 위급한 상황에 맞닥뜨렸을 때 자동적으로 일어나는 생리적 각성 상태로, 맞서 싸울지 달아날지 결정한 후에 그 결정을 실천에 옮기기 위해서 몸이 스스로를 준비시키는 과정/옮긴이)에 관여하는 화학물질이다. 아드레날린은 불규칙한 심장박동 및 심장마비와 관련이 있는 것으로 보이며, 이완 호르몬과 정반대로 작용한다. 따라서 아드레날린 수치를 낮추면 신경계와 순환계가 진정된다. 웃음을 통해서 아드레날린의 효과를 줄이거나 차단해주면 심장마비를 겪은 환자에게 효과가 있는 것으로 나타났다. 매일 1시간 정도 유쾌하게 웃으면 재발성 심장마비 발생비율이 42퍼센트 줄어든다.[19]

웃음은 통증이나 스트레스에 대처하기 위해서 신경계에서 분비하는 '기분이 좋아지는' 천연 화학물질인 엔도르핀endorphin의 분비도 촉진시킨다.[20] 엔도르핀은 즐거움, 동기부여, 기억력, 보상에서 핵심적인 역할을 하는 세로토닌serotonin과 도파민dopamine의 수치를 높여준다. 이 둘은 우리가 차분함, 침착함, 자신감, 느긋함을 느끼게 해준다. 세로토닌과 도파민의 수치가 낮으면 우리는 초조해지고, 짜증과 스트레스를 느끼게 된다. 어떤 물질, 특히 코카인과 니코틴이 중독성 있는 이유는 뇌에서 도파민으로 중재되는 보상 기관계를 자극하기 때문이다. 웃음은 아무런 부작용 없이 이 보상 기관계를 자극할 수 있어서[21] 해롭지는 않고 이롭기만 하니 훨씬 낫지 않은가.

엔도르핀은 그저 통증과 스트레스뿐만 아니라, 면역반응과 '킬러'T

세포killer T cell에서도 중요한 역할을 한다.[22] 이 세포는 감염과의 싸움을 돕는다. 나이가 들면서 면역기능이 떨어지는 점을 고려하면 노년층에서는 엔도르핀 분비를 촉진하는 것이 특히 유익하다. 스트레스 호르몬의 수치가 높으면 면역체계가 약해진다.[23] 따라서 자주 웃어주면 이런 호르몬 수치가 낮아지면서 면역체계에 이롭게 작용하고 감염도 줄어든다.

'즐겁게 웃을' 수 있으리라는 기대감만으로도 몸에 이롭다. 웃음을 기대하면 웃음이 시작되기 전부터 긍정적인 호르몬과 화학 기관계가 작동을 시작한다. 한 실험에서는 재미있는 동영상을 보게 될 거라고 기대하는 참가자들을 대상으로 그 동영상이 시작되기 전에 여러 수치를 측정해보았다. 그 결과 엔도르핀 같은 좋은 화학물질의 수치가 기대감만으로도 기준치보다 무려 87퍼센트나 상승했다.[24] 웃음에 대한 기대는 스트레스 호르몬인 코르티솔과 아드레날린도 무려 70퍼센트나 낮추어주었다. 따라서 좋아하는 시트콤 같은 것을 볼 기대감에 들떠 있을 때는 건강을 저축하고 있는 셈이다.

WHO는 전 세계적으로 우울증이 두 번째로 흔한 장애의 원인으로 자리 잡게 되리라고 예측한다. 우울증이 생기면 노르아드레날린noradrenaline(노르에피네프린)이나 엔도르핀(도파민과 세로토닌) 같은 뇌 신경전달물질의 수치가 낮아지고 뇌의 기분 조절 회로가 기능장애를 일으킨다. 웃음은 도파민과 세로토닌을 분비시키고 엔도르핀을 강화해주기 때문에 우울증 환자에게는 단독 치료로 사용하든, 항우울제 치료에 보조적으로 사용하든 웃음 치료가 효과적이다.[25] 웃음 치료와 웃음 요가에 관한 정보들을 찾아볼 수 있는 웹사이트가 많이 있다.[26] 웃음에 따라오는 장점이 이렇게 많으니 인생의 모든 단계에서 최대한 많은 기쁨과 웃음을 장착할 수 있도록 노력하는 것이 마땅하지 않을까? 나이가 들수록 웃는 횟수가 점점 줄어들지만 웃음의 신체적, 심리적 장점은 여전히 남아 있다.[27] 그냥 조금만 더 노력하면 그 장점을 이용할 수 있다.

웃음이 주는 건강상의 이로움과 밀접하게 연관된 것이 있다. 삶의 목적이다. 목적의식은 웃음에서 얻는 것과 여러 면에서 비슷한 생물학적 이득을 제공하는 핵심적인 심리적 장점이다.[28] 목적의식의 가치를 처음으로 상세하게 묘사한 의사는 나치 강제수용소에서 포로로 3년을 보낸 정신과 의사였다. 그곳에서 그는 목적의식이 어떻게 목숨을 구원할 수 있는지 설명했다. 그의 이름은 빅토르 프랑클이다. 그는 나치 강제수용소에서 관찰한 내용을 기반으로 하는 심리치료법을 개발했고, 오늘날까지도 그 방법이 여전히 사용되고 있다.

프랑클은 나치 강제수용소에서 포로로 살면서 경험하고 관찰했던 내용을 모아 1946년에 『죽음의 수용소에서*Man's Search for Meaning*』라는 책으로 엮었다. 스트레스에 대한 그의 접근방식은 처한 상황에 상관없이 목적의식을 가지는 것을 중시했다. 포로들이 강제수용소에서 삶의 목적을 찾는 것이 얼마나 어려운 일이었을지는 상상할 수 있을 것이다. 하지만 프랑클이 묘사하고 상정한 것이 바로 이것이었다. 삶의 목적의

노화의 정복

식을 가지는 이런 접근방식을 채용한 포로들은 심각한 스트레스와 끔찍한 환경에도 더 잘 버틸 수 있었다. 그의 심리치료법은 환자들로 하여금 긍정적인 느낌을 부여하는 삶의 목표를 찾도록 했다. 그리고 그 목표에 따른 결과를 상상해볼 수 있게 했다. 프랑클은 포로가 미래를 어떻게 상상하느냐가 그 사람의 수명에 영향을 미친다고 했다. "살아야 할 이유가 있는 사람은 거의 어떤 어려움이라도 견딜 수 있다."

프랑클은 다음과 같이 주장했다.

인간으로부터 모든 것을 빼앗아가도 딱 하나 빼앗을 수 없는 것이 있다. 인간의 마지막 자유이다. 이것은 주어진 환경에서 자신의 태도를 선택할 자유, 자기만의 길을 선택할 자유이다. 그리고 여기에는 항상 선택권이 존재했다. 매일, 그리고 매시간 우리에게는 결정을 내릴 기회가 있었다. 자아와 내면의 자유를 당신으로부터 빼앗아가겠다고 위협하는 힘에 굴복할 것인지 말 것인지 결정할 기회, 상황의 노리개가 되어 자유와 존엄성을 포기하고 판에 박힌 수감자의 모습으로 살아갈 것인지 말 것인지 결정할 기회가.

프랑클은 삶은 모든 순간에서 그 의미를 찾을 수 있다고 결론지었다. 삶의 의미는 결코 중단되는 법이 없다. 심지어 고통과 죽음 속에서도 말이다. 한번은 익명의 동료 포로가 징벌을 받지 않게 보호하려고 한 벌로 강제수용소 당국에서 배급을 주지 않아 포로 수감자들이 더 큰 고통을 받게 되었다. 그런 상황에서 집단심리 치료를 진행하면서 프랑클은 대단히 심각한 상황에 놓인 사람들 모두에게 누군가 자기를 내려다보고 있다고 생각해보라고 했다. 그 존재는 친구, 가족 혹은 신일 수도 있으며, 자기에게 실망하지 않기를 바라고 있다. 그는 이런 접근방식을 이용해서 동료 포로들을 격려하고 그들의 행동에 목적의식을 부여해주었다.

프랑클은 자신의 경험과 관찰을 통해서 포로의 심리적 반응은 그저 삶의 조건에 따른 결과일 뿐만 아니라 아무리 심각한 고통 속에서도 그 사람에게 항상 주어지는 선택의 자유에 따른 결과이기도 하다고 설명했다. 포로가 자신의 영혼에 미치는 내면의 영향력은 미래에 대한 희망에 달려 있었다. 포로는 일단 희망을 잃어버리면 운이 다한 것이었다. 이것은 삶의 목적이 가지는 가치를 가장 앞서서 통찰력 있게 보여준 사례였다. 프랑클은 강제수용소에서 해방된 후에도 연구와 치료를 계속 이어갔다. 그는 1997년에 92세의 나이로 사망했고, 그의 책은 50개 언어로 번역되어 1,600만 부 넘게 팔렸다.[29]

요즘에는 삶의 목적을 가지는 것이 행복하게 장수하는 삶의 핵심임을 잘 알고 있다. 나이가 들면서 가족이 흩어지고, 더 이상 직장도 다니지 않고, 사회 활동에 참여할 기회도 줄어들면 삶의 목적을 잃기도 한다. 그러면 인생에 아무런 방향도, 의미도 없어 보인다. 목적의식에서 중요한 것은 사람이 자신의 존재를 의미 있다고 느끼게 해주는 사색적인 활동으로,[30] 여기에는 살아가는 목표도 포함되어 있다.

자신에게 삶의 목적이 없다고 믿는 덫에 빠지기 쉽다. 자신에게 인생의 목적이 없다고 느껴지는 사람이라면 그런 목적을 만들기 위해서 노력해야 한다. 어떤 사람은 은퇴하면서 목적을 잃어버리는 반면, 어떤 사람은 은퇴와 함께 새로운 도전에 나선다. 자원봉사 활동은 대부분 은퇴한 사람들이 한다. 자원봉사에 참여하는 사람들은 우울증에 빠지는 경우가 적고 삶의 질도 좋아진다는 데이터가 많이 나와 있다.[31] 요즘에는 자원봉사가 필요한 영역이 대단히 많기 때문에 선택의 여지도 넓다.[32] 조부모의 육아 활동은 여러 면에서 삶의 목적을 부여해주고,[33] 부모들이 취업전선에 나설 수 있게 함으로써 국가적, 개인적 경제에도 도움이 되며, 가족의 관계망에서도 여러모로 큰 보탬이 된다. 많은 100세 장수인에게서 보이는 특징은 목적의식이 끊어지지 않고 이어진다는 점이다.[34] 특히 블루존에서 이 점이 분명하게 드러난다. 이런 곳에서는 "그날 하루의 분명한 목적을 가지고 매일 아침 일어나는 것"을 부르는 특별한 이름이 있다. 오키나와 사람들은 그것을 '이키가이'라고 부른다. 삶의 원동력이라는 뜻이다. 그리고 니코야 사람들은 이것을 '삶의 계획'이라고 부른다.

성가대 활동, 정원 가꾸기, 새로 학위를 따거나 학과과정을 수료하는 등의 활동은 목적의식을 부여하고 심리적으로 긍정적인 건강상의 효과를 제공할 수 있는 것으로 잘 알려져 있다.[35] 목적의식은 창의성을 통해서도 증폭된다.[36] 신경학 연구에 따르면, 미술 활동을 하면 기분만 좋아지는 것이 아니라 뇌세포 사이에 더 두텁고 강력한 연결을 새로 형성해주어 인지기능도 향상시킨다.[37] 미술은 인지 예비력, 즉 필요할 때 끌어다 쓸 수 있는 여유분의 뇌 능력을 강화해준다. 이런 예비력이 강화되면 병리학적 변화가 찾아와도 뇌가 더 효율적인 뇌 네트워크를 사용하거나 대안적인 뇌 전략을 이용해서 그런 변화를 능동적으로 보완할 수 있게 해준다. 미술을 창작하거나 심지어 감상만 해도 뇌를 개조하고, 적응시키고, 재구축하는 것과 비슷한 뇌 변화가 일어난다. 캘리포니아 대학교의 행동신경학자 브루스 밀러에 따르면, 뇌는 필연적으로 노화가 일어날 수밖에 없지만 창작 능력은 악화되지 않기 때문에[38] '뇌 능력을 비축'하는 데에 기여할 수 있다고 한다. 상상력과 창의력이 말년에 꽃을 피워 억눌려 있던 자기 고유의 잠재력을 깨닫고,[39] 수정처럼 맑은 지능을 강화하는 데에 도움을 준다. 이것은 학습과 과거의 경험에서 나오는 지능이다. 매주 미술 활동에 참여하는 사람은 창작 활동에 참여하지 않는 사람에 비해 몸이 더 건강하고,[40] 의사를 찾을 일도 줄어들며, 약물의 사용도 감소할 뿐 아니라 정신 건강도 더 좋다. 이러한 이로움은 참여 후 최소 2년 동안 지속된다.

고대 그리스의 철학자이자 과학자인 아리스토텔레스는 서구 역사에서 가장 위대한 지성인들 중 한 사람이다. 그의 사고 전략은 인간의 이성에서 가장 심오한 발전을 만들어냈다. 우리의 현대 사회와 교육은 이런 전략을 통해서 나온 발견에만 초점을 맞추고 그런 발견이 만들어지게 된 정신 과정에는 그다지 신경을 쓰지 않는다. 우리는 창조적인 천재들의 위대한 사상과 이름에 대해서는 배우지만, 같은 것을 보더라도 그 안에서 다른 것을 볼 수 있게 해주는 창의적인 정신 과정이나 창의적 사고 기법에 대해서는 거의 배우지 않는다. 알베르트 아인슈타인은 이렇게 말했다. "지능이 즐겁게 놀면 그것이 바로 창의성이다." 창의성이란 분명 새롭고 상상력이 넘치는 아이디어를 떠올리고 그것을 구체화하는 행동이다. 창의성의 특성은 세상을 새로운 방식으로 인식하고, 그 안에 숨겨진 패턴을 찾아내고, 겉으로는 관련 없어 보이는 현상을 연결하고, 해법을 만들어내는 것이다. 우리는 글쓰기, 조각, 그림, 기타 창작 수단에서 창의성을 이용한다.

나는 성공적인 노화를 추구하기 위해서 더블린에 새로 세워진 기관을 책임지고 있다. 이 기관은 바쁜 임상기관이자 연구기관인 동시에 환자, 가족, 직원들이 자신의 창의력을 뽐내는 중심 허브로서의 역할도 하고 있다. 바쁜 병원의 중앙에 자리 잡은 이 물리적 공간은 시, 노래, 그림, 음악 등을 통해서 만들어지는 새로운 접근방식과 아이디어로 끝없이 사람들을 놀라게 하는 즐거움과 기쁨의 원천이다.

어떤 사람은 종교에서 삶의 목적을 찾기도 한다. 전체적으로 볼 때 종교적인 활동, 신앙, 영성은 우울증과 불안 감소, 기억력 향상, 계획과 준비 능력 향상, 그리고 전반적인 장수 등 일련의 우호적인 심리적 요소와 긍정적으로 연관되어 있다. 우리의 연구도 종교적 활동과 심장질환 및 사망 사이의 긍정적인 관계를 명확하게 보여준다.[41] 종교가 있는 아일랜드 성인의 경우 혈압이 낮아지고 면역능력이 향상되었다.[42] 일부 모델에서는 명상 등 개인적으로 실천하는 영적 활동과 건강 사이의 관련성을 강조하지만, 조직화된 종교의식에 참여하는 추가적인 역할을 강조하는 모델들이 많다. 이런 역할은 사회적, 문화적 요인에 의해

서 한층 강화된다.[43]

종교적 실천은 대처 메커니즘이므로[44] 사회적 참여의 긍정적 효과를 개인적인 대처와 분리해서 생각하기 어렵다. 종교와 우울증, 불안증 같은 정신건강 문제 사이의 연관성은 아주 복잡하지만 종교와 정신건강 사이의 전반적인 연관성은 대체로 긍정적이다.[45] 국가가 건강과 교육 등 삶의 질에서 중요한 부분을 책임지는 스웨덴 같은 나라에서는 종교가 삶의 만족도를 예측하는 중요한 인자로 작동하지 않는다.[46] 이는 적어도 종교가 부분적으로는 다른 방식으로 충족하기 어려운 특정 필요를 충족시키는 수단으로 작용하고 있음을 암시한다.[47]

몇몇 연구에서는 생명을 위협하는 질병을 앓고 있는 동안에 나타나는 종교와 건강 사이의 관련성을 다루었다. 예를 들어 태어날 때부터 심장질환이 있는 사람의 경우에는 종교적 신념이 삶의 질과 긍정적으로 연관되어 있었다.[48] 심각한 신장질환으로 투석을 하는 환자와 심부전 환자 및 심장마비에서 회복 중인 환자에게도 종교가 삶의 질을 개선해주는 것으로 나타났다.[49]

따라서 요약하자면, 웃음과 삶의 목적이 장수와 건강의 핵심이라고 할 수 있다.[50] 이 2가지를 우리 삶의 중심에 두고, 다른 사람들도 그 잠재력을 깨달을 수 있도록 돕는 것은 우리가 얼마든지 할 수 있는 일이다.

5

숙면의 가치

우리는 평균적으로 인생의 26년하고도 반년을 잠으로, 아니면 적어도 침대 위에서 보낸다. 어떤 사람은 베개에 머리가 닿자마자 잠에 빠져든다. 하지만 좀처럼 잠이 들지 못해 고생하는 사람도 적지 않다. 중년과 노년을 거치면서 수면 부족으로 고생하는 날이 점점 늘어간다.

한 가지 흔히 잘못 알고 있는 부분이 있다. 자는 동안에는 뇌가 비활성화되어 있다는 생각이다. 사실 정반대이다. 수면은 뇌가 활동을 줄이고 몸과 뇌의 스위치가 꺼진 수동적인 상태에서 휴식을 취하며 피로에서 회복되는 시간이라기보다는 각각의 수면 단계를 거치며 특징적인 활동 패턴을 보여주는 시간이다. 오히려 깨어 있을 때보다 잠들어 있을 때 뇌가 더 활성화되기도 한다. 잠을 제대로 못 자면 다음 날 기분이 '처지는' 느낌이 들고 우울해지고, 집중력이 저하되고, 기억력도 떨어지기 쉽다. 이 장에서는 이렇게 되는 이유를 설명하고 수면의 질 개선을 위한 해법도 함께 제시하고자 한다.[1]

그러면 기본으로 돌아가서 우리가 잠을 자는 이유부터 알아보자. 우리는 몸과 마음을 회복하는 수단으로 매일 밤마다 잠을 자도록 되어 있다. 내부의 생물학적 시계, 그리고 빛이나 소음 같은 외부 요인, 상호 작용하는 이 2가지 기관계가 각성 상태에서 수면 상태로 넘어가는 타이밍을 결정한다. 정상적인 조건하에서 낮 시간에는 보통 깨어 있고 밤에는 잠이 드는 이유를 이 2가지 요인으로 설명할 수 있다.

1920년대까지만 해도 과학자들은 수면을 뇌의 비활성 상태라고 여겼다. 밤이 되면 환경에서 유입되는 감각 신호가 감소하므로 뇌의 활성도 함께 감소하는 것이라고 일반적으로 생각했었다. 과학자들은 사실상 뇌의 스위치가 그냥 꺼지는 것이라고 생각했다. 하지만 두피 위로 센서를 장착해서 뇌의 활성을 기록하고 뇌파 '전기', 즉 뇌전도electroencephalogram, EEG를 측정해봄으로써 수면이 대단히 활동적인 과정임이 분명해졌다. 뇌는 결코 스위치가 꺼지는 일 없이 밤새 반복적인 단계를 거친다.

수면의 단계는 눈의 움직임 여부로 정의된다. 수면의 단계는 모두 4가지로, 이 각각의 단계에 대해서 간략하게 설명하겠다. 잠으로 보내는 시간이 많으니 자는 동안에 무슨 일이 일어나는지 이해하면 좋을 것이다. 수면의 첫 3단계를 각각 N1, N2, N3라고 부르는데, 이 기간 동안 우리는 점점 더 깊은 잠으로 빠져든다. 따라서 N3에서 잠이 가장 깊다. 이 동안에는 눈동자가 움직이지 않아서 '비급속 안구운동 수면no rapid eye movement sleep, NREM sleep' 혹은 비렘수면이라고 부른다. 마지막 단계는 꿈을 꾸는 단계이며 급속 안구운동 수면rapid eye movement sleep, REM sleep 혹은 렘수면이라고 한다. 이 4단계가 수면의 한 주기를 이루며, 한

노화의 정복

주기는 60분에서 90분 정도 지속된다. 우리 몸은 자동적으로 각각의 단계를 차례로 이어가며, 운이 좋다면 약 8시간 후에는 자연적으로 깨어난다. 몸에서 중요한 점검과 복구 과정을 수행하기 위해서는 이 4가지 수면 단계가 모두 필수적이다. 각각의 단계는 서로 다른 역할을 수행하며 모두 특징적인 EEG 패턴을 가지고 있다. 그렇다면 4단계 수면 사이의 차이점은 무엇이며, 그중 가장 중요한 단계는 무엇일까?

N1은 각각의 주기를 시작하는 단계로, 한 번에 10분 정도 지속된다. 이 단계는 가장 얕은 수면이라서 사람을 깨우기도 가장 쉽다. 그다음 단계는 N2이다. N2는 전체 수면 시간 중 거의 50퍼센트에 해당하지만, 이 비교적 짧은 시간 동안 우리 몸의 생리학은 원기를 회복하는 후기 수면 단계인 N3로 미끄러져 들어갈 준비를 한다. 생리학적으로 보면 N2 동안에는 심박수, 호흡, 다른 신체 기능의 속도가 느려지고, 체온과 혈압이 떨어진다. N2 단계에서 자고 있는 사람은 N1 단계에 있는 사람보다 깨우기가 힘들다. N3는 깊은 수면deep sleep 혹은 뇌가 델타파라는 길고 느린 파장을 만들어내기 때문에 델타 수면delta sleep이라고 한다. 우리는 이 수면 단계 동안 완전한 무의식 상태로 들어가 빛, 소리, 움직임을 비롯한 외부의 자극에 거의 둔감한 상태가 된다. 이때는 사람을 깨우기가 어렵고, 설사 일어나더라도 매우 혼란스러운 상태를 경험한다(이것을 흔히 "잠에 취해 있다"라고 표현한다). 흔한 수면장애들이 이때 일어날 수 있다.

깊은 수면은 생리학적으로 가장 깊은 수면 단계이다. 이 단계에 들어가면 우리 몸은 인간 성장 호르몬human growth hormone을 분비한다. 이것은 몸과 뇌세포의 복구에 핵심적인 역할을 하는 막강한 물질이다. 축적된 폐기물들이 씻겨 나가고, 조직은 복구되어 다시 자라며, 특히 성장기 아동의 경우 뼈와 근육이 만들어진다. 그리고 면역체계가 강화된다. 깊은 수면은 전체 수면 주기 중에서 피로 회복에 가장 도움이 되는 부분으로 여겨진다. 깊은 수면은 정상적으로 깨어서 하루를 보내는 동안에 누적된 수면의 필요를 효과적으로 채워주고, 다음 날 뇌가 새로운 학습을 준비할 수 있도록 뇌를 청소하는 데에도 큰 역할을 담당한다. 활력을 되찾아주는 깊은 수면은 처음 두 번의 수면 주기에서 일어나며 가장 길다. 그후로 이어지는 주기에서는 N3 수면의 시간이 짧아지면서 N2와 렘수면 단계로 대체된다. 깊은 수면의 길이는 나이가 들면서 점점 짧아진다. N1에서 N3까지의 단계는 어린아이들에게서 가장 길고 나이가 들면서 점진적으로 짧아진다.

네 번째 수면 단계는 렘수면이라고 부른다. 이때는 감은 눈 아래에서 급속 안구운동이 일어나고, 몸은 마비되고, 심장박동과 호흡이 빨라지며, 꿈을 꾼다. 렘수면 중에는 팔다리의 근육들이 일시적으로 마비되어 꿈의 내용이 '몸으로 표출되는' 것을 막아준다. 가끔 '밤새 꿈을 꾸었다'고 생각하며 잠을 깰 때도 있지만, 사실 우리는 이 단계에서만 꿈을 꾼다. 렘수면에서 가장 중요한 효과로는 학습을 자극하고, 하루 동안의 경험과 생각을 처리하며, 기억을 장기기억으로 공고화하는 것 등이 있다. 정상적으로 기능하려면 렘수면을 충분히 경험해야 한다. 렘수면이 부족했을 때 생기는 증상으로는 기억장애, 환각, 감정의 기복, 집중력 부족 같은 정신적 문제가 있다. 신체적 문제로는 심부체온 저하,

노화의 정복

면역체계 장애, 극단적인 경우 사망 등이 있다.

조금 더 시간을 내어 수면장애에 대해서 알아보는 것이 좋겠다. 3분의 2 정도의 사람이 수면장애를 하나 이상 경험해보았으니 말이다. 내 경험으로 볼 때 수면 문제로 걱정하는 환자와 가족들이 많지만 대다수는 걱정할 필요가 없는 것들이다. 이런 것들은 나중에 다른 문제로 이어지지 않는다. 대부분은 자는 동안에 뇌의 활성이 지나치게 높아져서 생기며, 거의 모두 나이가 들면서 더 흔해지는 증상이다.

내 환자들 중에는 흥미로운 수면장애를 경험한 사람이 몇 명 있었다. 예를 들면 피터(가명)는 아무 문제 없이 잠을 잘 자다가 73세부터 한밤중에 식욕을 느끼기 시작했다. 그는 난데없이 잠자리에서 일어나 아래층으로 내려가서, 냉장고에서 음식을 꺼내 접시를 채우고는 모두 다 먹어치운 다음에 잠자리로 돌아왔다. 다음 날 아침에 그는 이러한 사실을 전혀 기억하지 못했다. 이런 현상이 1년 넘게 지속되었고 거의 매주 일어났다. 그와 아내는 이 한밤중에 터지는 식욕에 대해서 별것 아니라고 생각했다. 하지만 어느 날 밤 이 한밤중의 식욕에 극적인 변화가 생겼다. 그의 아내는 피터가 침대 머리맡에 둔 책을 찢어 먹으려 하는 것을 보고 잠에서 깼다. 그녀가 말리려 하자 피터가 아내를 때렸다. 다음 날 아침 피터는 이 사건에 대해서 전혀 기억하지 못했지만 검게 멍든 아내의 눈이 무슨 일이 일어났었는지 말해주었다.

피터는 혈압 문제로 나를 찾아온 것이었지만, 상담하는 과정에서 아내가 그의 수면 행동에 대해서 언급했다. 우리는 자는 동안의 EEG를 비롯해 수면검사를 해보았고, 이 검사 결과와 그의 이야기를 바탕으로

렘수면 장애 진단을 내렸다. 앞에서 렘수면 동안에는 몸이 일시적으로 마비된다고 했다. 꿈을 꾸는 동안에 근육 활동을 정상적으로 마비시키는 뇌 영역에서 기능이상이 생기면 이런 장애가 생긴다. 그 바람에 몸이 마비되지 않고 꿈의 내용이 행동으로 표출되는 것이다. 피터의 뇌는 그가 렘수면 단계에서 자유롭게 움직이도록 내버려두었다. 그래서 완전히 잠들어 있는 동안에도 부엌으로 갈 수 있었던 것이다. 렘수면 장애는 나이가 들수록 흔해지며 70세 이상의 성인들 중 10퍼센트에 달한다.[2] 이 증상은 비정상적인 뇌파를 고쳐주는 약물을 이용해서 치료할 수 있다. 일단 치료를 시작하니 피터는 더 이상 한밤중에 식욕을 느끼지 않았다.

'몽유병'은 아주 잘 알려진 장애이다. 몽유병 환자는 눈을 뜨고 있어 깨어 있는 듯 보이지만 사실은 자고 있는 것이다. 이 역시 꽤 흔한 증상이다. 10명 중 1명은 인생의 어느 시점에서 몽유병을 경험하고, 일부는 평생 주기적으로 몽유병이 발생한다. 이런 행동 자체가 사고의 위험이 있기는 하지만 어떤 보이지 않는 심각한 건강 문제 때문에 생기는 것은 아니다.[3]

야뇨증은 또다른 수면장애로, 아동에게 흔하지만 가끔 성인기까지 지속되기도 하고, 일부 사례에서는 나이가 들수록 악화된다. 어떤 사람은 아동기 이후에는 통제력이 생겼다가 말년에 다시 재발한다. 나이가 들면서 밤중에 소변을 보는 횟수가 증가한다. 남성의 경우, 이것은 특히 흔한 문제이다. 나이가 들면서 전립선이 커지고 방광을 압박해 자극을 받으면 소변이 더 자주 마려워지기 때문이다. 이런 증상은 오후

4시 이후에는 수분 섭취를 중단하는 '보수적인' 방법으로 관리할 수 있다. 그리고 방광 자극을 효과적으로 통제하는 약물도 나와 있다.

'야경증night terror'은 아동의 10퍼센트에서 발생하며 대부분 3-7세 사이에 나타난다. 대부분은 자라면서 이 증상이 사라지지만 2퍼센트 정도는 증상이 지속된다. 나는 몇 년 전 영국에서 야경증 때문에 발생한 아주 슬프고 극적인 사건을 기억한다. '품위 있고 헌신적인' 남편인 한 은퇴한 광부가 야경증이 발생해서 자기와 40년 넘게 살아온 아내를 목 졸라 죽이는 사건이 일어났다. 그는 어린 시절부터 계속 야경증에 시달려왔다. 당시 그는 자신이 자고 있던 캠핑용 자동차에 침입한 난폭 운전자와 싸우는 꿈을 꾸고 있었다. 그리고 아직 잠이 든 상태에서 그 싸움을 벌이다가 아내를 목 졸라 죽인 것이다. 잠에서 깨어난 그는 긴급 전화번호를 눌렀고, 눈물을 흘리며 자신이 아내를 죽였다고 말했다. 이 광부는 오랫동안 야경증을 앓은 병력이 있었고, 그날 일어난 사건으로 엄청난 충격을 받은 것이 분명했기 때문에 무죄를 선고받았다. 왕립기소청에서는 그가 자신의 행동을 통제할 수 없는 상태였으며, 어느 누구에게도 위험한 존재가 아니라고 인정했다.

물론 이것은 대단히 희귀하고 비극적인 사례였다. 대다수의 야경증 사례에서는 보통 공포와 혼란 속에 제대로 대화도 할 수 없는 상태에서 갑자기 잠에서 깬다. 증상이 일어나는 동안 몸을 엎치락뒤치락하거나 잠에서 깨기도 한다. 야경증은 깊은 수면에서 발생하며, 특별한 치료가 필요하지는 않다.[4] 그리고 걱정할 만한 다른 문제가 있음을 말해주는 증상도 아니다.

'수면마비sleep paralysis', 즉 가위눌림은 잠에 들거나 깨어날 때 팔다리를 움직일 수 없는 느낌을 경험하는 것을 말하며 자주 발생하는 성인의 수면장애이다. 거의 3분의 2 정도가 어느 시점에서는 수면마비를 경험한다.[5] 너무 자주 일어나거나 문제를 일으키지 않는 한 치료가 필요하지 않고 해를 입힐 일도 없다. 내 환자 중에 이것을 경험하고는 미니 뇌졸중mini stroke이 일어났다거나 뇌졸중의 위험이 있다고 믿는 사람들도 있다. 증상을 보면 이런 생각이 드는 것도 이해 못 할 바는 아니지만, 그것은 사실이 아니다.

나는 직접 수면 환각sleep hallucination을 겪어본 적이 있는데, 유쾌한 경험은 아니었다. 풋내기 의사 시절에 근무한 곳 중 한 군데에서 매일 오전 8시부터 오후 6시까지 근무하고 이틀에 한 번은 24시간 당직을 섰던 적이 있다. 그 병원이 특히 바빴기 때문에 나는 항상 피곤한 상태였다. 나는 잠을 자다가 호출기 소리가 들렸다고 확신하면서 깨어나자마자 교환대에 전화를 걸었는데, 아무도 나를 호출한 사람이 없었다. 이것은 환청이었다. 나는 존재하지도 않는 응급 호출 소리를 들은 것이다. 그렇게 근무하다가 인간적으로 감당할 만한 당번직을 서고 잠을 더 충분히 자니까 환각이 사라졌다. 이렇게 수면 환각을 경험한 사람이 나뿐만은 아니다. 네 명 중 한 명은 스트레스나 피로와 관련된 환각을 경험하고, 이것은 모든 연령층에서 나타난다.[6]

가끔 환각이 스트레스나 피로에 의해서 야기되는 것이 아니라 반복적이고 무서운 형태로 나타나고, 존재하지도 않는 것을 보고 듣고 만지고 느낀다고 믿게 된다면, 그것은 기면증narcolepsy이라는 일종의 간질이 원인일 수 있다. 이것은 치료가 가능하므로 검사를 받아보아야 한다.

많은 서구 사회에서는 밤에 8시간 정도를 몰아서 자는 경우가 일반적인데, 이런 수면 패턴만 있는 것은 결코 아니다. 사실 세상에는 이렇게 오후 낮잠을 포기하는 것을 굉장히 비정상적인 일이라고 생각할 사람이 많다. 무더운 지역에 뿌리를 둔 문화권에서는 오후 낮잠이 흔한 일상의 관행으로 자리 잡고 있다.

오후 낮잠 시간은 보통 신체 내부의 경고 신호가 잠깐 지연되는 시간과 일치한다. 몸의 수면 욕구를 상쇄하기 위해서 하루 종일 증가하는 이 신호가 오후 중반이 되면 살짝 약해지기 때문에, 이때는 각성 욕구보다 수면 욕구가 살짝 우위를 점하게 된다.[7] 낮잠은 보통 하루 중 가장 따뜻한 시기에 발생하며, 보통 거하게 점심식사를 한 후에 따라온다. 점심을 배부르게 먹고 나면 햇살이 따뜻한 오후에 식곤증이 오는 이유도 이것으로 설명할 수 있다. 이때는 강의, 특히 노인들을 대상으로 하는 강의를 하기에는 하루 중 최악의 시간대이다. 노인 중에는 점심식사 후에 낮잠을 자는 분이 훨씬 더 많기 때문이다.

10분짜리 '파워냅power nap'이 효과적인 사람도 있다. 20분 낮잠이 효과적이라는 사람도 있다. 비렘수면-렘수면 주기를 제대로 마무리할 수만 있다면 90분 낮잠도 활력을 회복하고 재시동을 거는 데 좋다. 하지만 이 낮잠 시간은 개인의 수면 행동에 달려 있기 때문에 시간이 지나다 보면 낮잠을 얼마나 자는 것이 자기에게 적합한지 파악할 수 있다. 불면증이 있는 사람은 오후 낮잠이 생체시계를 뒤흔들어 불면증을 악화시킬 수 있다.[8] 낮잠을 잔다면 오후 3시 이전이 좋다. 나이가 들면서 점점 분절 수면(fragmented sleep, 깊이 잠들지 못하고 자다 깨다를 반복하는 증상/옮긴이)을 취하는 경우가 많은데, 이것이 낮잠과 관련이 있는 경우도 드물지 않다. 어떤 사람은 낮잠을 자야 기능을 유지하고 활력을 새로 충전할 수 있다. 어떤 사람은 낮잠이 오히려 야간 수면 문제를 악화시킨다. 자신의 낮잠 기호를 파악해서 그것을 고수하는 것이 좋다.[9] 그러나 나이가 들면서 낮잠의 필요성과 패턴이 바뀔 수도 있다는 점은 알아두자.

수면을 통해서 학습능력을 강화할 수 있다. 학습 후 바로 잠을 자면 학습 내용을 유지하는 능력이 강화된다.[10] 그리고 물론 그 역도 성립한다. 기억 응고화memory consolidatioin에서 수면이 담당하는 역할을 고려하면 놀라운 일도 아니다. 수면이 부족하면 집중력, 기억력, 학습능력을 비롯한 인지능력이 떨어진다.

수면과 불안장애에 관해서는 윌리엄 셰익스피어의 『맥베스Macbeth』에서 제대로 표현하고 있다. 셰익스피어는 잠을 "상처받은 마음의 위안"이라고 했다. 캘리포니아 대학교 버클리 캠퍼스의 연구자가 입증한 바에 따르면 하룻밤을 꼬박 잘 자면 감정이 안정되는 반면, 잠을 제대로 자지 못한 경우에는 불안이 촉발되어 그 수준이 무려 30퍼센트나 상승한다고 한다.[11] 미국 성인 중 4,000만 명 정도가 불안장애를 가지고 있으며, 이 수치는 계속 증가하고 있다. 불안을 가장 잘 달래주는 수면 유형은 깊은 비렘수면이다. 충분한 깊은 수면은 뇌 속의 연결을 재조직하고, 감정을 조절하는 뇌 영역의 활성을 회복시키며, 심장박동수와 혈압을 낮추면서 밤사이에 불안을 줄어들게 한다. 따라서 잠은 약물에 의존할 필요 없는 천연의 불안 치료제이다.[12] 하룻밤 수면의 양과 질을 보면 그다음 날 얼마나 불안을 느낄지 예측할 수 있다. 밤사이에 수면 패턴에 미묘한 변화만 있어도 불안의 수준에 영향을 미칠 수 있다.[13] 그렇다면 깊은 비렘수면을 충분히 취할 수 없게 막는 것은 대체 무엇일까?[14]

늦은 밤에 빨리 걷기 같은 격렬한 운동을 하면 교감신경계를 각성시켜 몸과 마음이 깊은 수면 모드로 전환하기 어렵게 만드는 자극성 호르몬과 신경전달물질이 분비된다. 따라서 잠자리에 들기 전보다는 이른 낮 시간에 운동을 하는 것이 가장 좋다. 저녁을 늦게 먹으면 밤잠을 설친다는 사람도 있고, 오히려 그것이 자는 데 도움이 된다는 사람도 있다.[15] 따라서 자기에게 맞는 패턴을 파악해야 한다. 자기 전에 섭취하는 식품과 음료의 성분도 분명 중요하다. 그리고 늦게 식사하는 것을 감당할 수 있는 능력은 나이가 들면서 떨어진다. 숙성된 치즈, 볼로네제 소스, 베이컨 및 소시지, 파스트라미, 소금에 절인 쇠고기나 햄 같은 절인 고기류에는 뇌의 각성을 유발하는 아미노산인 티라민tyramine 성분이 많이 들어 있다. 일부 이탈리아 와인과 몇몇 맥주도 티라민 함량이 높다. 티라민은 노르아드레날린의 생산을 자극한다. 노르아드레날린은 교감신경계의 투쟁-도피 반응에 참여하는 구성원이다. 즉 이것이 분비되면 정신이 또렷하게 각성되어 싸우거나 달아날 준비를 하게 된다는 뜻이다! 초콜릿과 커피에는 카페인이 들어 있다. 카페인 역시 흥분제에 해당한다. 고탄수화물 식사도 산성 음식이나 매운 음식처럼 수면을 방해할 수 있다. 브로콜리, 콜리플라워, 당근같이 식이섬유 성분이 많은 음식은 밤중에 소화하기 버거울 수 있기 때문에 이른 낮 시간에 섭취하는 것이 좋다. 전통적으로 잠을 잘 자려고 취침 전에 술을 한잔하는 경우가 있는데, 이것 역시 문제가 된다. 알코올을 섭취하면 더 빨리 잠에 빠져드는 것은 사실이지만, 수면 주기와 비렘수면 및 렘수면의 길이가 모두 방해를 받는다. 알코올이 대사되면서 잠에서 깨는 경우도 잦아진다. 술을 마시면 잠을 제대로 못 자는 이유도 이 때문이다. 이런 자극에 대한 반응은 유전적으로 프로그래밍되어 있다. 즉 어떤 사람은 밤에 티라민이나 카페인이 풍부한 음식을 먹어도 아무 문제가 없다는 뜻이다. 비렘수면에 도움이 되는 식품에 대해서는 나중에 이야기하겠다.

비렘수면을 촉진해줄 새로운 기술을 개발하기 위한 연구가 폭발적으로 증가했다. 분홍소음pink noise이나 백색소음white noise 같은 소리 자극을 이용하면 깊은 수면을 강화해서 다음 날 기억력 향상으로 이어질 수 있다.[16] 백색소음은 인간의 귀로 들을 수 있는 모든 가청주파수가 포함되어 있는 반면, 분홍소음은 높은 주파수가 덜 들어간 백색소음이다. 이 소음은 비렘수면 뇌파의 강도는 높이고 속도는 줄여 독소를 제거할 시간을 늘려주며, 학습과 기억의 유지 능력을 향상시키고 불안을 줄여준다. 이것이 모든 사람에게 효과가 있는 것은 아니지만 일부는 좋은 효과를 보았다고 보고했다.

다른 유망하고 흥미진진한 새로운 기술들도 나와 있다. 일부는 상업적으로 판매되고 있지만 아직 효과가 완전히 검증되지는 않았다. 인기를 끌고 있는 새로운 기술 한 가지는 머리에 매는 밴드이다. 이 밴드에는 센서가 부착되어 있어서 느린 뇌파를 감지하고 추적한다. 이 밴드는 뇌파의 속도를 늦추는 자극을 가하여 뇌파를 더 길고 느려지게 만든다. 이 모든 것이 깊은 비렘수면을 유도하는 데 효과가 있다.

나이와 상관없이 성인의 최적 수면 시간은 7-9시간이다. 아일랜드 노화 종단 연구에서는 50세 이후에 하루 수면 시간이 7시간 미만이거나 9시간 이상인 경우 모두 기억력, 집중력, 학습능력 같은 정신적인 부분에서 나중에 문제가 생겼다.[17] 서파수면slow wave sleep(비렘수면) 동안에는 뇌세포 사이의 공간이 뇌척수액으로 채워진다. 뇌척수액은 뇌와 척수가 잠겨 있는 액체이다. 이 액체가 낮 동안 축적된 독소들을 씻어준다.[18] 여기에는 치매와 관련이 있는 것으로 보이는 베타아밀로이드와 타우 단백질 같은 성분도 해당된다. 뇌척수액으로 이런 독소와 폐기물을 정기적으로 씻어주는 것이 대단히 중요하다.[19] 그렇지 않으면 이런 성분이 축적되어 뇌세포 사이의 신호 전달을 차단한다. 건강한 중년 남성이 딱 하룻밤만 잠을 못 자도 숙면을 취한 경우보다 타우 단백질 수치가 더 높아지는 것이 한 우아한 실험을 통해서 밝혀졌다. 하룻밤만 자지 못해도 타우 단백질 수치가 높아지는 것으로 보아 반복적으로 수면장애를 겪으며 지내다 보면 뇌와 정신능력에 장기적으로 유해한 효과를 미칠 가능성이 높다. 따라서 중년의 불면증은 고혈압이나 당뇨처럼 진지하게 취급해야 할 문제이다. 이 모든 것들은 말년에 뇌

건강이 악화될 위험을 안고 있기 때문이다.[20]

의대생 시절에 우리는 매년 기회가 있을 때마다 다른 학과에서 열리는 무도회에 참석했다. 어느 학과에서 개최하는지는 중요하지 않았다. 무도회는 모두 무도회였으니까. 그래서 우리는 미술학과 무도회, 농업학과 무도회, 경영학과 무도회, 법학과 무도회, 그리고 당연히 의대 무도회에도 모두 따라다녔다. 당시 무도회를 열심히 쫓아다니던 여학생들 사이에서 주문처럼 돌아다니는 한 가지 미용 팁이 분명하게 기억난다. 무도회 전날에 잠을 잘 자야 눈 주변에 다크서클도 생기지 않고 피부가 생기 있어 보인다는 것이었다. 미인은 잠꾸러기라나!

이제는 이 말을 뒷받침해줄 생물학적 설명이 나와 있다. 맨체스터 대학교의 연구자들은 숙면을 취한 후에 피부가 '데이지 꽃잎처럼 생기 있어 보이는' 데에는 근본적인 생물학적 이유가 있음을 알아냈다.[21] 콜라겐은 우리 몸에서 가장 풍부한 단백질 중 하나로, 우리 몸 구성의 3분의 1 정도를 책임진다. 콜라겐을 몸의 비계(동물의 지방 부위가 아니라 건물을 지을 때 다리처럼 엮어놓은 설치물을 말한다/옮긴이)로 생각할 수 있다. 콜라겐은 피부, 힘줄, 뼈, 연골 등을 지탱해주며, 몸에 구조를 부여해서 온전한 형태와 탄력, 강도를 유지할 수 있게 한다. 콜라겐은 수면 및 나이와 밀접한 관련이 있다. 콜라겐에는 2가지 유형, 즉 두텁게 고정된 유형과 아주 얇은 '희생적인' 유형이 존재한다. 이 두 유형의 콜라겐을 건물 벽 속에 영구적으로 자리 잡고 있는 벽돌(두텁게 고정되어 있는 유형)과 벽에 일시적으로 칠해져 있는 페인트(가는 콜라겐 섬유)에 비유할 수 있다. 콜라겐 섬유는 정기적인 보충이 필요하다. 이 가는 콜라겐 섬유는 낮 동안 마모의 영향에 직접 노출되기 때문에 자는 동안 보충해주어야 한다. 이 과정은 유전자의 지배를 받지만 나이가 들면서 효율이 떨어진다. 우리가 잠을 푹 자고 일어난 다음에 피부가 훨씬 좋아 보이는 이유는, 피부가 얇아 다크서클이 쉽게 잡히는 눈 주변 피부를 비롯해서 피부를 온전히 유지하는 데 필요한 이 희생적인 콜라겐을 자는 동안 보충해주었기 때문이다.

의사로부터 코를 고느냐는 질문을 얼마나 자주 듣는가? 거의 들어본 적이 없다고? 한 번도? 하지만 코골이는 건강에 문제가 있음을 알려주는 조기 경보가 될 수 있다. 배우자가 있는 사람이라면 코를 곤다는 것을 들어서 알 수 있다. 혼자 자는 사람이라면 깨어났을 때 입이 바짝 말라 있는 것이 코골이의 단서가 될 수 있다. 심한 코골이는 수면 무호흡증sleep apnoea이라는 장애와 관련이 있다. 수면 무호흡증은 자는 동안 호흡이 중단되는 것이 특징이다. 이 중단 시간이 10초 정도 이어지고(이 정도면 한두 번의 호흡을 놓칠 정도의 긴 시간이다), 반복적으로 나타나면 산소 수치가 떨어진다. 심장으로 가는 산소가 줄어들면 심장마비, 뇌졸중, 그리고 기억력과 집중력의 감퇴로 이어질 수 있다.[22] 산소 수치가 떨어지면 스트레스 호르몬이 급증한다. 이 호르몬은 고혈압에 기여한다.[23] 그래서 수면 무호흡증이 있는 사람들은 대부분 고혈압을 경험한다. 수면 무호흡증은 20-44세에서는 3퍼센트, 45-64세에서는 11퍼센트 정도이고, 60세 이상에서는 20퍼센트로 높아진다.[24] 이것은 밤 동안에 진행하는 수면 다원검사polysomnogram를 통해서 진단할 수 있다. 그러면 머리와 가슴에 연결한 전선으로 심장박동과 호흡 패턴뿐만 아니라 뇌파까지 추적할 수 있다.

코를 심하게 골거나, 잠을 자고 일어나도 피로가 풀리지 않거나, 고혈압과 당뇨가 있거나, 과체중인 사람은 수면 무호흡증이 생길 가능성이 더 높다. 이런 부분을 간과하지 않고 짚고 넘어가는 것이 중요하다. 치료를 받으면 그로 인해 건강에 부정적인 영향을 미칠 위험이 극적으로 감소하기 때문이다. 꾸준히 사용하면 90퍼센트 정도가 효과를 보는 치료법이 있다. 입안과 목구멍의 압력을 변화시켜 목구멍 뒤쪽이 막히지 않게 해주는 안면 마스크를 사용하는 것이다. 이 마스크 기관계를 지속 기도 양압장치continuous positive airway pressure, CPAP라고 부른다. 소리가 너무 크지 않고 다른 증상이 동반되지 않는 간단한 코골이는 보통 옆으로 누워서 자면 해소된다.

수면은 감염에 대한 감수성 및 감염되었을 때 감염과 싸우는 것과 관련해서도 중요한 역할을 한다. 자는 동안에는 면역체계에서 사이토카

노화의 정복

인cytokine이라는 단백질을 분비한다. 사이토카인의 주요 역할은 감염을 표적으로 삼는 것이다. 어떤 사이토카인은 수면을 촉진하는 역할도 한다.[25] 수면 부족은 보호성 사이토카인의 생산과 분비를 모두 줄이기 때문에 잠을 너무 아끼면 이중으로 타격을 받는다.[26]

더군다나 감염과의 싸움에서 수면이 기여하는 바가 사이토카인에만 있는 것은 아니다. 건강한 수면은 끈적거리기 전략을 통해서 감염과 맞서 싸우는 면역 T 세포의 작용도 개선해준다! '킬러' T 세포는 독감, HIV, 포진, 코비드-19 같은 바이러스를 공격할 때 직접 접촉하고 달라붙어 파괴한다. T 세포가 이 일을 효과적으로 하기 위해서는 인테그린integrin으로 알려진 '끈적이는' 물질이 핵심이다. 하지만 아드레날린이나 노르아드레날린 같은 스트레스 호르몬은 인테그린의 끈적임을 차단해버린다. 자는 동안에는 이런 스트레스 호르몬의 수치가 낮기 때문에 몸속에 인테그린의 수치가 높아지고, 이들은 더 끈적거리기 때문에 T 세포가 감염과 맞서 싸우는 데 더 큰 도움이 된다. 잠을 잘 자는 사람은 겨울에 감기나 독감이 잘 걸리지 않고, 설사 걸리더라도 감염과 더 잘 맞서 싸운다. 만성적으로 수면이 부족한 사람은 감기와 독감도 잘 걸리고, 백신 접종에 대한 반응도 떨어진다.[27] 따라서 요약하자면, 면역력을 높이기 위해서라도 잠을 잘 자려고 노력해야 한다.

노화에서 수면이 중요한 이유를 제대로 이해하기 위해서 우리가 자체적으로 가지고 있는 내부 시계인 일주기 리듬circadian rhythm에 잠시 초점을 맞춰보자. 일주기 리듬은 근래 들어 의학 연구의 최전선으로 급부상했다. 이것은 살아 있는 모든 생명체에 존재하며 노화를 가속하는 변화에서 중요한 역할을 한다. 모든 세포는 자신의 일주기 리듬을 주도하는 내부 시계를 가지고 있으며, 이 리듬은 다른 모든 세포와 동기화되어 있다. 일주기 리듬은 세포의 능력을 최대한 활용하고, 에너지가 낭비되지 않게 하며, 세포와 몸에 모든 독소를 청소할 기회를 충분히 부여하기 위해서 존재한다. 이렇게 청소하지 않는다면 독소가 몸에 축적되어 노화와 세포의 죽음을 재촉할 것이다.

식물의 일주기 리듬을 보여주는 좋은 사례로 꽃을 피우는 사막 식물 밀라빌리스 멀티플로라Mirabilis multiflora가 있다. 콜로라도 분꽃Colorado four o'clock plant이라고도 한다. 이 식물은 낮 동안에는 꽃이 단단하게 닫혀 있다. 그러다가 오후 4시가 되면 꽃가루받이를 하기 위해서 꽃이 열렸다가 다음 날에는 시든다. 꽃잎이 열리려면 식물의 나머지 부위에서 꽃잎으로 물이 이동해야 하지만, 사막에 사는 식물이다 보니 물을 구하기가 힘든 환경이다. 그래서 이 식물은 야행성 나방이 꽃가루받이를 한다는 점을 이용해서 시계 시스템을 활용한다. 날씨가 서늘해지고 나방이 돌아다니기 시작하는 오후 4시에 꽃잎을 여는 것이다. 이런 내부 시계를 이용하면 식물은 뜨거운 한낮에 최대한 물을 보존할 수 있을 뿐 아니라 야간의 꽃가루받이의 기회도 극대화할 수 있다.

콜로라도 분꽃처럼 우리 세포의 시계도 동기화되어 작동한다. 뇌에 자리 잡은 중앙통제 기관계인 시신경 교차상핵suprachiasmic nucleus, SCN을

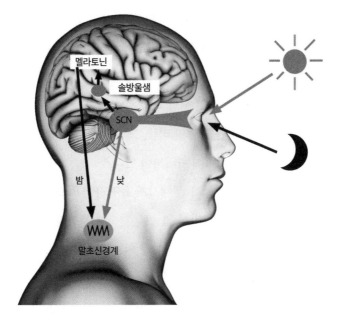

일주기 리듬은 눈과 시신경 교차상핵scn에 의해서 통제된다.

통해서 동일한 시간, 동일한 리듬으로 작동한다는 뜻이다.[28] SCN은 우리의 중추 시계master clock로서, 우리 몸속 모든 세포의 시계를 조직화해서 효율적으로 작동하게 만든다. 이것은 빛, 어둠, 식량 같은 외부의 단서에 반응해서 모든 세포의 시계를 조정한다. SCN은 우리가 잠에서 깨어 기민해질 수 있게 도와주고, 언제 먹어야 하는지 알려주고, 소화관을 깨워 음식을 받아들일 준비를 시키고, 언제 자야 할지 알려준다. SCN은 눈에서 들어오는 빛에 자극을 받는다. 일주기 리듬이 밝고 어두움의 영향을 따라 조절되는 이유이다. 혈압, 심박수, 체온, 혈중 지질의 농도, 멜라토닌, 코르티솔 등 병원을 찾았을 때 측정하는 모든 수치는 일주기 리듬을 가지고 있기 때문에 하루 종일 변화한다. 예를 들면 혈압은 우리가 잠든 밤중에 가장 낮고, 이른 아침에 최고조에 달했다가 낮에는 안정된다. 식사를 든든히 한 이후나 쉬고 있는 동안에는 조금 더 떨어지기도 한다. 이런 혈압 변동은 SCN과 내부의 일주기 리듬 때문에 일어난다. 노화는 일주기 리듬, 그리고 수면/각성과 식사 시간 사이의 균형 유지와 밀접하게 관련되어 있다.[29]

내부 시계를 조절하는 주요 생체시계 유전자는 Bmal1 유전자이다. 2020년까지 Bmal1은 하나밖에 없는 생체시계 유전자라고 생각했지만, 펜실베이니아 대학교의 연구자들은 이 유전자를 제거한 후에도 피부와 간세포들이 24시간 일주기 리듬을 유지하는 것을 발견했다. 이는 Bmal1 유전자가 일주기 리듬에 큰 영향력을 행사하지만 다른 유전자도 여기에 관여하고 있음을 말해준다. 우리가 이 유전자들을 더 효율적으로 작동하도록 조작할 수 있다면 세포의 노화를 늦출 수 있을 것이다.[30]

일주기 리듬의 명암 자극, 노화, 수면 사이의 상관관계에서 핵심 요소는 멜라토닌이다. 멜라토닌은 수면-각성 주기를 조절하는 호르몬이다. 우리 몸속의 수면제라고 생각할 수 있다. 이 호르몬은 어둠에 반응해서 뇌의 솔방울샘pineal gland에서 주로 분비된다.[31] 멜라토닌의 작용은 수면 조절에 국한되지 않는다. 그것은 항산화 작용도 하고, 면역체계에도 이로운 영향을 미친다.[32] 성인의 경우 주로 어두운 시간에 생산되어 어두워진 후 4-5시간이 지나면 최고 혈중 농도에 도달한다. 빛 자극은 멜라토닌의 생산을 차단하기 때문에[33] 밝은 낮에는 멜라토닌의 수치

노화의 정복

가 아주 낮다.[34] 멜라토닌 생산은 나이가 들면서 감소한다.[35] 나이가 들면 시력도 저하되고 백내장 같은 눈의 질환도 더 흔해진다.[36] 이런 것들이 결합되면 빛에 대한 눈의 반응 강도가 약해져 멜라토닌 수치가 더 내려가고,[37] SCN에 대한 자극도 줄어든다. 눈에 생긴 문제를 일찍 알아차려서 치료하면 노화가 SCN과 멜라토닌에 미치는 부정적인 영향을 최소화할 수 있고, 따라서 수면에도 도움이 된다. 노화와 관련된 눈 문제가 시작되는 시기인 40세 이후 정기적인 안과 검사를 권장하는 이유도 이 때문이다.

나이가 들면서 해가 진 후에 멜라토닌 수치가 상승하기 시작해서 정점을 찍기까지의 시간이 더 지연된다. 노화, 멜라토닌 생산 감소, 불면증 증가 사이의 상관관계 때문에 '멜라토닌 대체' 가설이 등장하게 되었다. 연구에 따르면 이 수면 조절 호르몬의 부족분을 대체해주면 수면이 개선된다고 한다.[38] 신속작용 멜라토닌보다는 약물이 '서서히 방출되어' 효과가 오래 지속되는 서방형 제제 멜라토닌이 더 효과적으로 보인다. 55세 이상에서 2밀리그램으로 최대 2년까지 멜라토닌을 복용하는 것이 단기 불면증 치료법으로 승인되었다.[39] 이것은 부작용이 거의 없는 안전한 치료법이다. 멜라토닌은 시차나 교대근무로 생기는 수면 문제에 대한 단기 치료법으로도 사용된다.[40]

난롯가와 인간이 느끼는 행복감 사이에는 뿌리 깊은 상관관계가 존재한다. '따듯한 불' 주위에 앉아 있는 것은 정말 기분 좋은 경험이다. 불은 온기뿐만 아니라 긴장이 풀리는 편안한 느낌도 준다. 여기에는 불에서 발산되는 황색광yellow light도 한몫한다. 인간은 불을 피우고 관리하는 능력을 갖추면서 음식을 익혀 먹게 되었고, 식단의 범위도 확장할 수 있었다. 그리고 이것은 우리가 하나의 종으로서 진화하는 데 큰 부분을 차지했다. 익혀 먹는 것은 뇌의 확장에도 중요한 역할을 했다. 난로는 사교의 중심지 역할을 해서 언어의 발달도 도왔다. 부싯돌을 이용해서 불을 피웠다는 구체적인 증거가 가깝게는 4만 년 전부터 나오지만, 40만 년 전부터 시작되었을 가능성도 있다. 따라서 비교적 최근까지도 인류는 주로 황색광(파장 570-590nm)에 노출되었고, 그들의 삶과 진화도 그 불빛에 의존해서 이루어졌다. 청색광blue light(파장 450-495nm)에 노출되는 것은 겨울철의 몇 시간에 한정되었다.[41] 심지어 20세기에 널리 사용된 형광등도 방출되는 청색광의 양이 상대적으로 적었다.[42]

그러나 지난 수십 년 동안 현대 통신 기술 때문에 청색광에 노출되는 경우가 점점 더 많아졌다. 청색광은 텔레비전, 휴대전화, 컴퓨터 같은 장치에서 나오는데, 빛의 강도와 노출 시간에 비례해서 멜라토닌 분비를 억제해 수면장애와 불면증을 일으킨다. 다음의 그림에 나온 수치는 청색광이 수면에 얼마나 큰 영향을 미치는지 보여준다. 잠들기 전 노출시간이 길어질수록 수면의 지속시간은 짧아진다.[43] 이메일 확인이 가장 큰 영향을 미치며, 노출시간을 0에서 4시간으로 늘리면 수면 지속시간이 1시간 정도 짧아진다. 나이가 들면서 청색광의 부정적

노화의 정복

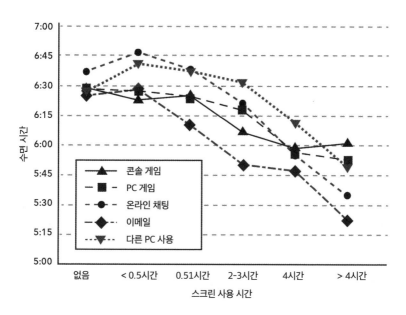

그래프 내 범례:
- 콘솔 게임
- PC 게임
- 온라인 채팅
- 이메일
- 다른 PC 사용

세로축: 수면 시간
가로축: 스크린 사용 시간 (없음, < 0.5시간, 0.51시간, 2-3시간, 4시간, > 4시간)

9,846명의 청소년을 대상으로 조사한 수면 시간과 스크린 사용 시간의 관계(데이터 출처: 「브리티시 메디컬 저널*British Medical Journal*」)

인 영향이 더 커질 가능성이 있기 때문에 좀더 신경을 써야 할 것이다.[44] 잠자리에 들기 전 몇 시간 동안 청색광을 차단하는 안경을 착용하면 멜라토닌 수치가 개선된다.

24시간 일주기 시계는 SCN에 있는 중추 시계에 의해서 엄격히 조절되고, 멜라토닌에 의해서 보완되지만 우리 모두가 시계와 똑같이 24시간의 편리한 관계를 맺고 있는 것은 아니다. 우리 중 일부는 명암 일주기 리듬과 정확히 맞아떨어지지 않는 자기만의 고정된 일주기 패턴을 가지고 있다. 이것이 중요한 이유는 날이 밝았는데도 아침 일찍 일어나기 어려워하고, 날이 저문 후에도 쉽게 잠자리에 들지 못하는 이유를 설명하는 데 도움이 되기 때문이다. 일주기 시계와의 이런 관계를 '크로노타입chronotype'이라고 한다.[45] 크로노타입이란 선천적으로 타고난 자기만의 일주기 '본능'을 말하며, 이것이 일주기 리듬을 지배한다. 크로노타입은 먹기, 잠자기 등 일상적인 기본 활동에서 선천적으로 타고난 시간표이다. 종달새형(아침형) 인간과 올빼미형(저녁형) 인간이라는 고정관념도 크로노타입을 나타내는 말이다.

크로노타입을 담당하는 유전자인 PER3의 발견으로 2017년 노벨 생리의학상이 미국의 과학자 3명에게 돌아갔다. 제프리 C. 홀, 마이클 로스배시, 마이클 영은 크로노타입이 수면 일정에 고정되어 있다는 것을 발견함으로써, 이것이 바꾸기 어려운 이유를 설명하는 데에 도움을 주었다. 이 유전자는 주기 유전자군Period gene의 일원이다.[46] 주기 유전자는 걷는 속도, 당분, 지방 대사 속도, 수면 행동 같은 생체주기 통제를 담당한다. 이 유전자는 우리가 종달새형 인간인지 올빼미형 인간인지도 결정한다. 올빼미형 크로노타입은 아침에 온전히 능력을 발휘해서 기능하기 어려운 반면, 종달새형 크로노타입은 밤에는 속도가 느려지고 아침이 되면 생생해지도록 프로그래밍되어 있다. 하지만 선천적으로 정해진 크로노타입이라도 나이가 들면 변화가 생긴다.[47]

크로노타입을 성격과 특성에 따라 더 자세히 파고들면 종달새형 인간과 올빼미형 인간을 돌고래형, 사자형, 곰형, 늑대형, 이렇게 4가지 하위 유형으로 다시 나눌 수 있다. 전체적으로 보면 전체 인구 중 10퍼센트는 돌고래형, 20퍼센트는 사자형, 50퍼센트는 곰형, 20퍼센트는 늑대형이다.

돌고래형과 사자형은 일찍 일어나는 반면, 늑대형은 늦은 낮 시간에 생기가 돌기 시작하고 이른 아침을 싫어한다. 곰형의 수면 행동은 일찍 일어나는 유형과 늑대형의 중간쯤에 해당한다. 대부분의 사람은 곰형이다. 돌고래형, 사자형, 곰형, 이렇게 처음 세 유형은 학교나 직장과 관련해서 사회가 정해놓은 시간표에 따라 잘 기능할 수 있다. 하지만 늑대형 인간, 따라서 그 안에 들어 있는 모든 세포는 명암 신호와 시간대가 잘 맞지 않는다. 이 유형의 사람들은 하루 중 늦은 시간이 되어서야 생기가 돌기 때문에 늦게까지 자지 않고 일하기를 좋아한다. 늑대형은 소수집단이라 사회에서 정해놓은 시간표와 잘 맞지 않는다. 그렇다 보니 이 야행성 유형의 사람들은 여러모로 불리한 처지에 놓이게 된다. 그래서 만성적으로 피로를 느끼는 경우가 흔하고, '사회적 시차증'을 겪기 때문에 정신적 처리 속도가 느리고, 하루 종일 배고픔을 느끼며, 탈진된 느낌을 받는다. 그래서 주변 사람들의 눈에는 게을러 보인다.

혈압, 코르티솔, 심박수, 아드레날린, 멜라토닌, 체온 같은 모든 중요한 생리적 측정치의 24시간 일주기 리듬은 하위 유형에서 모두 다르게 행동하고, 늑대형에서는 다른 그룹에 비해 지연되거나 심지어 뒤집히기도 한다. 늑대형은 배고픔과 식욕 시계가 동기화되어 있지 않기 때문에 과식과 비만을 경험할 가능성이 더 높다. 그 결과 늑대형은 당뇨병, 심장질환, 뇌졸중, 수면 무호흡증에 걸릴 가능성이 더 높다. 늑대형은 또한 과식, 흡연, 과도한 알코올 섭취를 비롯한 중독에도 더 쉽게 빠져든다. 하지만 우리는 나이가 들면서 돌고래형이나 사자형으로 변한다.

돌고래형	• 잠들 때 고생한다
	• 대략 6시간을 잔다
	• 깨어날 때 개운하지 않다
	• 늦은 저녁 시간까지 피곤하다
	• 불안과 짜증을 경험할 수 있다
	• 지능이 높다
	• 완벽주의자
사자형	• 중간 정도의 수면 욕구
	• 일찍 일어난다
	• 에너지가 넘침
	• 취침 시간에는 거의 에너지가 없다
	• 낙관적이다
	• 강한 성취욕 발휘
	• 수완가
	• 건강을 많이 생각한다
	• 잘 먹는다
	• 운동을 한다
	• 리더
곰형	• 깊이 잔다
	• 해가 뜰 때 일어난다
	• 건강을 위해서 노력한다
	• 팀플레이어
	• 근면하다
	• 말을 걸기 편하다
	• 대인관계 기술이 좋다
늑대형	• 멍한 상태에서 일어난다
	• 아침에는 몸을 가누지 못한다
	• 저녁에는 에너지가 넘친다
	• 아침 식사는 거르는 경향이 있다
	• 어두워진 후에 활기가 돈다
	• 창의적이다
	• 비관적이다
	• 변덕스러운 성격
	• 혼자 있을 때 편하다
	• 모든 크로노타입 중 중독에 빠지기 가장 쉽다

사자형은 성취욕이 강한 목표 설정자이자 팀 리더인 반면,[48] 늑대형은 창의성이 두드러지는 경향이 있다.[49] 당신이 늑대형인데 사회에서 정해놓은 시간표에 맞추어 변하고 싶다면 희망이 없지는 않다. 원하는 수면/각성 시간을 달성할 때까지 하루에 15분씩 수면과 음식 섭취를 점진적으로 바꾸면 점점 아침형 인간이 될 수 있다. 하지만 어쩌면 더 중요한 부분은 자신의 '유형'을 알고 충동적 행동과 빈약한 생활방식에 빠지기 쉬운 점을 경계하고 식생활, 신체활동 그리고 다른 습관에 신경을 많이 쓰는 것이 아닐까 싶다.

크로노타입에서는 수면만큼이나 음식도 중요하다는 점을 기억하자! 모든 크로노타입에서 하루에 8시간 이내로 식사 시간을 제한하면 비만을 줄일 수 있다. 일부 명쾌한 쥐 실험들이 이 부분을 잘 보여준다. 하루 24시간 언제라도 먹이에 접근할 수 있게 해준 쥐를 동일한 종류, 동일한 양의 먹이에 하루 8시간만 접근할 수 있게 해준 쥐와 비교해보면,[50] 양쪽 모두 제공된 먹이를 다 먹었음에도 불구하고 24시간 접근 집단은 비만에 걸리는 반면, 8시간 접근 집단은 그렇지 않았다. 마찬가지 원리가 인간에게도 적용된다. 매일 밤 16시간 단식을 실천하면 당내성sugar tolerance이 개선되고 체중과 혈압이 낮아지며, 거기에 더해서 일주기 리듬도 안정된다.

음식의 소화는 수면과 관계가 있다. 취침 전 간식으로 수면을 촉진하는 여러 가지 음식이 있다. 이런 음식은 멜라토닌과 트립토판, 세로토닌 같은 신경 펩티드neuropeptide를 강화해준다.[51] 여기에 해당하는 음식으로는 아몬드, 칠면조, 카모마일 차, 키위, 타르트 체리 주스, 지방이 풍부한 생선(연어, 참치, 송어, 고등어), 패션플라워 티, 백미, 우유, 바나나, 포리지, 코티지치즈 등이 있다. 카모마일과 같은 차들에는 뇌의 수용체에 결합해서 졸음을 유도하는 항산화 성분인 아피제닌이 들어 있다.[52] 비타민 D와 오메가 오일도 수면을 개선해준다. 95명의 남성을 대상으로 진행된 무작위 대조군 실험에서 1주일에 세 번 오메가 오일이 풍부한 대서양 연어를 섭취한 집단은 영양은 비슷하지만 닭고기, 돼지고기, 쇠고기로 구성된 식단으로 식사한 대조군에 비해 수면의 모든 요소에서 현저한 개선이 이루어졌다.[53] 20-60세의 성인 1,848명을 대상으로 진행된 또다른 연구에서는 수면 전 쌀을 많이 섭취한 경우가 빵이나 국수를 먹은 경우에 비해 더 잘 잤다.[54]

나이가 들면서 수면과 관련된 문제가 더 흔해지기는 하지만, 크로노타입을 잘 이해하면 나쁜 패턴을 우회하고, 수면의 질과 삶의 질을 개선하는 데 도움이 되는 요소에 변화를 줄 수 있는 여지가 존재한다.

6

휴식 시간과 노화의 속도

지난 30년 동안 우리의 삶의 속도에는 엄청난 변화가 있었다. 이론적으로는 친구와 커피를 마시고, 책을 읽고, 그냥 긴장을 푸는 등의 활동을 할 수 있는 시간을 늘려주어야 할 온갖 전자장비들이 세상에 나왔음에도 불구하고 어쩐 일인지 우리는 점점 더 바빠지고, 스트레스도 많아지고 있다. 이메일과 다른 인터넷 도구들이 처음 세상에 나왔을 때 사람들은 이것이 과로와 스트레스를 해결해줄 대안이라고 칭송했었다. 우리는 유토피아를 약속받았다. 더 효율적으로 일하게 되면서 여가시간이 늘어나고, 친구 및 가족과 보내는 시간도 많아지고, 느긋하게 시간을 보내거나 운동을 즐길 시간도 많아질 것이라고 말이다. 우리는 근무일은 짧아지고 휴일은 길어지는 세상을 꿈꾸었다. 하지만 오히려 삶은 더 바빠지고 스트레스가 많아졌다. 온갖 장치들이 끊임없이 울려 댄다. '스트레스'에 관한 연구를 시작하면서 나는 이런 장치들에 내가 얼마나 의존하고 있는지 깨닫게 되었다. 그리고 나는 사람들에게 이런 의존성에서 벗어나야 한다고 조언하고 있지만, 그게 얼마나 어려운 일

휴식 시간과 노화의 속도

인지도 깨닫게 되었다!

기술의 발전은 놀랍지만 거기에는 대가가 따른다. 끝없이 울리는 알림 소리와 진동, 알림 깜박이 때문에 우리는 계속해서 거기에 신경이 팔려, 하던 일을 중단하고 스마트폰을 확인해야 하는 처지가 되었다. 영국의 한 연구에 따르면 젊은 성인들은 평균적으로 하루에 85번 휴대전화의 잠금을 해제하고, 매일 총 5시간 정도 사용한다.[1] 이것은 깨어 있는 시간의 3분의 1에 해당한다. 하지만 자기가 그렇게 오래 사용하고 있는 줄도 모르는 사람이 많다. 사람들에게 휴대전화를 얼마나 자주 사용하는지 물어보면 응답자들은 실제보다 50퍼센트 정도 낮게 말한다. 사정이 이렇다 보니 우리는 주의를 집중하지 못하고, 기억해야 할 내용을 기억에 제대로 응고시키지 못해 고충이 생긴다.

우리가 기술 중독에 빠졌다는 증거가 있다. 한 연구에서 젊은 성인들에게 휴대전화를 사용하지 말라고 지시했더니 약물 중독자에 버금가는 금단증상을 보였다.[2] 스마트폰과 인터넷 사용 시간 증가가 집중력, 기억력, 학습능력 등 인지능력 저하와 상관관계가 있음을 입증한 연구도 이 사실을 뒷받침한다. 한 리뷰 논문에서는 발표된 23편의 연구논문을 검토해본 결과 스마트폰 사용이 우울증, 불안, 만성 스트레스, 자존감 저하와 명확한 상관관계가 있음을 나타냈다.[3] 잠자리에 들기 직전에 휴대전화를 사용하는 것 역시 또다른 문제를 만들어낸다. 잠을 자려고 침대에 누웠다가 마지막으로 한 번만 더 휴대전화를 확인해보고 자자고 생각했는데, 별것도 아닌 무엇인가를 발견하고는 1시간 후에도 계속 보고 있던 경험이 다들 있지 않을까? 이렇게 휴대전화를 좀처럼 내려놓지 못하는 습관에다가 청색광이 일주기 리듬과 멜라토닌에 미치는 부정적인 영향까지 더해지면 수면의 질 저하의 완벽한 레시피가 마련되는 셈이다.

기술 사용으로 인한 문제점에 대해서 인용되는 증거들은 대부분 젊은 성인과 관련이 있다. 기술 사용과 노년층 사이의 관계는 복잡하다. 일반적으로 노년층의 인터넷 사용은 젊은이들에 비해 훨씬 온건하게 이루어지고,[4] 정신건강과 삶의 만족도에도 긍정적인 영향을 미치기 때문에, 연구자들은 나이가 들면서 적극적으로 기술을 사용할 것을 권하고 있다. 그러나 기술 사용에 익숙하지 않은 노년층은 급속히 변화하는 디지털 사회에서 소외될 수 있다. 오늘날의 서비스들은 대부분 인터넷 없이는 접근이 불가능하기 때문에 일부 사람들은 더더욱 권리를 박탈당한 기분과 불만을 느끼게 된다.

살면서 어느 단계에서든 스트레스를 경험해보지 않은 사람은 거의 없을 것이고, 나이대가 있는 독자라면 급성 스트레스와 만성 스트레스가 누적되면서 생기는 결과를 모두 경험하게 될 것이다. 스트레스는 '사람과 환경 사이의 교류에서 과도한 자극이나 부족한 자극 때문에 심리적 혹은 생리적 고통이 유발되는 경험의 속성'이라고 정의된다.[5] 굳이 이런 거추장스러운 정의는 필요하지 않다. 우리는 스트레스가 무슨 뜻인지 직관적으로 이해하고 있고, 스트레스가 어떤 느낌인지도 안다. 스트레스는 스스로의 느낌이나 객관적인 측정을 통해서 확인할 수 있다.[6] 스트레스를 생물학적으로 측정하는 방법은 여러 가지가 있고 신경계, 호르몬계, 면역체계, 염증계, 대사계에서 일어나는 반응을 포괄하고 있다. 스트레스로 인한 건강상의 결과는 그리 유쾌하지 못하며 비만, 당뇨, 고혈압, 빠른 심박수, 심장마비, 뇌졸중 등을 불러온다.

보통 스트레스는 하나가 아니라 여러 개의 기관계에 동시에 영향을 미친다. 급성 스트레스로 인해 머리가 하룻밤 사이에 백발이 되는 현상은 이야기꾼들의 상상력을 사로잡았다. 그 이유에 대한 그럴듯한 설명이 있다. 스트레스로 인해 색소 있는 머리카락은 빠지고 색소가 빠진 머리카락만 그대로 남아 백발이 된다는 것이다.[7] 머리가 급속히 백발로 변하는 것을 종종 '마리 앙투아네트 증후군'이라고 부른다. 이 이름은 프랑스의 왕비 마리 앙투아네트(1755-1793)의 이야기에서 비롯되었다. 전해 내려오는 말로는 그녀가 프랑스 혁명 당시 단두대로 걸어가기 전날, 하룻밤 사이에 백발이 되었다고 한다. 사망 당시 그녀의 나이는 38세에 불과했다. 이것은 그녀가 그날 밤에 극심한 급성 스트레스를 경험했다는 증거이다. 역사 기록에 따르면 영국의 순교자 토머스 모어(1478-1535) 경은 사형을 당하기 전에 런던 탑에서 하룻밤 사이에 백발이 되었다고 한다. 좀더 현대에 들어와 남은 기록을 보면 제2차 세계대전 당시 폭탄 공격에서 살아남은 생존자들도 백발이 되었다고 한다. 내가 우연히 접한 한 사례에서는 미국의 피부과 의사가 계단에서 굴러떨어진 후 찾아온 63세의 남성 환자에 대해서 묘사했다.[8] 그 남성은 사고 이후 머리가 백발로 변해 있었다. 이것 역시 그 사람이 얼마나 큰 충격과 스트레스를 받았는지 보여준다. 상원의원 존 매케인은 1983년부터 2018년 사무실에서 사망할 때까지 미 의회 의원으로 활동했고, 두 번이나 미국 대통령 후보에 올랐다. 그의 전기 작가의 설명에

노화의 정복

따르면 매케인은 베트남전에서 포로로 잡혔을 때 끔찍한 고문을 당했고, 그 결과 머리카락이 급속히 백발이 되었다고 한다.[9]

하버드 대학교의 연구자들은 스트레스가 어떻게 급속히 백발이 되게 만드는지, 그리고 이것이 스트레스가 우리의 몸과 생물학적 기관계에 미치는 광범위한 영향력에 대해서 무엇을 말해주는지 해명해냈다. 스트레스는 투쟁-도피 반응에 참여하는 교감신경을 활성화시킨다. 과학자들이 서로 다른 수준의 스트레스가 모낭에 미치는 영향력을 조사해보았더니, 각각의 모낭에 분포하고 있는 교감신경이 노르아드레날린을 분비하는 것으로 밝혀졌다. 노르아드레날린 분비의 강도는 생물학적 스트레스 반응의 강도와 일치했고, 탈모를 가속화하는 것에 더해서 머리카락의 색소도 격감시켰다. 교감신경계는 거의 모든 기관에 분포하고 있기 때문에 이 연구의 저자들은, 백발화는 스트레스가 미치는 광범위한 생물학적 효과를 말해주는 것이라고 결론지었다. 우리가 가지고 있는 머리카락 색소의 양은 한정적이기 때문에 한번 고갈되면 보충할 수 없다. 한번 백발이 되면 영원히 백발로 남는다(물론 염색을 하지 않는다면). 노화가 백발과 관련되어 있는 이유는 바로 이 때문이다. 우리는 색소 공급원을 여러 해에 걸쳐 조금씩 이용해서 색소 저장분을 단기간에 탕진하지 않도록 진화했다.

이 하버드 대학교 연구의 주 저자는 이렇게 말했다. "이 연구를 시작했을 때 우리는 스트레스가 몸에 나쁠 것이라고 예상했습니다. 하지만 우리가 발견한 스트레스의 해로운 영향력이 상상을 뛰어넘더군요. 불과 며칠 만에 색소 생성 줄기세포가 모두 소실되었습니다. 이 세포가 사라지고 나면 더 이상 색소를 재생하지 못합니다. 그 손상은 영구적이죠." 이 저자들은 스트레스가 이러한 세포들에게 어떻게 영향을 미치는지 정확히 이해함으로써, 스트레스가 몸속의 다른 조직과 기관에 어떻게 영향을 미치는지 밝힐 토대를 마련했다. 이것은 스트레스와 노화 가속화의 부정적인 영향을 멈추거나 되돌릴 궁극의 치료법을 개발하기 위한 중요한 첫걸음이다.[10]

좋은 소식이 있다. 나이가 들면서 스트레스가 줄어든다는 점이다. 140개국을 대상으로 진행된 대규모 갤럽 여론조사를 보면,[11] 15-29세 사이의 응답자들 중 64퍼센트가 스트레스를 받는다고 보고했고, 50퍼센트는 걱정이 많다고 했으며, 32퍼센트는 화가 난다고 했다. 반면 50세 이상의 응답자들은 스트레스도 덜 받고(44퍼센트), 걱정도 덜 하고(38퍼센트), 화도 덜 난다고 했다(16퍼센트). 그리고 70세 이상에서는 이 수치가 더 낮았다. 서던캘리포니아 대학교에서 진행한 또다른 대규모 조사에서도 일상적으로 느끼는 스트레스의 평가에서 역설이 드러났다.[12] 20대에서 50대까지는 스트레스 수준이 높았다가 70대 중반과 그 이후까지는 급감하는 것으로 나왔다. 스트레스를 받는 경우도 젊은 참가자들은 50퍼센트인 데 반해 노년층 참가자는 17퍼센트에 불과했다. 경제적 압박 감소, 은퇴, 장성한 가족, 긍정적인 인식 등 많은 요인들이 있었겠지만, 이것만으로는 스트레스의 감소를 모두 설명할 수 없다.

이 부분은 삶의 만족도와 행복에 관해서 조사한 우리 연구와도 일맥상통한다. 우리 연구에서도 비슷한 U자형 곡선을 보여주었다.[13] 행복지수가 20대에는 높았다가 그 이후로는 낮아져 40대와 50대에서 바닥을 친 다음 다시 오르기 시작해 70대까지 계속 올라간다. 50세부터 70대 중반까지는 대부분 삶이 더 좋아지고, 그후로는 삶의 질이 천천히 점진적으로 떨어지기 시작한다. 주로 건강 악화로 인한 것이다. 하지만 80대 이후까지도 삶의 질이 50세 수준으로 떨어지지는 않는다. 따라서 일반적인 관점과 달리 50세 이후로 평균 30년 정도는 훌륭한 삶의 질을 누리고 있다는 의미이다. 이 부분은 나이가 들면서 기대치가 좀더 현실적으로 변하고, 함께 시간을 보낼 사람과 방법을 점점 까다롭게 고르기 때문이라고 설명할 수 있다. 나이가 든 사람은 더 지혜롭고, 현재에 충실하게 살아가고, 하루하루를 있는 그대로 받아들이고, 긍정적인 부분은 만끽하고, 부정적인 부분에 대해서는 깊이 생각하지 않고, 과도하게 반응하지 않고, 현실적인 목표를 세우며, 사람과 인간관계의 우선순위를 정한다.[14] 우리는 나이가 들면서 스트레스에 대처하는 능력이 능숙해지고, 축적된 지식을 통해서 스트레스를 완화하고, 스트레스에 대응하는 데도 도움을 받는다.[15] 지혜의 잠재력에는 적어도 신경생물학적인 기반이 한몫하고 있다. 바꿔 말하면 타고난 것이라는 뜻이다. 뇌 이미지 촬영 연구를 보면 지혜, 특히 공감, 의사결정, 심사숙고가 필요한 과제를 수행할 때 어김없이 불이 들어오는 뇌 영역이 나타난다. 이는 지혜에 대한 생물학적 설명을 뒷받침하고 있다.[16]

세대 간 공유를 통해서 지혜를 전달하는 활동은 정신건강과 웰빙에 긍정적인 영향을 미치고 청년층과 노년층에서 스트레스를 줄이는 데 도움을 준다.[17] 테리사 시먼은 새롭고 혁신적인 실험적 멘토링 프로그램을 뒷받침해준 수석 연구원이다.[18] 이 프로그램은 이런 '지혜 공유'

경험의 이로움을 증거에 기반해서 보여주었다. 이 프로그램의 이름은 젠투젠Gen2Gen으로, 캘리포니아 새너제이 시에서 시작되었다. '멘토링 자원봉사를 통해서 노년층 성인은 좋은 일을 해서 좋고, 수천 명의 젊은이들은 포부를 키우고 기회를 얻을 수 있어서 좋도록' 설계된 이 프로그램에서는 은퇴자들이 일주일에 평균 15시간씩 사회적 혜택에서 소외된 어린이와 청년들의 교육을 돕는다. 은퇴자들은 급여를 받고 전략 및 프로그램 계획에 적극적으로 참여하며, 전체적인 계획을 감독하는 정식 교육자들에게 정기적으로 피드백을 제공한다. 이 프로그램은 교육을 강화하고 젊은이와 은퇴자의 스트레스를 덜어준다는 측면에서 큰 성공을 거두었다. 이것은 효과가 입증된 단순한 모델로, 부디 다른 나라에서도 널리 퍼지기를 바란다.

믿거나 말거나 스트레스의 생물학적 표지를 이해하고, 그것이 질병에 어떻게 영향을 미치는지 이해하려면 다시 염증으로 눈을 돌려볼 필요가 있다. 급성 스트레스와 만성 스트레스 모두 일련의 염증 작용을 촉발한다. 이 염증은 시간이 지나면서 점점 커져 심장질환, 암, 알츠하이머 등 익숙한 만성적 노화 관련 질병을 만들어낸다. 거기에 덧붙여 더 많은 주름까지도!

블루존의 사람들도 스트레스를 경험하지만, 그들은 스트레스를 완충해줄 기법을 발전시켰다. 우리도 그들로부터 이런 기법을 배울 수

노화의 정복

있을 것이다. 세상에서 가장 장수하는 사람들에게는 있는데 우리 대부분에게는 없는 것, 그것은 바로 스트레스가 만성화되지 않도록 떨쳐낼 수 있는 일상의 습관이다. 오키나와 사람들은 매일 시간을 내어 조상들을 기억한다. 안식교 사람들은 기도를 한다. 이카리아 사람들은 낮잠을 자고, 사르데냐 사람들은 친구 및 가족과 함께 와인을 마신다. 블루존에서는 삶이 급할 것 없이 더 느리고, 조용하게 펼쳐진다. 그들은 인생이 걱정과 조급함으로 점철되고, 끝없이 어딘가 다른 곳으로 가야 할 필요성이 생기지 않도록 자기만의 생활 리듬을 만들어냈다. 그곳에 사는 사람들이 장수를 누리는 것은 우연이 아니다.[19]

내가 환자들에게 추천하는 휴식, 스트레스 해소, 긴장 풀기 방법은 하루에 한 번 혹은 그 이상 휴대전화와 다른 인터넷 통신을 끄는 시간을 가지는 것이다. 이것을 규칙적으로 하면서 익숙해지면 점점 그 시간을 늘려가자. 자기가 이런 시간을 가진다는 것을 다른 사람들에게 알리자. 그러면 기술과 잠시 떨어져 있는 시간에 대한 압박감이 덜해질 것이다. 가능하면 밤중에는 휴대전화를 침실 밖에 두고 잠자리에 들기 1시간 전부터는 전화를 사용하지 말자. 그리고 매일 친구들과 함께할 시간이 있다면 분명 그에 따르는 보상을 얻을 수 있을 것이다.

나는 농구의 황제 마이클 조던이 다가오는 경기가 걱정되지 않느냐는 질문을 받았을 때 응수했던 말을 정말 좋아한다. 그는 이렇게 말했다. "내가 아직 던지지도 않은 슛이 들어갈지 말지를 왜 미리 걱정합니까?" 그가 경기할 때 걱정 없는 태도와 '쿨'한 성격으로 유명했던 것도 놀라운 일이 아니다. 나는 걱정을 떨쳐내고 싶을 때는 이런 식으로 생각한다. 결국 우리가 문제에 더 집중할수록 그것은 더 커져 보이기 마련이다. 집중하지 않으면 오히려 문제가 축소된다.

고민을 나누는 것도 스트레스와 걱정을 줄여준다. 서던캘리포니아 대학교의 한 실험은 잘 알려진 '문제는 나누면 절반이 된다'라는 슬로건을 검증해보았다. 참가자들을 짝지은 후에 연구자들이 녹음하는 가운데 연설을 하도록 요청했다. 그리고 매번 연설을 하기에 앞서 절반의 참가자들에게는 자신의 느낌에 대해 이야기해보라고 하고, 나머지 절반에게는 자신의 느낌을 이야기하지 말라고 했다. 그리고 실험 전후로 스트레스 수준을 측정해보았다. 그 결과 자신의 느낌을 말로 표현해서 두려움, 걱정, 기대를 공유할 기회가 있던 참가자들은 스트레스가 현저하게 줄었다.

각각의 참가자가 연설을 하기 전, 도중, 후로 코르티솔 수치도 측정해보았다.[20] 코르티솔은 스트레스 수준을 말해주는 강력한 생물지표 biomarker이다. 그 결과 느낌을 공유한 쌍에서도 그 수치가 현저하게 낮게 나왔다. 코르티솔 수치가 만성적으로 상승하면 염증과 세포 노화를 가속화한다. 따라서 스트레스를 극복하는 가장 좋은 방법은 감정을 공유하는 것이며, 자기와 비슷한 상황에 있는 사람과 공유하면 최고의 결과를 얻을 수 있다. 그 이유는 비슷한 감정 상태에 있는 사람과 위협적인 상황을 공유하면 일반적으로 그런 위협에 수반되는 높은 수준의 스트레스를 경험하지 않게 완충시켜주기 때문이다.

정원 가꾸기는 가장 인기 있는 취미 중 하나로 꾸준히 보고되고 있다. 그것은 창의적인 행동이면서 상당한 집중력이 필요하므로 긴장을 완화시키고 웰빙을 강화해주어 스트레스 관리에 대단히 유용한 도구이다. 피튜니아 꽃과 토마토만큼 우리 삶의 속도를 늦추어주는 것은 없다. 자연에서 시간을 보내는 것은 스트레스를 줄여주고 중심을 잃지 않았다는 느낌을 준다.[21] 정원 가꾸기는 걱정을 잊게 함으로써 문제에 더 이상 집착하지 않게 해준다. 정원을 가꾸는 사람들은 식물을 심고, 물을 주고, 잡초를 뽑아주는 일과 그 결과로 생겨나는 모든 아름다움이 사람에게 좋다는 것을 오래전부터 잘 알고 있었다. 그리고 과학도 그 점을 이해하고 있다. 수많은 연구는 정원 가꾸기가 신체적, 정신적 웰빙을 개선해준다는 것을 보여주었다.[22] 창가에 올려둔 몇 개의 식물이든, 데크에 놓아둔 몇 개의 화분이든, 뒤뜰에 있는 텃밭이든, 정원은 크기에 상관없이 그것을 가꾸는 사람과 그 결과물을 함께 나누는 사람들 모두에게 믿을 수 없을 정도로 이롭게 작용한다.

최근의 한 리뷰 논문은 정원 가꾸기가 신체활동과 사회적 상호작용, 자연과 햇빛에 대한 노출 효과 등을 모두 겸비하고 있음을 확인해주었다.[23] 햇빛은 여름에 비타민 D 수치를 올려줄 뿐만 아니라 혈압도 낮춰준다. 그리고 정원 가꾸기를 통해서 생산되는 과일과 채소는 식생활에도 긍정적인 영향을 미친다. 정원에서 일을 하는 것은 손재주와 체력을 회복시켜주며, 거기에 동반되는 유산소운동을 통해서 소비되는 칼로리는 체육관 운동과 맞먹는다. 땅 파기, 땅 고르기, 잔디 깎기 등은 특히 칼로리 소비가 크다.[24] 정신건강이 좋지 못한 사람들의 치료를 위한 공동 정원 가꾸기 프로젝트는 사회적 교류를 촉진함으로써 놀라운 건강상의 이점을 제공할 수 있다. 더군다나 그런 프로젝트를 통한 사회적 교류 효과가 치매 증상을 지연시킬 수 있다는 보고도 나와 있다.[25] 심장마비나 뇌졸중에서 회복 중인 환자들에게는 정원 가꾸기에서의 운동이 공식적인 운동 치료보다 더 효과적이고,[26] 즐겁고, 지속가능한 재활운동이다.

최근에 발표된 또다른 논문에서는 정원 가꾸기와 건강에 관한 22개의 주요 연구를 분석해서, 정원 가꾸기에 참여하지 않는 사람의 건강 관련 결과를 참여하는 사람들과 비교해보았다. 이 연구들은 삶의 만족도, 삶의 질, 공동체의식의 증가뿐만 아니라 우울증, 불안, 체질량지수의 감소 등 다양한 건강 관련 문제에서 정원 가꾸기가 현저히 긍정적인 영향을 보였다고 보고했다.[27]

한 현장 실험에서는 주말농장을 하는 사람들에게 압박을 가하는 심리적 과제를 부여해서 정원 가꾸기의 스트레스 완화 효과를 검증해보았다.[28] 이들을 야외 정원 가꾸기와 실내 책 읽기에 무작위로 배정해서 그 활동을 하는 동안 스트레스 호르몬과 기분을 반복적으로 측정해보았다. 그 결과 정원 가꾸기와 독서 모두 스트레스 호르몬의 감소와 기분 전환으로 이어졌지만, 변화의 정도가 정원 가꾸기에서 더욱 두드러졌고 개선 효과도 훨씬 더 오래 지속되었다. 따라서 정원 가꾸기 활동이 급성 스트레스의 완화를 촉진하고, 과제가 마무리된 후에도 그 이로운 효과가 오래 지속된다는 실험적 증거를 얻을 수 있었다.

임상적 우울증이 있는 성인을 대상으로 한 실험에서 12주간 치료용 정원 가꾸기 프로그램을 진행하면서 우울증의 심각성과 집중력을 측정해보았다.[29] 그 결과 정원 가꾸기 치료 동안 우울증 점수는 현저히 개선되었고, 그 개선 효과는 연구가 끝난 후에도 총 사례 중 4분의 3에서 유지되었다. 정원 가꾸기 치료 동안 우울증 증상은 정원 가꾸기 활동이 참가자의 관심을 얼마나 사로잡았는지에 따라 개선의 정도가 달랐다. 즉 우울증 참가자가 자신이 하는 일을 좋아해야만 효과를 볼 수 있었다는 의미이다.

정원 가꾸기의 세계는 모든 사람들에게 무엇인가를 제공한다. 따라서 식물원 가상 투어를 좋아하든, 실내용 화초 가꾸기 혹은 주말농장, 상자 텃밭 가꾸기를 좋아하든 간에 정원 가꾸기가 스트레스를 해소하고 기분을 좋게 하는 훌륭한 수단이라는 것을 강력한 증거가 뒷받침하고 있다.[30]

흙을 묻혀가며 야외 활동을 하는 것이 우리에게 좋은 생물학적 이유가 있을지도 모른다. 토양에서 흔히 발견되는 세균 유형 중 하나가 기분을 좋게 하는 호르몬의 생산을 자극하는 것으로 밝혀졌다. 이것으로 흙에서 작업하는 것이 기분을 좋게 하는 이유를 어느 정도 설명할 수 있을 것이다. 그 세균은 마이코박테리움 박케Mycobacterium vaccae라는 것으로, 기분을 좋게 하고 불안을 감소시키는 역할을 주로 하는 화학물질인 세로토닌의 분비를 자극한다.[31] 우울증 치료에 사용되는 약물 중에 세로토닌 뇌 경로를 통해서 작용하는 것이 많은 것만 보더라도 세로토닌이 기분을 얼마나 크게 좌우하는지 알 수 있다.

신록에 둘러싸여 있으면 도시에서 살더라도 삶이 더 감당할 만하게 느껴진다.[32] 정부는 자연환경이 정신건강과 신체건강을 향상시킬 수 있음을 고려해서 자연과 조화를 이루는 더 푸른 도시환경을 조성하기 시작했다. 예를 들어 야생 정원의 형태로 자연을 재생하면 우리만 좋은 것이 아니라 곤충, 벌, 새들에게도 도움이 된다. 이런 환경은 우리의 건강에 도움이 되며 주변에서 자연이 보이면 스트레스도 줄어든다.[33]

일본 농림수산성에서는 '숲의 기운을 쐰다'는 의미의 삼림욕이라는 용어를 만들고,[34] 숲 다시 만들기 프로그램을 시작했다. 일본의 연구자들은 현장 실험을 통해서 참가자들에게 숲이나 도시를 보여주었다. 그리고 호르몬, 혈압, 심박수, 기타 신경계 활성의 생물지표 등 객관적인 스트레스 표지를 산책 전후로 측정했다. 숲길 산책은 도시 산책에 비해 모든 스트레스 표지를 현저하게 낮추어주었다. 숲은 코르티솔 수치를 낮춰준 반면, 심박수와 다른 신체 기관계를 차분하게 만들어주는 신경계(부교감신경)는 강화해주었다. 그와는 대조적으로 투쟁-도피 반응을 담당하는 신경계(교감신경)의 활성과 스트레스 반응은 약해졌다. 모두 숲길 산책의 놀라운 효과를 보여주는 좋은 소식이다.

전 세계적으로 숲과 인간의 건강에 관한 비슷한 연구들이 도시 숲 개발을 위한 새로운 프로그램으로 이어졌다. 1892년에 설립되어 오스트리아에 본부를 두고 있는 국제삼림연구기관연합IUFRO은 산림과학자들의 비영리 국제 네트워크로, 산림 관련 연구의 전 세계적 협동을 촉진하기 위해서 5년마다 한 번씩 만난다. 1만5,000명이 넘는 과학자를 대표하는 IUFRO는 삼림관리와 건강 분야의 전문가들 사이에 학제적 대화를 촉진하며, 도시환경을 비롯해서 삼림욕을 할 수 있는 숲 조성을 위한 국제적인 노력을 촉진하고 있다. 건강과 웰빙을 고취하는 자연환경의 잠재력에 관한 연구가 늘어나면서 숲이라는 자원이 건강 촉진 도구로서 제대로 활용되지 못하고 있다는 사실이 드러났다.[35]

당신은 일주일에 몇 번이나 혼자 밥을 먹는가? 어쩔 수 없이 혼자 먹을 수밖에 없는 사람이 많다는 것은 나도 잘 알고 있다. 먼저 그 함축적 의미를 살펴보고 해법을 고민해보자. 혼자 밥 먹기는 심리적으로 건강상으로 불리한 점이 많은 반면, 친구나 가족과 함께 식사를 하는 것은 간단하게 스트레스를 해소할 수 있는 방법이다. 한 연구에서는 혼자 사는 75세 이상 사람들을 대상으로 식사 습관, 어려움, 바라는 것을 측정해보았다. 이들이 식사 시간에 가장 어려워하는 부분은 친구, 가족과 함께 나눌 수 있는 경험이 없는 것이었다. 이 노년층은 적어도 하루에 한 끼는 다른 사람들과 함께 식사할 수 있기를 간절히 바라고 있었다. 응답자 중 4분의 3 이상이 가족과 함께 식사하는 시간이 더 많았으면 좋겠다고 응답했다.[36] 75세 이상 노인 5명 중 1명이 혼자 밥을 먹을 때 외로움을 느끼며,[37] 4분의 3이 대부분 혼자 밥을 먹는데, 혼자 밥을 먹는 것이 너무 외로워서 식사를 거르는 사람도 많았다. 대다수의 사람이 다른 사람과 함께 식사를 할 때 더 영양가 있는 식사를 하며, 음식의 맛도 더 좋다고 했다. 같이 먹으면 혼자 먹을 때보다 식사 시간도 길어진다.[38] 혼자 먹을 때의 평균 식사 시간은 22분인 반면, 같이 먹을 때는 43분이었다. 대다수의 노년층이 가족과의 식사 시간을 자녀들이 어렸을 때 함께 대화를 나누고 공유할 수 있었던 중요한 행사로 기억했다.[39] 혼밥은 노년층만의 문제가 아니다. 성인이 하는 식사 중 거의 절반 정도가 컴퓨터 앞, 자동차 안, 혹은 활동하는 동안에 이루어진다.[40] 혼자 먹는다는 뜻이다.

한 발 물러나서 함께 밥 먹기의 이로움은 무엇이고, 유행병처럼 퍼지는 혼자 밥 먹기의 풍습을 바꾸기 위해서 우리가 할 수 있는 일은 무엇인지 생각해보자. 식사 시간에 함께 모여 앉는 것은 연령대를 불문하고 정신건강에 좋다. 하루나 일주일 중 특정 시간을 잡아서 사람들과 함께 식사를 하면서 경험을 나누거나, 가족 및 친구와 유대감을 강화하거나, 긴장을 풀거나, 대화를 나누면서 어울리는 시간을 가지면 정신적 웰빙을 높일 훌륭한 기회를 얻게 된다. 함께 밥 먹기는 조부모, 부모, 나이 많은 형제자매를 모델로 삼아 행동을 배우는 아동이나 청소년들의 사회적 기능을 발전시킬 수 있다.[41] 식사 시간에 아동과 청소년들은 대화를 통해서 다른 사람의 이야기에 귀를 기울이며 교류하는 법을 배울 수 있다. 자신이 아닌 타인의 생각과 관점을 들을 수 있기 때문에 공감능력이나 타인에 대한 이해능력 등이 발전된다. 식사 시간은 어른들이 평생 쌓은 소중한 지혜를 나눌 수 있는 더할 나위 없이 좋은 기회이다.[42] 여러 세대의 가족과 친구가 '함께 식사를 하는 것'은 모든 블루존에서 표준적인 관행으로 자리 잡았고, 100세 장수인들의 건강 장수 비결 중 하나로 언급되고 있다.

혼자, 혹은 일을 하면서 먹는 식사가 비만과 영양부족의 위험을 높이고, 세대 간 관계에도 부정적인 영향을 미친다는 증거를 고려할 때 가족 식사나 친구와의 정기적인 식사 시간을 마련하는 식사의 르네상스가 분명 필요한 상황이다. 영국의 정신건강 재단에서는 함께 하는 식사에 관해서 다음과 같은 권장사항을 제시하고 있다.

- **날짜를 정하자** 실천 가능한 목표를 설정하자. 적어도 매주 하루는 날을 잡아서 가족이나 친구와 함께 식사를 한다. 이렇게 정해진 식사는 간단한 아침 식사든, 금요일 저녁 식사든, 일요일 점심 식사든 모든 사람이 따라야 하고, 매주의 일상으로 자리 잡아야 한다. 날짜를 정하고 자율적으로 지키는 문제를 결정할 때 관련 당사자 모두가 참여해야 한다. 직접 얼굴을 보며 식사하는 것이 불가능할 때는 기술을 이용해서 모든, 혹은 대다수의 구성원이 하루에 한 번의 식사 시간에는 참석하도록 시도해볼 것을 추천한다.
- **성가시지 않은 식사 자리를 만들자** 식사를 준비할 때는 맛은 있지만 간단하고 준비하기 쉬운 음식을 선택하자. 이렇게 하면 이것이 성가신 일거리가 되지 않고 전통으로 이어질 수 있을 것이다.
- **책임을 분담하자** 모든 사람을 참여시킨다. 어떤 음식을 할지 결정할 사람, 식료품을 사올 사람, 식탁을 준비할 사람, 설거지를 할 사람을 결정한다. 이것을 당번제로 번갈아가면서 하자.
- **어떤 식사를 준비할지 미리 계획하자** 어떤 식사를 준비할지 미리 계획

하면 장기적으로 시간이 절약되고 식사 시간에 흥미롭고 다양한 식사를 마련할 기회가 생긴다. 다른 사람에게도 어떤 것이 좋을지 물어보자.

- **자녀와 손주들도 참여시키자** 시간이 지나면 메뉴 계획에서 요리, 설거지에 이르기까지 식사 준비의 모든 측면에 이들을 함께 참여시키자.
- **텔레비전은 꺼두자** 식사 시간이 제공하는 기회를, 대화를 나누고 공유하는 기회로 활용하자. 식사 시간에 텔레비전을 켜두면 보지 않고 틀어놓기만 하더라도 분위기가 산만해진다.

위에 제시한 내용이 자신에게는 불가능한 경우라면 혼자 밥 먹는 시간의 질을 개선할 방법을 찾아보자. 적어도 하루에 한 번은 자기가 좋아하는 팟캐스트를 듣거나 TV 쇼를 시청하면서 식욕을 돋우는 건강한 식사를 준비하자. 새로운 레시피를 시도하는 것도 즐거운 도전이될 수 있다. 외식을 더 자주 하자. 혼자 밥을 먹을 때는 책을 한 권 가져가고 그 경험을 즐기도록 한다. 혼자 밥을 먹는 친구가 있다면 시간을서로 맞춰서 통화를 하며 식사를 하거나, 공동으로 레시피를 시도해볼수도 있다. 어쩔 수 없이 혼자 먹어야 하는 사람이 많기 때문에 가능한상황이라면 다른 사람들에게 연락하는 것을 망설이지 말자. 그들도 당신만큼이나 그런 필요성을 느끼고 있을 가능성이 높다.

더블린 트리니티칼리지의 신경과학자이자 나의 동료인 셰인 오마라는 걷기가 기분과 뇌기능에 미치는 여러 가지 이로운 점에 관한 베스트셀러를 썼다.[43] 그의 책 『걷기의 세계In Praise of Walking』에서 그는 야외 자연환경 속에서 걷는 것이 미치는 탁월한 효과에 대해서 추가적인 증거들을 제시하고 있다. 우리가 걷기에 익숙해졌다가 멈추게 되면[44] 우리는 그 자극이 그리워져 짜증과 불만을 느끼게 된다. 걷기를 박탈당하면 성격도 좋지 않게 변한다.

몸을 움직일 때는 더 창의적으로 생각하게 되고, 기분이 좋아지고, 스트레스 수치가 떨어진다. 스탠퍼드 대학교의 연구자들은 걷기가 창의적 영감을 어떻게 북돋우는지 보여주었다. 이들은 사람이 걷는 동안과 앉아 있는 동안의 창의력 수준을 조사해보았다. 걷고 있을 때는 사람의 창의적 결과가 60퍼센트 정도 증가했다. 아무런 장식도 없는 벽을 마주 보며 실내에서 러닝머신 위를 걸은 경우에도 앉아 있는 사람보다 창의적인 반응이 2배나 높았고, 야외에서 걸으면 이런 효과가 더욱 강화되었다. 연구에 따르면 걷고 난 직후 잠깐 편안히 앉아 있는 동안에도 창의성이 계속 흘러나왔다.[45] 걷기와 창의성은 둘 다 스트레스를 막아주고 기분을 긍정적으로 바꿔주는 역할을 한다.[46]

투쟁-도피 반응이 적절하게 유발된 경우에는 갑작스러운 도전에 대처하는 데 도움을 준다. 그러나 돈 걱정, 교통체증 걱정, 건강 걱정, 실업 걱정, 인간관계의 문제 등의 스트레스와 일상적인 사건으로 이 반응이 계속적으로 유발되면 문제가 생긴다. 스트레스의 원인에 대해서는 지금까지 살펴보았으니, 이제는 증거를 통해서 입증된 스트레스 감소 기법들에 대해서 생각해보자.

통제된 호흡을 통한 긴장 이완과 스트레스 해소는 만성 스트레스를 완화시킬 목적으로 하버드 대학교의 한 심장병 전문의에 의해서 1970년대에 처음으로 도입되었다. 느리고 깊고 규칙적인 호흡은 부교감신경의 활성을 강화해서 긴장 이완을 유도한다. 그냥 배가 나오도록 숨을 천천히 깊게 들이마시면서 횡경막을 최대로 한 다음, 잠깐 호흡을 멈추었다가 천천히 다시 뱉어내면 긴장이 풀린다. 깊고 천천히 호흡하는 데 정신을 집중하며 이것을 5회에서 10회 정도 반복한다. 심호흡은 시간과 장소에 구애받지 않고 쉽게 실천에 옮길 수 있다.

명상이라는 고대의 관습이 스트레스 대처뿐만 아니라 장기적으로 전체론적holistic 건강을 달성하는 데에도 가치가 있음이 엄격한 과학 연구를 통해서 입증되었다.[47] 뇌 스캔을 통해서 명상이 뇌의 주요 조직인 회백질과 백질을 보존해준다는 것이 밝혀졌다. 명상은 또한 뇌의 노화 관련 과정을 억제해서 '신경보호neuroprotection' 효과를 부여하는 잠재력을 가지고 있다. 신경보호 효과란 뇌세포가 퇴화해서 죽는 것을 막아준다는 의미이다. 명상은 뇌의 혈류와 산소 농도를 증가시키고 교감신경의 '투쟁-도피' 반응 작용을 감소시켜 그만큼 부교감신경의 긴장 이완 작용을 늘려준다. 그 결과 뇌세포의 생존과 수명을 높여주는 단백질군인 뉴로트로핀neurotrophin이 증가한다.[48] 뇌와 몸의 모든 세포에 존재하는 미토콘드리아는 세포 에너지의 90퍼센트를 생산하는데, 명상을 하는 동안에는 이 에너지 생산이 증가한다.[49] 따라서 이런 놀라운 전체론적 이로움을 고려하면 명상을 하지 않는 것이 오히려 이상한 일

노화의 정복

일 것이다!⁵⁰

틱낫한은 베트남의 선종 수도승으로, 마음챙김 명상의 강력한 지지자이다. 이 글을 쓰고 있는 현재 그의 나이는 93세이다. 그는 놀라운 이야기를 많이 했는데, 마음챙김 명상에 관해서는 이렇게 설명했다. "삶은 현재의 순간에만 가능합니다. 이것이 바로 마음챙김을 뒷받침하는 원리입니다."⁵¹

기질 마음챙김(특성 마음챙김이라고도 함)은 최근에야 진지하게 연구 대상으로 고려되고 있는 의식의 한 유형이다. 기질 마음챙김은 현재 머릿속에 있는 생각과 느낌을 예리하게 인식하고 거기에 주의를 기울이는 것이라고 정의되며, 연구에 따르면 이렇게 할 수 있는 능력이 있으면 스트레스와 걱정의 감소 등 신체적, 심리적, 인지적으로 이로운 점이 많다.⁵² 기질 마음챙김은 명상을 하는 동안에 들어가야 하는 상태라기보다는 삶의 질, 고정된 특성이라고 할 수 있다.⁵³

마음챙김 명상은 수련이 필요하다. 우리는 항상 마음이 여기저기 방황하게 내버려둔다. 특히 미래로 흘러들어가 앞으로 일어날 수 있는 사건에 대한 걱정 속에서 방황할 때가 많다. 이런 경우 우리는 현재에 집중하지 못하고 아직 일어나지도 않은 일, 절대 일어나지 않을지도 모를 일에 대해서 조바심을 내게 된다. 산만해지는 것은 건강에 해롭고 시간 낭비일 뿐이다. 마음챙김은 뇌를 운동시키는 것과 비슷하다. 마음챙김을 통해서 우리는 계속해서 생각을 현재에 붙들어 맨다. 이것은 매일 시간을 정해놓고 실천에 옮길 수도 있고, 아예 일상의 일부로 자리 잡게 해서 항상 '현재에 머무는 법'을 배울 수 있다면 더욱 좋을 것이다. 후자가 바로 기질 마음챙김이다. 최근에는 마음챙김과 명상이 어떻게 생물학적 노화를 개선하는지, 특히 어떻게 면역체계를 강화하는지에 관한 관심이 급증하고 있다. 이런 유망한 관찰 내용을 확인하기 위해서는 더욱 많은 실험이 필요하다.[54]

내가 환자들에게 권장하는 또다른 기법은 골격근을 점진적으로 이완하는 것이다. 골격근은 심장근육과는 달리 우리의 통제를 따라 몸을 움직이는 데 사용하는 근육을 말한다. 스트레스를 받은 근육은 팽팽하게 긴장되어 있기 때문에, 그 근육을 이완시켜주면 스트레스가 풀린다. 근육 이완은 심호흡보다 시간이 오래 걸린다. 조용한 곳에서 혼자 단단한 매트리스나 매트 위에 편안하게 몸을 뻗고 누워서 하는 것이 가장 좋다. 이 방법에서는 주요 근육군에 차례로 정신을 집중한다. 각 근육에 20초 동안 팽팽하게 힘을 주었다가 천천히 푼다. 근육이 이완되는 동안 긴장이 해소되고 이완되는 느낌에 정신을 집중한다. 안면근육에서 시작해 발가락까지 천천히 몸을 타고 아래로 내려가면서 진행한다. 전체를 진행하는 데는 12-15분 정도가 걸릴 것이다. 처음에는 하루에 두 번씩 진행한다. 그렇게 2주 정도면 이 기법에 숙달되고, 스트레스가 어느 정도 해소되는 것을 경험할 수 있다.

요가는 미국인 중 6퍼센트 이상이 의사나 치료사로부터 치료용 운동으로 권장받을 만큼 대중적으로 인기를 끌고 있다.[55] 요가를 하는 미국인 중 절반 정도가 건강을 위해서 시작했다고 말한다. 영국에서는 국민보건서비스NHS에서 연령과 상관없이 건강한 사람과 건강하지 못한 사람 모두에게 안전하고 효과적인 접근법으로 요가를 홍보하고 있다.

노화의 정복

요가는 2,000년 전 인도에서 기원했다. 요가라는 용어는 유즈~yuj~라는 산스크리트어에서 기원했다. '합쳐지다'라는 의미로 몸과 의식의 통합을 상징한다. 요가는 신체 자세, 호흡 기법, 긴장 이완, 명상이 결합되어 있는 형태이다.[56]

2014년 이후 요가에 대한 연구가 50배나 늘었고,[57] 가장 설득력 있는 연구들 중에는 당뇨, 고혈압, 관상동맥질환 같은 신체적 질병과 관련해서 잘 밝혀져 있는 이로움뿐만 아니라 스트레스, 불면증, 불안에 관한 것들도 있다. 요가는 특히 균형감각과 유연성 증진에 좋다. 요가의 효과는 스트레스에 대한 긍정적인 태도, 자기 인식, 대처기제, 통제력,[58] 영성,[59] 연민, 마음챙김[60] 등이 뒤섞여 나타난다. 세포 수준에서 보면 요가는 염증을 줄여서[61] 생물학적인 노화를 늦춰준다. 요가는 카나비노이드cannabinoid와 아편제opiate의 수치를 높이고,[62] 뇌와 콩팥 위에 있는 스트레스 조절 분비샘(부신) 사이의 신경 활성에 영향을 미친다. 부신은 혈관을 이완시키는 화학물질을 분비한다.[63] 모두 좋은 것이다!

제1장에서 염색체 끝에 붙어서 염색체의 손상을 막아주는 보호용 덮개인 텔로미어에 대해서 언급한 바 있다. 나이가 들면서 텔로미어가 짧아지고,[64] 그로 인해 염색체가 손상을 받기 때문에 세포는 퇴화하고 죽는다. 텔로미어효소telomerase는 텔로미어가 짧아지는 것을 막아주는 중요한 효소이다.[65] 몇몇 연구에서 요가가 텔로미어효소와 텔로미어의 길이에 영향을 미친다는 것이 확인되었다.[66] 전 인도 의학연구소AIIMS에서 나온 한 논문에 따르면, 요가를 했을 때는 텔로미어효소의 활성이 강화되고 텔로미어의 길이가 증가되었다.[67] 코르티솔, 엔도르핀, 사

이토카인 등 앞에서 이야기했던 세포 노화의 중요한 지표나 뒤에서 다룰 또다른 지표인 BDNF도 요가와 함께 더 젊은 프로필로 변화했다.[68]

종합하면 요가, 명상, 호흡법, 마음챙김 명상 등의 활동이 세포 노화의 생리학적 생물지표를 개선해서 노화 과정을 늦추어준다는 증거가 쌓이고 있다. 이것과 함께 전자장치들과 거리를 두는 시간을 규칙적으로 가지고 자연과 함께 보내는 시간을 늘려나가면 스트레스가 줄어들어 생물학적 노화의 속도가 더욱 늦추어질 것이다.

7

젊음의 묘약을 찾아서

우리가 알고 있는 한 인류는 영원한 젊음에 대한 갈망으로 오히려 고통을 받았다. 618-907년까지 존재했던 당나라는 중국 역사상 가장 번창한 시기에 해당한다. 시민사회, 특히 중국의 시와 예술이 가장 위대했던 시대로 여겨지는 그 시기에 중국의 문화는 번창했다. 정부 체제는 행정관과 비슷한 유형의 경쟁적인 직책을 만들어 학문적 능력이 뛰어난 사람을 왕조에서 일할 수 있게 했다. 황제들은 젊음의 묘약을 찾아 영생을 누리려는 욕망에 집착했다. 그러나 세련되고 높은 수준의 문화를 가지고 있었음에도 불구하고, 놀랍게도 당나라 황제 22명 중 무려 6명이 영원한 젊음을 추구하다가 우연히 자가 중독에 빠져 사망했다. 당나라 연금술사들에 따르면 '선홍빛 진사'(안료로 쓰이는 적색 황화수은/옮긴이), '불안정한 휘발성 수은', '빛이 나는 황금', '불같은 유황'이 영생을 위한 주요 재료였다. 이런 치명적인 독을 사용한 덕분에 황제뿐만 아니라 귀족들도 영생을 추구하다가 죽음을 맞이했다.[1] 이런 집착은 황제와 귀족들만의 것이 아니었다. 학자와 정치인들도 모두 영생에 집착했다. 유명한 중국의 시인 백거이는 증류기 위로 몸을 구부린 채 수은과 진사 혼합물을 저으며 몇 시간을 보냈다.[2] 그러나 알 수 없는 이유로 그는 그 혼합물을 마시지 않았고, 덕분에 아무것도 모르고 그것을 마셨던 친구와 가족보다 오래 살아 이런 글을 남겼다.

한가한 시간이면 옛 친구들을 생각한다.
마치 그들이 내 눈앞에 있는 것 같구나……
그들은 모두 병을 얻어 쓰러지거나 갑작스런 죽음을 맞이했고
누구도 중년을 넘기지 못했다.
오직 나만이 그 묘약을 마시지 않았으나
오히려 나만 살아남아 이렇게 늙은이가 되었다.

백거이는 그 위험성을 대체 언제 깨달았는지 궁금해진다. 그 혼합물과 죽음 사이의 상관관계를 깨닫고 연금술사의 혼합물을 마시는 관행이 중단되기까지 거의 300년이 걸렸기 때문이다. 나는 미국의 어느 대통령이 살균제를 마시면 SAR2COV 코로나바이러스를 죽일 수 있을지도 모른다고 하는 말을 듣고 이 중국 이야기가 떠올랐다. 다행히도 요즘 사람들은 아는 게 많아서 무엇인가를 처방하고 마시는 일에 관해서는 훨씬 분별력이 높아졌다.

당나라에서 시간을 빨리 돌려 21세기로 넘어와 노화 '완치' 방법을 찾기 위해 회사를 설립한 구글의 공동 창립자이자 전직 CEO인 래리 페이지를 만나보자. 2013년에 구글은 칼리코라는 회사를 만들었다. 이

회사의 웹사이트에 따르면, 생명의 가장 큰 미스터리 중 하나인 노화의 수수께끼에 도전한다고 한다. 이 비용이 많이 드는 야심찬 벤처 사업의 일환으로 칼리코는 서로 다른 여러 가지 분야의 연구에 투자했다. 그중에는 흥미롭고 기이한 소형 포유류인 벌거숭이두더지쥐에 관한 연구도 있었다. 벌거숭이두더지쥐는 작은 체구에도 불구하고 예상밖으로 대단히 장수하는 동물이다.

벌거숭이두더지쥐의 크기는 가운뎃손가락만 하다. 예쁘다고 말하기는 힘든 이 동물은 동부 아프리카의 땅속에 사는 작고 털도 없고(벌거숭이) 앞도 못 보는 쥐다. 이 동물은 앞니 2개가 독니처럼 길게 튀어나와 있고, 이 2개의 이빨이 각자 독립적으로 움직일 수 있다. 벌거숭이두더지쥐는 이 2개의 앞니를 이용해서 땅속에 굴을 파고 살며, 다른 포유류였다면 모두 죽었을 저농도의 산소에서도 살아남을 수 있다. 예를 들어 사람의 뇌세포는 산소가 결핍되면 60초 내에 죽기 시작해서 보통 3분 후에는 영구적인 뇌 손상이 일어난다. 반면 벌거숭이두더지쥐는 산소가 전혀 없는 환경에서도 18분을 생존할 수 있고, 그럼에도 뇌세포나 기타 세포에 아무런 해도 입지 않는다. 과학적인 관점에서 볼 때 이 포유류가 산소 없이 그렇게 오랜 시간을 어떻게 버티는지 알아낼 수 있다면 뇌졸중으로 인해 생기는 뇌 손상을 치료할 새로운 방법을 찾을 수도 있다. 벌거숭이두더지쥐는 극단적인 환경에서도 살아남지만 30년이나 장수를 누리기도 한다. 이 동물은 암이나 심장질환 등 노화로 인한 질병에 절대 걸리지 않으며, 우리가 아는 방식으로 늙어 죽는 일도 없다. 다른 동물의 공격이나 감염 등으로 인해 죽을 뿐이다.

수컷 무리의 도움을 받으며 사는 여왕 벌거숭이두더지쥐는 놀랍게도 출산율을 일정하게 유지하며 폐경도 없다. 이것 역시 과학자들이 관심을 가지고 있는 부분이다. 폐경으로 고생해본 독자라면 이것의 의미를 이해할 것이다! 또한 이들의 혈관은 평생 좋은 컨디션을 유지하기 때문에 탄력 손실도 거의 없고, 폐경 이후에 노화가 진행되는 여성이나 노년층 남성에게 찾아오는 동맥경화도 나타나지 않는다. 그렇다면 고대 중국에서 사용했던 진사, 수은, 유황의 레시피 대신 칼리코에서 연구 중인, 잘 알려지지 않은 이 작은 못난이 포유류에서 '젊음의 묘약' 레시피를 찾는 것이 가능할까?[3]

지금까지 지구에 살았던 생물종의 99.9퍼센트 이상이 멸종했다는 사실을 알게 되면 마음이 좋지 않다. 그러나 이런 놀라운 통계에도 불구하고 현재 약 1,000만에서 3,000만 종으로 추산되는 생물종이 지구에 살고 있다. '생명과학'은 이런 종들에 관한 연구를 지칭하는 용어이다. 우리가 현재 노화에 대해서 습득한 내용의 대부분은 생물학, 의학, 인류학, 서로 다른 종의 사회학 등 생명과학의 연구들을 결합해서 얻은 것이다. 생명과학이 우리가 노화하는 이유를 이해하는 데 기여하게 된 것이 4세기 전이었음을 생각하면 겸허해진다. 그때 우리의 노화 방식에서 모든 종의 공통적인 특성이 나타난다는 것을 깨닫게 된 것이다.

조르주-루이 르클레르는 이것을 처음으로 관찰한 사람이었다. 르클

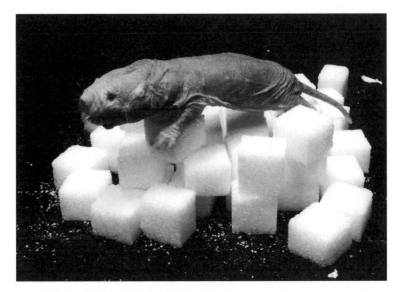

벌거숭이두더지쥐와 각설탕의 크기를 비교해볼 것(Jane Reznick/Gary Lewin, MDC)

레르 자신도 흥미로운 인생사를 가지고 있었다. 그는 1700년대 초반에 프랑스 디종에서 예수회 교육을 받은 후 법을 공부했다. 그리고 수학에 이어서 결국에는 의학을 공부했다. 의학 공부를 마무리한 후에 그에게 행운이 찾아왔고, 큰돈을 상속받게 되었다. 그 덕분에 그는 돈을 벌어야 한다는 압박 없이 생명과학에 대한 자신의 야망을 자유롭게 추구할 수 있었다. 그는 정식으로 교육을 받은 생물학자는 아니었지만, "종의 노화는 모든 종에 공통적이다"라는 생물학의 진화론을 이야기했다. 그의 관찰이 담고 있는 함의는 지대한 영향을 불러왔으며, 그 결과 오늘날의 생물학자들은 집파리의 노화와 관련된 유전자를 연구해서 그 연구 결과를 사람 연구에 적용할 수 있게 되었다. 두 종 모두 그

유전자가 동일하기 때문이다. 아일랜드에는 이런 옛말이 있다. "고양이의 새끼면 쥐를 잡는 일 말고 또 무엇을 하겠는가?" 르클레르는 코끼리와 매머드의 유사성에 대해서 설명하며 우리가 부모로부터 특성을 유전받는다는 것을 처음으로 암시한 사람들 중 한 명이다. 아리스토텔레스와 다윈을 제외하면 자연을 연구했던 그 어떤 사람도 이렇게 광범위한 영향을 미치지 못했다. 하지만 우리는 아리스토텔레스와 다윈에 대해서는 잘 알지만 르클레르에 대해서는 별로 알지 못한다.

노화의 생물학에 대한 현대판 연구는 르클레르의 생각이 옳다는 것을 확인하고 노화를 지연시키는 효과적인 치료법을 개발하는 방법에 대해서 중요한 단서를 제공했다. 현재는 파리나 선충 같은 하등 유기체의 노화 속도에 영향을 미치는 호르몬 및 세포 경로 중 일부가 암, 백내장, 심장질환, 관절염, 치매 등 사람에게서 보이는 상당수의 노화 발현에도 기여한다는 것이 분명하게 밝혀져 있다. 몇몇 연구에서는 어떤 유전자를 조작하고, 생식에 변화를 주고, 칼로리 섭취를 제한하면 하등 생명체와 포유류의 수명을 연장할 수 있다는 것이 입증되었다. 하등 생물종, 특히 흔히 보이는 집파리인 초파리는 대규모로 연구하기가 더 쉽다. 내가 방문했던 연구실 중에는 큰 유리병 속에 윙윙거리는 파리를 가득 담아 키우는 곳이 많았다. 파리는 노화에 관한 실험실 연구 활동의 대들보 역할을 하고 있다. 인간의 세포가 노화하는 이유에 대한 지식 중 상당수는 이런 하등 생물종을 관찰해서 나온 것이다.[4] 다음에 파리채를 휘두를 때는 잠시 멈추고 그들이 과학에 얼마나 큰 기여를 했는지 한 번 더 생각하게 될 것 같다!

우리 인간은 고도로 발달한 생명체이다. 우리는 수천 년 동안 스스로를 연구해왔다. 우리가 존재할 수 있는 이유는 자기보다 적응이 덜 되고, 덜 복잡한 수십억 마리의 생명체가 죽음으로 희생한 덕분이다. 우리는 생존자이다. 우리는 '적자생존'의 표본이라고 할 수 있다. 우리는 400만 년 전 하나의 세포에서 여정을 시작했다. 그 핵심 내용물을 따져보면 오늘날의 세포는 그 최초의 세포와 거의 달라진 것이 없다. 세포의 크기는 아주, 아주 작다. 예를 들면 사람의 세포는 1만 개 정도가 모여야 핀헤드를 덮을 수 있을 정도이고, 우리의 몸은 수조 개의 세포로 구성되어 있다.

세포의 주된 업무는 에너지 생산이다. 이 에너지가 세포를 지탱하고, 따라서 우리의 목숨을 지탱해준다. 간단히 말하자면 음식은 세포에 의해서 에너지로 전환된다. 이 에너지의 부산물로 폐기물이 생겨나고, 이 폐기물은 세포에 의해서 신속하게 처리된다. 에너지 생산과 폐기물 처리 명령은 세포핵에서 나온다. 앞에서 보았듯이 세포핵은 세포의 도서관이다. 세포의 모든 정보가 들어 있어서 필요할 때마다 규칙적인 간격으로 세포를 통해서 지시를 하달하는 디지털 도서관인 셈이다. 세포막은 음식을 대사해서 에너지를 생산할 때 발생하는 부산물인 독소와 폐기물이 세포를 떠나 결국 창자와 방광을 통해서 대변과 소변으로 몸을 빠져나가게 해준다. 그리고 몸에 필요한 화학물질과 음식은 몸 내부에 보관해서 에너지 생산에 사용한다. 따라서 세포막의 견고함을 변화시키는 것이 있다면 심각한 손상을 일으킬 수 있다. 세포에서 에너지를 생산하고, 세포의 생존에 필요한 에너지 처리를 담당하는 부분은 미토콘드리아이다.

우리의 세포는 쉴 틈 없이 바쁘다. 이들은 한 번도 쉬지 않고 에너지를 생성하며, 세포분열을 통해서 새로운 세포를 반복적으로 만들어낸다. 세포가 분열할 때는 유전자도 함께 분열하기 때문에 다양한 특징에 대한 명령을 다음 세대에게 물려줄 수 있다. 가끔은 분열이 불완전하게 일어나기도 한다. 이것을 돌연변이mutation라고 한다. 돌연변이가 일어나면 하나나 그 이상의 특성에 관한 명령이 바뀐다. 어떤 돌연변이는 별 영향을 미치지 않기 때문에 그 존재를 눈치채지 못하고 함께 살 수 있지만, 돌연변이가 많아지면 죽음으로 이어지거나 장애가 발생할 수 있다.[5] 이런 과정을 거치며 당신과 나 같은 우월한 생명체들은 천천히 더욱 복잡한 존재로 진화해간다. 우리는 그 과정에서 살아남은 생존자이다.

개개의 세포들은 수명이 유한하기 때문에 죽으면 새로운 세포로 대체된다. 세포분열과 복제가 중요한 이유도 이 때문이다. 세포는 항상 죽고, 새로운 세포로 대체되고 있다. 무엇인가가 세포의 죽음과 세포의 복제 사이의 이 정교한 균형을 깨뜨린다면 온전한 기능을 갖춘 새로운 세포가 기존의 세포를 대체하지 못하기 때문에 생명체가 노화한다.

각각의 세포들은 유형에 따라 고유의 수명이 있다. 이것이 법의학이나 살인사건 수사에서 중요한 역할을 한다. 예를 들어 적혈구 세포는 4개월 정도 사는 반면, 백혈구는 1년을 살고, 피부세포는 3주, 결장세포는 4일, 정자는 3일을 산다. 이런 세포의 수명을 알고 있으면 어떤 세포가 아직 살아 있는가에 따라 사망 시간을 추측할 수 있다.

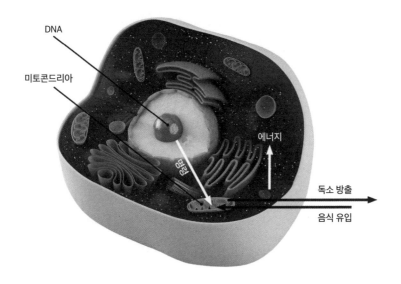

DNA

미토콘드리아

에너지

독소 방출

음식 유입

인간 세포의 구조

야생의 동물 개체군에서는 포식, 기아, 환경 스트레스 때문에 약한 동물과 늙은 동물이 신속하게 제거된다. 인간은 이러한 법칙에서 예외이며, 쇠약하고 늙은 나이에도 불구하고 기대수명 80세를 달성했다. 지난 200년 동안 가장 발달한 선진국에서는 인간의 평균 기대수명이 2배로 늘어났다. 한 세기 만에 세상이 바뀌어 평균 기대수명이 50세인 국가도 거의 없다가 지금은 80세가 넘는 국가가 많아졌다. 변화의 속도가 실로 놀랍다. 2015년 「타임 _Time_」에 다음과 같은 기사 제목이 실렸다.[6] "이 아기는 142세까지 살 수 있을지도 모른다." 1900년에 여성의 기대수명은 47세였다. 2010년에는 79세로 늘었고,[7] 지금도 계속 늘어나고 있다. 어째서 이런 일이 벌어지는지 묻는 사람도 있을 것이다. 아직 모든 해답을 알고 있지 못하지만, 수명이 늘어난 것은 일반적으로 사람이 자신의 환경을 조작하고, 동식물을 가축화하고, 도구와 불을 사용해서 안정적으로 영양을 공급하고, 기생충을 거의 근절할 수 있는 능력을 갖춘 덕분이다. 여기에 의학이 발전하고, 깨끗한 상수원을 확보하고, 스트레스가 줄어들고, 더욱 번영하고, 또 진화하면서 돌연변이를 지배할 수 있게 된 것도 한몫하고 있다. 따라서 노화의 생물학적 결과와 노화가 인구에 미치는 영향은 인간에게서만 찾아볼 수 있는 독특한 경험이다. 예를 들어 여성은 생식능력을 상실한 후에도 성인으로서의 삶이 여전히 절반이나 남아 있다. 이는 나머지 포유류의 세계에서는 찾아볼 수 없는 경우이다.

탁월한 장수를 자랑하는 일부 동물종을 살펴보면 인간의 장수에 다른 무엇이 기여하고 있는지에 대해서 더 많은 것을 알 수 있다. 대부분의 동물에게 죽는 방법은 기본적으로 2가지가 있다. 하나는 늙어서 병으로 죽는 것이고, 다른 하나는 다쳐서 죽는 것이다. 그러나 선택받은 몇몇 종은 노화와 질병에 면역이 있는 것으로 보인다. 대부분의 동물은 세포 손상이 점진적으로 누적되어 결국 거의 모든 세포가 죽지만, 그 몇몇 동물은 이 과정이 사실상 정지되었다고 할 수 있을 정도로 느리기 때문에 수명과 젊음이 연장된다. 이것을 '미미한 노쇠negligible senescence'라고 부른다. 이런 종들의 수명은 참으로 놀랍다. 거북은 미미한 노쇠 동물로 가장 유명하다. 아드와이타라는 이름의 알다브라코끼리거북이가 2006년에 죽었을 때 껍질로 탄소 연대 측정을 해보았더니 1750년경에 태어난 것으로 확인되었다. 255세였던 것이다. 이 거북

노화의 정복

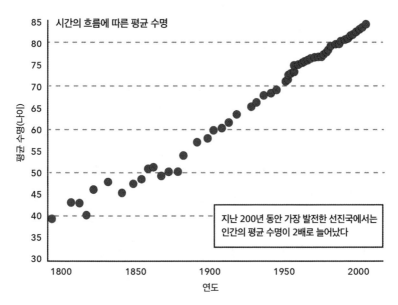

시간의 흐름에 따른 평균 수명

지난 200년 동안 가장 발전한 선진국에서는 인간의 평균 수명이 2배로 늘어났다

1800년 이후로 정확한 사망 기록을 갖추고 있는 유럽 국가에서의 평균 기대수명

은 껍질에 난 균열로 인해 생긴 상처 때문에 간부전으로 죽었다. 만약 인도 콜카타 알리포어 동물원의 담당자가 아드와이타에게 간이식을 해주고 껍질 수복을 위한 수술을 해줄 수 있는 자원과 의지가 있었더라면 아드와이타는 지금도 팔팔하게 돌아다니고 있을 것이다. 그래도 255세까지 살았으면 나쁜 성적은 아니다!

남극 해면Antarctic sponge은 수명이 엄청 길어서 1,550년까지 살 수 있다. 이 동물은 거의 움직이지 않는다. 그래서 내 동료 중 한 명은 짓궂게도 자기 연구진 중에서 특히 둔한 사람을 '해면'이라고 부른다. 장수하는 포유류 중 가장 큰 동물인 북극고래는 200년 넘게 산다(알려진 개체 중 가장 오래 산 것은 211세였다). 해파리의 한 종인 작은보호탑해파리Turritopsis nutricula는 그중 가장 흥미로운 경우이다. 폴립에서 성체가 되었다가 다시 폴립으로 돌아가 '영원한 젊음'을 누리기 때문이다. 동물계의 벤저민 버튼이라고 할 만하다. 수명이 50년인 여왕 흰개미에 대해서도 생각해보자. 이 가여운 것은 하루에 3만 개의 알을 생산한다. 이것을 플라이 낚시인들의 사랑을 받는 암컷 하루살이와 비교해보자. 하루살이는 성체가 된 후 불과 5분을 살고 죽는다. 노인학자들이 이런 극단적인 수명에 흥미를 느끼는 이유는 당신도 쉽게 상상할 수 있을 것이다. 수명이 긴 종과 짧은 종은 대체 세포 기능에 무슨 차이가 있을까? 만약 우리가 이것을 이해하고 인간의 세포에서도 그와 비슷한 변화를 흉내낼 수 있는 능력을 키운다면 노화의 속도와 질병의 발생을 늦추어 건강수명을 연장할 수 있을 것이다. 인간이 그렇게 찾아 헤매던 '젊음의 묘약'을 찾는 것이다.

여성들이여, 갈채를 받으시라! 거의 모든 현대 사회에서 여성은 남성보다 오래 산다. 여성의 수명이 더 긴 것은 인간에게만 해당되는 것이 아니라 침팬지, 고릴라, 오랑우탄, 긴팔원숭이 등 다른 많은 포유류에도 해당되는 이야기이다. 이런 종에서 모두 암컷은 같은 집단의 수컷들보다 일관되게 수명이 길다. 평균적으로 여성은 남성보다 6-8년을더 오래 살지만, 서구 문명사회에서는 이 격차가 줄어들고 있다. 여기에는 남성의 심혈관질환으로 인한 사망 감소가 큰 몫을 하고 있다.

노화의 정복

남녀의 수명 차이에 대해서는 생물학적 요인, 호르몬 요인, 유전적 요인, 환경적 요인, 사회적 요인 등 다른 그럴듯한 설명들이 많이 있다. 이런 요인들 모두 다양한 비율로 남녀 성차에 기여하고 있을 것이다. 인기 있는 생물학적 설명 중 하나로 대사율metabolic rate의 남녀 성차가 있다. 음식을 대사해서 생산하는 에너지의 양을 의미하는 대사율은 청소년기 남성에서 같은 나이의 여성보다 6퍼센트 정도 높고, 사춘기 이후로는 10퍼센트 정도로 차이가 벌어진다. 많은 실험에서, 그리고 대부분의 종에서 대사율은 수명과 부정적으로 연관되어 있다. 즉 대사율이 높으면 수명이 줄어든다는 의미이다.

여성은 또한 남성에 비해 음식을 백색지방 조직으로 더 많이 전환하는 경향이 있다. 남성의 경우 음식을 근육으로 전환하고(좋은 일), LDL 콜레스테롤(나쁜 콜레스테롤)을 비롯한 순환 지질circulating lipid로도 전환한다. 콜레스테롤은 심혈관질환의 주요 위험 요인들 중 하나이다. 여성호르몬인 에스트로겐은 LDL 콜레스테롤 수치를 낮추고 HDL 콜레스테롤(착한 콜레스테롤) 수치를 높여 심혈관에 이로운 역할을 하기 때문에 폐경 전 여성을 심장질환으로부터 보호해준다.[8] 더 나아가 에스트로겐은 혈관 내벽을 손상으로부터 보호하고, 혈관을 이완해서 혈압을 낮춰주며, 혈전과 딱딱해진 동맥을 줄여 동맥경화로부터 보호해준다. 이런 것들 모두 여성의 우월한 심혈관 프로필과 장수의 요인이다. 마지막으로 일부 국가에서는 남성이 직업 재해에 더 자주 노출된다. 남성은 운전도 더 많이 하고, 술도 더 많이 마시고, 흡연도 더 많이 하고, 살인사건을 비롯해 외상에도 더 자주 노출된다. 서구 사회에서도 여성이 더 오래 사는 것은 사실이지만 사회가 진화하면서 이런 남녀 성차는 줄어들고 있고, 건강에 이로운 행동을 받아들인 남성이라면 그 차이를 더욱 줄일 수 있다. 그렇게 하고자 하는 의지만 있다면 말이다.

이 분야의 유명한 과학자인 케일럽 핀치에게 우리가 늙지 않거나 거북이의 속도로 늙는다면 얼마나 오래 살 수 있겠느냐고 물어보았더니, 이렇게 대답했다. "이론적으로 볼 때 일반적으로 사망률은 노화가 일어나면서 계속 높아지는데, 사망률이 이런 식으로 높아지지 않는다면 인간은 수백 년을 살 수 있습니다. 선진국에서 15세의 연간 사망률은 0.05퍼센트 정도입니다. 이것을 대입해서 계산해보면 인간의 평균 수명은 1,200년이 나옵니다." 물론 실제로는 나이가 들면서 사망률이 점점 더 높아진다. 미미한 노쇠 동물과 달리 우리의 사망률은 15세 때의 사망률로 일정하게 유지되지 않는다. 핀치의 설명에 따르면 미미한 노쇠 동물은 70세가 지나도 사망률이 1-2퍼센트에 불과하지만, 인간은 70세가 넘으면 사망률이 점점 높아진다. 65-70세에는 이후 5년 내에 사망할 확률이 1:100이지만, 85세 이후로는 1:10으로 높아진다. 6세 아동의 경우는 1:10,000이다. 현재로서는 일부 동물에서 미미한 노쇠를 보이는 이유가 분명하지 않다. 번식상의 장점을 부여하는 진화적 발전일 수도 있지만, 그냥 우연일 수도 있다.[9] 현재 이 분야에서는 많은 연구가 이루어지고 있다. 거기서 '젊음의 묘약' 혹은 '생명의 묘약'에 대한 답이 나올지도 모른다.

우리의 살아생전에 미미한 노쇠 수준의 수명 연장을 기대하기는 어렵다. 그보다는 노화의 속도를 적당히 늦춰서 노화와 관련된 모든 질병을 7년 정도 지연시키는 것이 현실적인 목표가 될 것이다.[10] 이런 목표를 선택한 이유는 사망 위험을 비롯한 노화의 부정적인 속성들 대부분이 성인 수명 전반에서 대략 7년마다 2배씩 기하급수적으로 증가하는 경향이 있기 때문이다.[11] 이렇게 7년을 지연시킬 수 있다면 암이나 심장질환을 정복했을 때보다 건강과 수명에서 더 큰 이득을 얻을 수 있다.[12] 과학자들은 노화를 7년 늦추는 것이 현실적인 목표라고 생각한다. 만약 여기에 성공할 수 있다면 50세가 된 사람들의 건강과 질병 위험 프로필은 43세가 되고, 60세가 된 사람은 53세가 될 것이다. 그만큼 중요한 부분이 또 있다. 일단 이것을 달성하고 나면 이 7년의 지연효과가 그 이후의 모든 세대에서도 건강 및 수명과 관련해서 동일한 이득을 안겨준다는 점이다.[13] 오늘날 대부분의 국가에서 태어나는 아이들이 백신의 발견과 발전에서 혜택을 보고 있는 것처럼 말이다. 나는 이것이 달성 가능한 목표이며, 이 책에서 다루고 있는 많은 요소들, 즉 우정, 스트레스 완화, 웃음, 목적의식, 수면, 음식, 신체활동, 긍정적인 태도 등이 바로 그런 효과, 즉 노화 관련 질병과 장애, 사망을 7년 이상 지연시키는 효과를 가져다준다고 믿는다.[14] 노화 과정에 영향을 미치는 위험 요소들에 일찍 대처할수록 몸과 뇌의 예비력을 더 많이 저축할 수 있고, 노화의 7년 지연효과를 달성할 가능성도 그만큼 커진다.

일부 동물의 수명이 특별히 긴 이유를 알게 되면 그 지식을 이용해 세포의 기능이나 구조를 조작해서 수명을 늘리고 노화 관련 질병을 줄일 수도 있을 것이다.

8

냉수욕과 토르페시스

다음에 온천에 가서 운동, 사우나, 한증막, 냉수탕을 순환할 때는 잠시 이 의식이 얼마나 오래된 것인지 생각해보자. 사람들은 약 4,000년 전부터 목욕을 통해서 즐거움을 얻었다. 기원전 2000년 초에 고대 이집트의 궁전에는 공중목욕탕이 존재했고, 고대 그리스인들의 삶에서도 목욕은 중요한 자리를 차지했다. 그러나 그보다 훨씬 세련된 로마의 공중욕장 테르마이thermae도 있었다. 그곳은 현대의 온천처럼 공중목욕, 긴장완화, 사교 활동을 위해서 설계된 복잡한 실내로 이루어져 있었다.

　로마의 목욕 방식은 어느 정도 표준화된 패턴을 따랐다.[1] 목욕하는 사람은 맨 먼저 아포디테리움apodyterium(탈의실)에 들어가서 탈의를 했다. 그다음에는 운투아리움unctuarium(기름실)에 들어가 기름을 몸에 바른 후 다른 방에 들어가서 운동을 했다. 이런 활동을 한 후에는 고온실로 들어갔다가 다시 한증막으로 들어가 피부에 쌓여 있는 기름과 땀을 제거했다. 그다음에는 테피다리움tepidarium(미온탕)과 그후에는 프리기다리움frigidarium(냉욕장)에 들어갔다. 프리기다리움에는 냉수 수영장이 있는 경우가 많았다. 그리고 피부에 다시 한번 기름을 바르고 나면 목욕 과정이 마무리된다. 그러면 아주 상쾌하게 몇 시간을 보낼 수 있었다.

치료 목적으로 물을 이용하는 것은 오래된 관습이다.[2] 요즘에 물 요법은 관절염이나 척수 부상 같은 근골격계 장애를 치료하는 데 사용되고,[3] 화상, 뇌졸중, 마비로 고생하는 환자들에게도 처방해준다. 로마식 목욕에서처럼 냉수 노출은 목욕에서 빠지지 않는 요소이다. 냉수 목욕이 여러 기관계와 노화 과정에 관여하는 경로에 건강상의 이로운 효과가 있다는 증거가 대단히 많다.[4]

냉수에 몸을 담그면 호르메시스 현상과 관련된 생리 체계에 자극을 준다.[5] 호르메시스란 해롭거나 고통스러운 것을 소량으로 가하면 오히려 건강에 이로운 현상을 말한다. 냉수 노출, 방사선, 독성 화합물, 굶주림 같은 스트레스 요인을 적당하게 가한 것이 해를 입히기는커녕 오히려 몸에 이롭게 작용하는 이 반직관적인 현상에 대한 연구가 노인학자들의 관심을 끌고 있다. 실험실 생명체들은 그런 스트레스 요인에 노출한 이후 더 오래 사는 경우가 많다. 그래서 당연히 우리는 이런 반응을 이용해서 세포의 생명을 강화하는 것이 가능한지, 가능하다면 어떻게 해야 하는지 배우고 싶은 열의에 차 있다. 현재까지 밝혀낸 부분을 살펴보자. 세포를 약한 스트레스에 노출시키면 단백질의 합성을 자극한다는 것이 알려져 있다. 이 단백질은 세포의 번식능력이나 분열능력에는 영향을 미치지 않으면서 세포의 기능과 생존능력을 향상시켜준다. 우리는 세포에서 한 가지 회복 메커니즘을 자극해주면 다른 복

노화의 정복

구 기관계와 회복 기관계의 기능도 함께 향상되기 때문이라고 믿고 있다.[6] 그 이유가 무엇이든 간에 호르메시스는 매력적인 연구 대상이다. 이것을 이용해서 냉수욕이 몸에도 좋고 노화에도 좋은 이유를 설명할 수 있다.

냉수 샤워나 냉수욕은 호르메시스 효과가 있는 생리적 스트레스이다.[7] 이것은 냉자극 이후에 심부체온을 정상으로 끌어올리도록 우리 몸에 강제하기 때문에 여러 기관계와 장기에 간접적으로 이로운 효과를 가져온다. 따라서 적당한 스트레스 요인들 역시 이론적으로는 몸에 이로울 수 있다. 예를 들면 숨을 참는 저산소 스트레스, 과호흡을 통한 산화 스트레스, 사우나를 통한 열충격 등이다. 그러나 이런 것들은 노화와 관련해서 냉수욕만큼 철저한 검증을 거치지 않았다.

냉수욕이나 냉수 샤워는 몸에 대규모로 자극을 전달하는 데 대단히 효과적이다. 피부에 있는 냉수용체의 수는 온수용체보다 최고 10배까지 많기 때문이다.[8] 더군다나 물이 온도를 전달하는 능력은 공기보다 30배나 강하다. 피부가 냉수와 접촉하면 혈관이 수축해서 혈압이 올라가고,[9] 이것이 온도 자극과 결합해서 신경 말단에서 뇌의 감각중추로 전기 임펄스를 올려 보낸다. 그 결과 중요한 화학 신호와 신경 신호가 증가한다. 그런 화학물질 중 하나가 노르아드레날린이다.[10] 이것은 투쟁-도피 반응에서 중요한 역할을 하는 신경전달물질로, 냉수에 노출되면 4배나 증가한다. 노르아드레날린은 뇌와 몸 모두에서 세포의 성능을 향상시키고 심박동, 혈압, 근육으로 가는 혈류량, 골격근의 수축력, 에너지 방출 같은 일련의 기능을 조절한다. 냉수 노출은 감정, 집중력, 기억력을 조절하는 주요 뇌 영역에서도 노르아드레날린을 분비시켜[11] 우리의 각성도, 기억력, 사물에 대한 흥미, 기분, 통증에 대한 몸의 반응에도 영향을 미친다. 나이가 들면서 노르아드레날린에 대한 반응성도 약해지기 때문에 그 활성을 강화해주는 자극은 무엇이든 '노화' 생리학에서 중요하게 작용한다.[12] 트리니티칼리지에 있는 신경심리학 동료 중 한 명은 냉수처럼 뇌를 흥분시켜 노르아드레날린 분비를 촉진하는 자극이 치매를 예방해줄지도 모른다는 가설을 세웠다.[13]

노르아드레날린은 교감신경계에 관여하는 화학물질 중 하나이다.[14] 교감신경은 행동에 나설 수 있도록 몸을 '준비시키는' 역할을 한다. 예를 들어 우리가 아침에 일어나서 가장 먼저 각성을 경험하는 이유는 교감신경의 출력이 폭증하기 때문이다. 이것이 몸 전체의 혈류를 제어하는데, 대부분 노르아드레날린 분비의 증가를 통해서 이루어진다.[15] 냉수 노출은 '러너스하이runner's high'를 일으키는 엔도르핀 등 다른 화학물질도 분비시킨다. 냉수에 노출되면 엔도르핀의 분비가 4배 증가하며,[16] 그 결과 오피오이드 수용체opioid receptor의 자극을 통해서 웰빙이 강화되고 통증이 억제된다.[17] 이것이 '좋은 기분'을 만들어내는 추가적인 요인으로 작용한다. 대서양의 바다로 수영하러 가본 적이 있는가? 물에 들어갈 때는 온몸이 벌벌 떨리고, 찬물에 적응하기 위해서 정신없이 물장구를 치지만 나중에 물에서 나올 때는 왠지 신이 나고, 몸에 온기가 돌고, 얼굴에 홍조를 띤 것을 느껴본 적이 있는가? 이제 그 이유를 알 수 있을 것이다.

냉수 노출은 면역반응도 개선해준다. 찬물 수영을 하는 사람이나 냉수 샤워를 하는 사람에게 물어보면 겨울에 감기나 흉부감염에 훨씬 덜 걸리고,[18] 전체적으로 병도 잘 걸리지 않는다고 말할 것이다. 한 연구에서는 사람들을 네 집단으로 나누어 여러 달에 걸쳐 비교해보았는데, 이 역시 이런 주장을 뒷받침해준다. 첫 번째 집단은 더운물-찬물 샤워를 했고, 두 번째 집단은 규칙적인 운동을 했으며, 세 번째 집단은 더운물-찬물 샤워와 운동을 병행한 반면, 네 번째 집단은 행동에 아무런 변화도 주지 않았다. 이 네 번째 집단과 비교했을 때 더운물-찬물 샤워 집단은 병가 횟수가 29퍼센트 줄었다. 두 번째 운동 집단은 35퍼센트 줄었다. 그리고 규칙적인 운동과 매일 찬물 샤워를 함께 한 집단은 병가가 무려 54퍼센트나 줄었다. 냉수 샤워의 지속시간은 별 차이를 만들어내지 않는 것으로 보였다. 참가자들은 에너지 활력이 높아졌다고 보고했다. 커피를 마셨을 때 얻는 활력과 비슷하다고 하는 사람도 많았다. 추가적으로 얻은 긍정적인 결과는 삶의 질 향상이었다. 이것은 냉수 샤워 집단에서 훨씬 높게 나왔다. 대다수의 사람이 냉수에 노출되는 동안에는 다양한 수준으로 불편함을 보고했지만, 90일이 지난 후 이 습관을 계속 이어가겠다고 한 사람이 91퍼센트나 되는 것만 보더라도 이것이 얼마나 큰 이로움을 주었는지 짐작할 수 있다.[19]

찬물 수영에서 나타나는 큰 효과 중 하나는 휴식 시에 소모하는 칼로리의 양에 미치는 영향이다. 야외에서 수영할 때는 체온을 유지하기 위해서라도 몸을 열심히 움직여야 하고, 그 결과 더 많은 칼로리를 소모한다. 물이 차가울수록 몸은 더 열심히 지방을 에너지로 전환해야 한다. 여기에 수영이라는 운동까지 더해지면 칼로리 소모가 훨씬 증가한다. 냉수 샤워에서 일어나는 것과 동일한 화학적 변화와 교감신경계의 변화가 찬물 수영에도 그대로 적용된다. 찬물에서 수영을 하면 온도의 극단적인 변화로 교감신경계의 활성이 증가하고, 피부로 유입되는 혈류의 양이 줄어드는데, 그로 인해 심장은 근육, 뇌, 콩팥 같은 주요 기관을 중심으로 온몸에 피를 더 강하게 펌프질해야 한다. 그 결과 혈액순환이 개선되고 독소가 몸에서 씻겨나간다.

찬물 수영하는 사람들이 '피부가 맑고 건강한 홍조'를 띠는 이유는 이런 생리적인 결과 때문이라고 할 수 있다. 찬물 수영이 긴장과 피로를 감소시키고, 기분과 기억력, 전반적인 웰빙을 개선해준다는 증거들도 많다.[20]

냉수 노출이 활기를 북돋아주는 이유를 뒷받침하는 진화 이론도 있다. 과거에는 인간의 활동이 대부분 야외에서 이루어졌고, 주변 온도의 변화도 심했으며, 먹이를 찾고 포식자를 피하기 위해서는 불편할 정도로 차가운 물에 들어가거나, 그 속에서 수영을 해야 하는 경우도 많았다. 그러나 사람이 항온동물이기는 해도(우리 몸은 심부체온을 대략 섭씨 36.6도로 일정하게 유지한다) 현대 생활에서는 이런 정교한 체온조절 기관계를 이용하는 경우가 무척 드물다. 이것은 몸의 입장에서는 별로 좋은 일이 아니다. 우리의 몸은 자극을 필요로 하기 때문이다. 지난 몇 천 년 동안 사람의 생활방식에서 열 스트레스는 급속히 사라졌지만, 이런 열 스트레스는 영장류 시절과 수십만 년의 호모 사피엔스 시절 동안 계속 존재했던 것이다. 이렇게 열 스트레스가 사라진 것이 인간의 신체건강과 정신건강에 부정적인 영향을 미쳤다. 체온조절 기관계가 충분한 운동 혹은 자극을 받지 못하기 때문이다.[21] 그래서 냉수 노출은 이런 진화적 반응을 촉발시켜 활력을 높여준다.

✧

찬물이 우울증 치료에서 나타내는 효과에 대한 문헌은 오래전부터 많이 있었다.[22] 다음 사례는 「브리티시 메디컬 저널」에서 가져온 것으로, 찬물 수영이 한 젊은 여성의 우울증을 어떻게 완화시켰는지 잘 보여준다.[23]

주요 우울장애와 불안증이 있는 24세 여성은 17세부터 그런 증상으로 치료를 받아왔다. 이 여성은 잘 알려진 항우울제를 복용해도 증상이 사라지지 않았다. 딸을 낳은 후 이 여성은 약물로부터, 증상으로부터 자유로워지고 싶었다. 그래서 매주 야외 찬물 수영 프로그램을 시작했다. 이것을 통해서 수영을 할 때마다 즉각적으로 기분이 개선되는 효과가 있었고, 우울증 증상이 점진적으로, 지속적으로 호전되어 약물 복용을 점차 줄여가다가 결국에는 완전히 중단하게 되었다. 1년 후 후속 검사에서도 그녀는 계속 약물을 복용할 필요가 없는 상태를 유지하고 있었다.

세월이 갈수록 우울증과 기분 저하가 흔해진다. 이것은 대부분 배우자나 일자리의 상실 같은 환경 변화와 노화 관련 신경전달물질의 변화 같은 내재적 요인으로 생긴다. 우울증이 있는 사람에게 노르아드레날린 기관계가 원래의 역할대로 작동하지 못한다는 것은 잘 알려져 있다. 냉수 입욕은 이 기관계를 조정해서 우울증 증상에 도움을 준다. 이것은 젊은이와 노인 모두에게 해당된다. 특히 심장마비와 관련해서 냉수 노출의 안정성에 대해서 물어보는 환자가 많다. 심장질환이 있는 사람은 의사의 승인 없이 갑작스러운 온도 변화를 시작해서는 안 된다. 심장으로 가는 혈관이 동맥경화나 혈전에 의해서 이미 좁아져 있는 경우라면 교감신경 폭주가 심장마비를 유도할 수 있기 때문이다.[24] 그런 경우가 아니라면 냉수(섭씨 15-23도)에 전신을 노출하는 것은 안전하며 단기적으로나 장기적으로 별다른 부작용도 없다.[25] 이것이 심부체온에 미치는 영향은 무시할 수 있을 정도이기 때문에 냉수에 지나치게 오래 노출되는 경우가 아니면 저체온증이 문제될 일은 거의 없다.[26]

냉수 노출의 이점 중 중요한데도 자주 간과되는 것이 한 가지 있다. 냉수가 피부에 미치는 영향이다. 앞에서 냉수가 홍조를 띤 생기 있는 피부를 만들어준다고 이야기했지만, 사실 냉수욕은 나이가 들면서 더 흔해지는 잘 알려진 피부장애에도 도움이 된다.[27] 노인성 가려움증이다. 나이가 들면 피부가 유분과 습기를 잘 유지하지 못해 건조해지기 십상이다. 그래서 피부가 가렵고 비늘처럼 일어나면서 붉은 반점이 생긴다(의학 용어로는 건조습진이라고 한다). 뜨거운 물로 샤워하고, 온수욕을 자주 하면 건조습진을 일으키거나 악화시킬 수 있다.[28] 냉수 샤워는 가려움증을 가라앉히는 데 도움을 주고 온수 샤워보다 피부 건조를 덜 일으킨다.

노화의 정복

냉수라는 주제에 대해서 이야기하면서 바다를 언급하지 않을 수 없다. 전 세계 인구분포도를 보면 대다수의 인류가 물 근처에 사는 것을 볼 수 있다. 우리는 해안, 만, 강변과 개울, 그리고 섬을 따라서 산다. 그리고 휴가 때도 물가를 찾아가 호수에서 낚시를 하며 그 속에서 위안을 얻는다. 어린아이에게 물웅덩이에서 물을 튀기는 것만큼 재미있는 놀이는 없다. 인류가 이렇듯 물을 좋아하는 것은 진화적으로 말이 된다. 인간은 유인원으로부터 분리되어 나와 아프리카의 숲에 등장했을 때 강과 해안에 가까이 붙어살면서 물고기, 조개, 게 등을 먹었다. 수산물 식단에는 뇌세포의 성장을 촉진하는 필수지방산인 오메가-3가 가득 들어 있다. 인간의 뇌는 그때 이후로 기하급수적인 성장을 시작했다.

바다 가까이에 살면 기분도 좋아지고, 우울증과 불안도 줄어들며, 전체적인 웰빙이 늘어난다. 이것은 모든 연령대에 해당되는 이야기이고, 일부 연구에서는 나이가 들수록 그 효과가 특히 좋아진다고 한다.[29] 놀랍게도 바다 가까이에 살면 수명이 4년에서 7년 정도 늘어날 수 있다.[30] 수명 연장과 바다에 관한 과학은 대부분 블루존에서 나온 연구이다. 블루존 지역은 모두 고지대에 바다와 가까운 곳이지만, 좋은 식생활, 활발한 공동체, 적은 오염, 질 좋은 식수 등 건강 장수에 영향을 미치는 다른 특성들도 함께 가지고 있다. 따라서 바다 옆에서 사는 것이 장수에 기여하는 부분을 나머지 다른 요인들과 분리해서 밝혀내기는 쉽지 않다. 스트레스와 우울증이 별로 없다는 사실도 장수에 기여할지 모른다.

우리의 연구에 따르면 바다를 시각적으로 자주 접할수록 기분과 웰빙에 긍정적으로 작용한다는 것이 더 분명하게 드러났다.[31] 바꿔 말하면 '바다를 자주 보는 것'이 좋다는 뜻이다. 이것은 모든 연령대에 해당하며, 일부 연구에 따르면 나이가 들수록 그 효과가 뚜렷하다.[32] 바다는 끊임없이 변화하며 다양성이 웰빙을 향상시킨다는 사실은 잘 알려져 있다. 바다는 이틀 연속으로 같은 모습을 보여주는 법이 없다. 심지어 같은 날이라도 시시각각 달라지는 것이 바다이다. 그래서 바다 구경은 절대 지루해지는 법이 없고, 언제나 신선한 자극을 준다. 바다 가까이에 살면 수영(냉수 수영도!)이나 산책 같은 신체활동에 참여할 가능성도 높다.[33] 바닷가 근처에 살면 사회적 교류도 많아지고, 건강과 웰빙을 위한 공간도 생긴다. 이런 것들이 모두 수명을 증가시킨다고 입증되었다. 그 이유가 한 가지는 아닐 것이다. 이유야 어쨌든 간에 바다 근처에 살아서 생기는 이점은 대단히 막강하며, 부富와 같은 요인이 건강과 수명 연장에 미치는 영향과 동등한 수준이다.

냉수 샤워를 하든, 찬물 수영을 하든, 그냥 바다를 구경하며 시간을 보내든 이런 것들이 모두 건강과 웰빙에 이롭다는 것은 잘 알려져 있다.

9

마음껏 먹어라

한밤중에 남몰래 숨어서 먹는 간식 시간은 내 기숙학교 시절의 가장 소중한 추억 중 하나이다. 한밤중의 간식 파티라고나 할까. 보통 토요일 밤이 되면 우리 중 한 명을 당번으로 뽑아 잠을 자지 않고 망을 보게 하다가 들킬 위험이 없어 보이면 한밤중에 다른 학생들을 깨우게 했다. 그러면 우리는 층계참 밑에 있는 넓은 공간으로 몰래 숨어들어가 음식을 나누어 먹었다. 그래 봐야 땅콩버터와 잼 샌드위치와 초콜릿 비스킷에 레모네이드 정도가 고작이었다. 특별히 고급스러운 음식은 아니었지만 배고프고 들뜬 여학생들에게는 천국에서 내려온 꿀맛이었다. 이제는 탄로난 비밀이지만 우리는 한 번도 발각된 적이 없었고, 나는 한밤중에 몰래 숨어서 먹던 그 즐거운 추억을 소중하게 간직하고 있다.

그러나 그 사이에 축적된 지혜를 바탕으로 생각해보면, 이제 한밤중에 간식 파티를 벌이거나 식사와 식사 사이에 간식을 먹는 행동을 좀 자제할까 생각 중이다. 대부분의 사람에게 이것은 건강을 해치는 길이기 때문이다. 사람의 몸은 오랜 세월 진화를 거치면서 먹을 수 있을 때 최대한 많은 음식을 섭취하도록 본능에 새겨져 있다. 우리의 역사 초기에 인류는 수렵이나 채집을 했고, 사냥에 성공하면 잠시 배부른 시간도 있었지만, 그후로는 굶는 시간이 오래 이어지는 경우가 많았다. 인간은 대형 동물의 먹잇감이기도 했기 때문에 낮에는 먹을 것을 찾아 나섰고, 밤에는 보금자리를 찾아가 쉬었다. 따라서 한밤중에 간식 파티를 벌일 일은 없었다.

전기로 돌아가는 사회가 등장하기 전까지만 해도 사람들은 해가 뜨면 하루를 시작하고, 하루 종일 육체노동을 하다가 해가 지면 잠자리에 들었다. 인간의 활동은 밤낮의 변화에 맞추어져 있었다. 그 덕분에 과식이 자연적으로 조절될 수 있었다. 하지만 요즘의 우리는 밤낮을 가리지 않고 항상 일을 하고, 놀고, 사람들과 어울리며 먹고 있다. 이것은 체내 시계에 부정적인 영향을 미친다. 체내 시계는 낮에는 활동하며 적당히 먹다가, 밤이 되면 쉬는 수면-각성 주기에 따라 작동하도록 진화했기 때문이다. 그러나 우리는 달달한 간식을 먹는 것도 좋아한다. 그것 역시 우리가 진화해온 방식 중 일부이기 때문이다.

고칼로리 음식은 뇌의 '쾌락중추'에서 도파민의 분비를 촉발시킨다. 이 쾌락중추는 생물 시계와 생리적 리듬을 조절하는 경로와 연결되어 있다. 땅콩버터나 잼 샌드위치 같은 고칼로리 음식을 간식으로, 혹은 정상적으로는 쉬어야 할 시간에 먹어서 이 경로가 방해를 받으면 정상적인 식사 시간 동안에 섭취한 경우보다 지방으로 축적되는 과잉 칼로리가 더 많아진다. 그 결과 비만, 그리고 당뇨병이나 심장질환 같은 비

노화의 정복

만 관련 질병이 생긴다.[1] 나이가 들수록 수면 패턴이 쉽게 방해를 받기 때문에 한밤중에 출출함을 달래려고 부엌으로 향할 가능성이 높아진다. 그러나 이것은 체중 증가를 가속화하고, 수면에도 도움이 되지 않는다. 결론을 말하자면, 가급적 음식물 섭취 시간을 하루 중 8시간 이내로 한정하는 것이 좋다.

이것이 노화와 무슨 관련이 있는가? 음식물 섭취, 식생활, 유전자, 그리고 대사와 세포 에너지 생산에 관련된 경로는 세포의 노화 방식을 통제하는 가장 중요한 요소이다.[2] 우리는 에너지를 얻기 위해서 먹는다. 음식은 에너지를 생산한다. 몸이 에너지를 사용하는 속도를 대사율이라고 하며, 대사란 각각의 세포가 우리가 섭취한 칼로리를 연료로 바꾸어 우리를 살아 있게 하는 일련의 화학적 과정이다. 우리 몸이 매일 에너지를 태우는 방식에는 크게 3가지가 있다. 기초대사량basic metabolism은 쉬고 있는 동안 우리 몸이 기본적인 기능을 유지하는 데 사용되는 에너지를 말한다. 그다음에는 음식을 분해하는 데 사용되는 에너지가 있고, 마지막으로 신체활동에 사용되는 에너지가 있다.

몸과 관련해서 사람들이 간과하고 있는 한 가지 사실은, 우리가 매일 소모하는 총 칼로리 중 쉬는 동안에 일어나는 기초대사가 대단히 큰 부분을 차지한다는 점이다. 반면에 신체활동은 총 에너지 소비 중 10-30퍼센트 정도로 작은 부분만을 차지하고 있다(전문 운동선수이거나 고도의 신체활동을 필요로 하는 일을 하지 않는 한). 음식을 소화하는 데에 들어가는 에너지는 10퍼센트 정도이다.

체격과 체성분이 동일한 두 사람이라도 대사율은 차이가 날 수 있다. 친구 중에서 이런 범주에 해당하는 사람을 찾아볼 수 있을 것이다. 어떤 친구는 아무리 많이 먹어도 좀처럼 체중이 늘지 않는데, 어떤 친구는 칼로리를 꼼꼼히 따져가며 먹는데도 체중 증가를 피하지 못한다. 사람의 대사를 조절하는 메커니즘을 완전히 이해하지 못하지만 몸속의 순수한 근육과 지방조직의 양, 나이, 유전학이 대사를 변화시킨다는 것은 알고 있다. 우리는 순수 근육량과 지방조직의 양은 바꿀 수 있지만, 나머지 다른 요인들은 정해진 것이므로 바꿀 수 없다.

나이가 들면 대사도 느려진다. 이런 노화 효과는 18세의 이른 나이에 시작되어 평생 이어진다. 따라서 60세는 20세에 비해 쉬는 동안에 소비하는 칼로리 양이 현저히 줄어든다. 그 결과 체중이 증가하면서 대사증후군metabolic syndrome이라는 중요한 증후군이 새롭게 생겨날 가능성이 더 높다. 대사증후군이란 고혈압, 고혈당, 복부비만, 비정상적인 콜레스테롤 혹은 트리글리세리드(중성지방) 수치 등을 포함하는 일련의 질환을 말한다. 대사증후군이 생기면 심장질환, 뇌졸중, 당뇨 같은 만성적인 건강 문제의 위험이 높아진다. 이 경우도 역시 이런 증상이 어떻게 발생하는지, 이런 질병이 왜 일부 사람에게서 동시다발적인 증후군으로 발생하는지(다른 연구에서 60세 이상 사람들 중 30퍼센트로 추정), 그리고 이런 증후군이 어째서 일부 사람에게 더 잘 생기는지 등은 아직 불분명하다.

다른 모든 것을 거의 비슷하게 유지해도 나이가 들면서 에너지 요구가 줄어드는 이유 또한 미스터리로 남아 있다. 쉬는 동안에 몸의 기능을 유지하는 데 필요한 칼로리의 양을 의미하는 기초대사율은 키, 체중, 나이, 성별을 온라인 알고리즘에 입력하면 계산할 수 있다. 이 알고리즘은 통계 데이터에서 유도한 방정식을 이용한다. 커피, 고추, 일부 향신료처럼 기초대사율을 살짝 높여주는 음식이 있기는 하지만, 그 변화가 무시할 수 있을 정도로 작고 단기적이기 때문에 허리둘레에는 아무런 영향을 미치지 못한다. 그러나 근육을 키우는 것은 미미하나마 좀더 도움이 된다. 몸에 근육이 많고 지방이 적을수록 대사율은 높아진다. 자신의 기초대사율을 같은 연령대의 평균과 비교해서 계산한 신체 나이가 실제 나이보다 많다면 그것은 대사율 개선이 필요함을 말해주는 신호이다.

기초대사율은 동물의 크기 및 심박수와 밀접한 관련이 있고 동물과 인간의 수명을 결정하는 요인으로 폭넓게 인정받고 있다. 벌거숭이두더지쥐같이 예외도 있지만 일반적으로 체구가 작은 동물일수록 기초대사율이 빠르고, 따라서 수명도 짧다. 크기가 작은 동물은 부피 대비 표면적의 비율이 높다. 바꿔 말하면 상대적으로 표면적이 커서 단위시간당 환경에 대한 열손실이 많다는 뜻이다. 우리를 비롯한 동물이 기관의 기능을 제대로 유지해서 살아남으려면 심부체온을 반드시 일정하게 유지해야 한다. 체온을 일정하게 유지하려면 체구가 작은 동물은 먹이를 산화시켜 높은 속도로 에너지를 생산해야 한다. 크기가 가장 작은 동물 중 하나는 코끼리의 먼 친척인 뾰족뒤쥐이다. 체중이 4그램에 불과한 이 동물은 기초대사율이 너무 높아서 수명이 12개월을 넘기지 못한다. 이런 대사율을 유지하기 위해서 이들은 심박수가 분당 600회 정도로 매우 빠른 속도를 보이며(인간은 60-80회), 15분마다 대부분 곤충으로 구성된 먹이를 거의 자기 체중만큼 먹어야 생명을 유지할 수 있다. 이들은 먹이를 먹지 못하면 불과 몇 시간 만에 굶어 죽고, 잠도 거의 자지 않는다. 뾰족뒤쥐는 끊임없이 먹이를 필요로 하기 때문에 독으로 먹잇감을 마비시켜 15일까지 살려둘 수 있다. 이렇게 마비시킨 먹이는 자신의 은닉처로 가지고 간다. 아주 영리하다.

체구, 기초대사율, 심박수, 기대수명을 하나로 묶고 있는 이 규칙에도 예외가 있다. 이런 예외들이 노화 과학 종사자들을 아주 애타게 만든다. 예를 들면 쥐와 비둘기는 체구와 기초대사율이 거의 비슷하지만 비둘기가 쥐보다 7배나 더 오래 산다.[3] 이런 차이가 나는 이유는 비둘기가 쥐와 동일한 대사율을 가지고 있음에도 불구하고 에너지를 만드는 동안 미토콘드리아에서 누출되는 독소와 폐기물의 양이 훨씬 적기 때문이다. 만약 비둘기의 미토콘드리아에서 누출이 잘 일어나지 않는 이유를 이해할 수 있다면, 그 정보를 이용해서 인간 세포의 누출과 폐기물 축적 방식을 바꾸어놓을 수 있을 것이다. 이런 누출과 축적은 노화의 핵심이다. 이 비밀을 알아낸다면 그 지식을 인간 세포의 노화에 적용해서 수명을 7배 늘릴 수 있을까? 만약 이것이 현실이 된다면 세상을 크게 뒤흔들게 될 것이다.

비만은 미토콘드리아 기능과 밀접한 관련이 있다. 비만이 유행병처럼 번지는 속도가 점점 빨라져 이제는 전 지구적인 문제가 되었다. 사실 비만은 서구 사회보다 중진국에서 더 빠른 속도로 늘어나고 있다. 우리의 연구에 따르면 아일랜드에서 50세 이상의 성인 중 70퍼센트가 과체중이나 비만이다.[4] 이것은 다른 유럽 국가의 데이터와 비슷하지만, 아일랜드와 영국은 유럽의 다른 지역과 비교해보면 비만 순위 1위이다. 주변을 둘러보자. 당신의 친구 중에서 정상체중인 사람이 몇 명이나 되는가? 이것과 관련된 큰 문제는 비만이 노화를 가속화하고, 심장질환, 고혈압, 관절염, 간질환, 피부질환 같은 질병을 조기 발현시킨다는 점이다. 무려 20년이나 앞당겨질 수도 있다.

과체중이나 비만인 사람은 정상체중인 사람에 비해 체중 킬로그램당 기초대사율은 낮지만 전체적인 기초대사율은 높다.[5] 동물과 마찬가지로 심박수도 대사율을 따라잡기 위해서 더 높아진다. 이것은 비만이 건강 악화에 기여하는 요인 중 하나이다. 지방축적이 과도해지는 질병인 비만은 본질적으로 에너지 유입이 에너지 소비를 지속적으로 초과하면서 생기는 만성적인 에너지 불균형의 결과이다. 바꿔 말하면 태우는 칼로리보다 먹는 칼로리가 더 많다는 뜻이다. 이렇게 되면 잉여 에너지가 백색지방으로 저장된다. 나이가 들고 체지방이 늘어나면서 유행처럼 번지는 비만을 극복하려면 지방이 무엇이고, 몸이 그것을 어떻게 조절하는지에 대해서 잘 알고 있을 필요가 있다.

'지방'이라고 하면 다 똑같은 것으로 생각하기 쉽다. 피부 아래 자리 잡고서 배를 출렁이게 만들고 당뇨병과 심장질환의 위험을 높이는 물질 덩어리라고 말이다. 하지만 지방이라고 해서 다 같은 지방은 아니다. 오래 전부터 과학자들은 지방조직이 적어도 두 가지 다른 색조를 띠고 있다는 것을 알고 있었다. 우리 대부분이 익숙한 백색지방white fat은 전신에서 커다란 기름방울의 형태로 에너지를 저장하고 양이 너무 많아지면 비만을 일으킨다. 반면 갈색지방brown fat은 작은 기름방울과 철분이 풍부한 대량의 미토콘드리아를 가지고 있어서 밤나무색을 띤다. 녹차, 양배추, 베리류, 시금치, 후추, 커피 등은 갈색지방의 생산을 늘리는 음식들이다.[6] 에너지를 생산하는 세포의 발전소인 미토콘드리아는 이 기름방울을 이용해서 열을 생산한다. 갈색지방은 몸이 추워지면 스위치가 켜진다. 이것은 지방을 연료나 에너지로 전환하는 것을 조절할 수 있기 때문에 관심이 집중되고 있다. 운동도 아이리신 같은 호르몬의 분비를 자극하는데, 이 호르몬은 갈색지방을 활성화해서 에너지 분출을 촉발한다. 따라서 어느 모로 보나 갈색지방은 좋은 지방이다.[7] 이 황갈색 지방조직과 아이리신은 지방을 에너지로 전환할 수 있는 능력을 가지고 있기 때문에 과학자들은 이것을 치료 목적으로 사용해서 체중을 줄일 새로운 방법을 탐구하고 있다. 하루에 2시간 정도 섭씨 19도 이하의 낮은 온도에 몸이 노출되면 백색지방이 갈색지방으로 전환될 수 있다. 이것이 냉수 샤워를 비롯해서 찬물 노출이 몸에 이로운 또 하나의 이유일지도 모른다.[8]

비만의 해결책은 그냥 칼로리 섭취를 줄이고(즉 에너지 밀도가 높은 음식을 피하고) 에너지 소비만 늘리면(즉 신체활동을 늘리면) 되는 간단한 문제로 여겨지기 쉽지만, 비만을 유발하는 환경적 요인을 제거하려 했던 수십 년에 걸친 보건의료 계획이 실패로 돌아간 것을 보면 비만이 흔히 생각하듯 그냥 '의지력 빈약'의 문제가 아니라 훨씬 복잡한 문제임을 알 수 있다. 사실 우리는 에너지와 체중을 조절하는 유전학, 생리학, 인지행동 사이의 복잡한 상호작용을 아직 제대로 이해하지 못하고 있다.[9]

우리의 몸에 노화의 속도에 영향을 미치는 스위치가 있음을 암시하는 증거가 있다. 이 스위치는 고정되어 있는 것이 아니라 조정이 가능하기 때문에, 젊음의 활력이 넘치는 시간을 연장하는 동시에 말년에 나타나는 골치 아픈 질병을 뒤로 미룰 수 있는 잠재력을 가지고 있다. 식생활과 체중은 여러 가지 스위치에 대한 열쇠를 쥐고 있으며, 세포 노화의 요소들을 켜거나 끄는 중요한 요인으로 작용한다. "음식이 곧 약이고, 약이 곧 음식이다." 자주 인용되는 2,000년 전 히포크라테스의 이 경구는 오늘날에도 유효하다. 몸과 뇌의 건강을 유지하는 데 식생활이 중요하다는 공감대가 커지고 있기 때문이다.

블루존 사람들의 식단은 노화 개선 식품을 조사하기에 좋은 출발점이다. 블루존의 100세 장수인들은 잘 설명된 식단 패턴을 가지고 있다. 이 패턴은 장수에 기여하고 말년에 건강이 악화되는 시간을 압축해준다. 이런 식단을 조사해보면 잠재적인 '좋은 식품'을 밝힐 수 있을 것이다. 사실 100세 장수인들의 식단은 잘 알려진 지중해식 식단Mediterranean diet과 공통점이 많다. 간단히 살펴보면 95퍼센트는 식물성 식품이고, 생선의 비중이 높고, 육류의 비중은 낮고, 유제품과 계란의 비중은 적당히 낮고, 설탕의 비중은 아주 낮고, 가공식품은 들어 있지 않다. 오키나와 사람들의 식단에는 강황과 생강이 많이 들어간다. 블루존 거주자들은 다양한 채소와 함께 콩, 렌즈콩, 완두콩, 병아리콩 등 콩류를 많이 먹는다. 그들의 식단에는 다양한 과일, 통곡물, 견과류, 씨앗 등이 많이 들어 있다. 그들은 매일 적어도 반 컵 정도의 익힌 콩과 60그램 정도의 견과류를 섭취한다.

대부분의 블루존 지역에서는 젖소 유제품이 식단에서 큰 비중을 차지하지 않는다. 이카리아와 사르데냐의 사람들은 염소와 양의 유제품을 섭취한다. 계란은 일주일에 2-4번, 보통 한 번에 하나 정도를 섭취하며, 주요 단백질 공급원으로 먹기보다는 요리에 포함된 형태로 먹는다. 대부분의 블루존에서 사람들은 매주 3인분 정도의 생선을 먹는다. 이 생선들은 정어리, 멸치, 대구같이 먹이사슬의 중간 단계를 차지하는 것들이다. 이런 생선은 고농도 수은이나 다른 해로운 화학물질에 많이 노출되지 않는다. 육류는 어쩌다 간간이 먹는 정도이다. 보통 한 달에 평균 5번 정도 섭취하며 1인분이 60그램을 넘지 않는다. 육류는 주요리보다는 곁들임 요리로 먹는다. 육류는 기념할 일이 있을 때 먹는 음식, 혹은 대부분 식물로 이루어진 요리에 맛을 더하는 방법으로 여겨진다. 블루존 사람들의 하루 설탕 섭취량은 북아메리카 지역 사람들의 5분의 1 정도에 불과하다. 설탕은 가공음식 속에 숨어 있는 형태로 섭취하거나, 습관적으로 섭취하지 않고 그냥 별미로 어쩌다 한 번씩 일부러 찾아먹는다. 식사는 주로 집에서 직접 요리하며, 아침을 푸짐하게 먹고 저녁은 조금 먹는다. 극히 일부의 예외를 제외하면 음료수는 물, 커피, 차, 와인 이렇게 딱 4가지밖에 없다. 모든 블루존에서는 매일 차를 마신다.

오키나와에서는 녹차가 필수 항산화 성분을 제공할 뿐 아니라 가족, 친구와의 어울림에서 건강한 촉매제 역할도 한다. 녹차는 식사에 포함되어 나오거나 손님을 맞이할 때 제공된다. 녹차에는 카테킨catechin이 들어 있다. 이 성분은 생쥐에서 뇌의 노화를 늦추고, 신경회로를 증가

노화의 정복

지중해식 식단

채소	토마토, 브로콜리, 케일, 시금치, 양파, 콜리플라워, 당근, 방울양배추, 오이
과일	사과, 바나나, 오렌지, 배, 딸기, 포도, 대추, 무화과, 멜론, 복숭아
견과류와 씨앗	아몬드, 호두, 마카다미아 너트, 개암, 캐슈, 해바라기씨, 호박씨
콩류	콩, 완두콩, 렌즈콩, 땅콩, 병아리콩
구근류	감자, 고구마, 순무, 참마
통곡물	통귀리, 현미, 호밀, 보리, 옥수수, 메밀, 통밀, 통곡물 빵과 파스타
생선과 해산물	연어, 정어리, 송어, 참치, 고등어, 새우, 굴, 조개, 게, 홍합
가금류	닭, 오리, 칠면조
알	계란, 메추라기알, 오리알
유제품	치즈, 요구르트, 그릭 요구르트
허브와 향신료	마늘, 바질, 민트, 로즈메리, 샐비어, 육두구, 계피, 후추
건강한 지방	엑스트라버진 올리브유, 올리브, 아보카도, 아보카도오일

시키며,[10] 이런 기능을 가지고 있는 유전자를 조작해서 뇌 신경세포의 적응성도 높여준다. 대부분의 블루존에서는 하루에 작은 잔으로 한 잔에서 석 잔 정도의 레드 와인을 섭취한다.[11] 사르데냐에서는 친교, 잡담, 한두 잔의 와인이 곁들여진 '해피 아워happy hour' 의식이 매일 이루어지고, 와인 마시기는 그 의식에서 중요한 부분을 차지하고 있다.

지중해식 식단은 30년 전까지만 해도 이탈리아, 그리스, 스페인 같은 나라의 사람들이 즐겼던 전통 음식들을 바탕으로 구성되어 있다.[12] 그들은 미국인들에 비해 대단히 건강하게 장수를 누린 것으로 알려졌다. 최근의 한 리뷰 논문은 총 1,300만 명의 참가자를 아우르고 있는 일련의 연구에서 뽑아온 식단 정보를 정리했는데,[13] 모두 지중해식 식단에 유리한 소식이 나왔다. 이 리뷰 논문은 식단이 사망률, 심장마비를 비롯한 심혈관질환, 일부 암, 당뇨, 치매 같은 뇌질환과 강력한 상관관계가 있음을 확인해주었다. 원래의 연구에서 다룬 식단에 포함되어 있던 식품의 종류를 확장해서 현재는 지중해식 식단이라고 하면 설탕, 전분, 가공식품, 정제식품이 들어가지 않은 앞의 표에 나오는 음식들을 광범위하게 지칭한다.

이 식단은 기본적으로 블루존 식단과 비슷하다. 다른 사람과 함께 어울려 식사를 하고 손자, 부모, 조부모가 정기적으로 모여 함께 식사하며 세대 간 교류가 이루어지는 것도 지중해식 생활방식의 일부이다. 지중해식 식단의 좋은 점 중에서 어디까지가 사회적 교류와 즐거움 덕분이고, 어디까지가 식단의 구성 덕분인지 가려내기는 어렵기 때문에 모든 것을 함께 실천하기를 권한다.

칼로리 제한은 노화의 속도를 늦추고 기초대사율의 노화 관련 변화를 보조하는 데 큰 가능성을 보여준다. 칼로리 제한이 수명을 연장한다는 것을 안 지는 좀 오래되었다. 이것은 생쥐, 선충, 어류, 원숭이 같은 몇몇 종에서 확인된 바 있다. 붉은털원숭이에게 20년 동안 칼로리 섭취를 줄여서 원숭이의 정상적인 먹이 섭취량보다 절반 이하로 먹게 했

노화의 정복

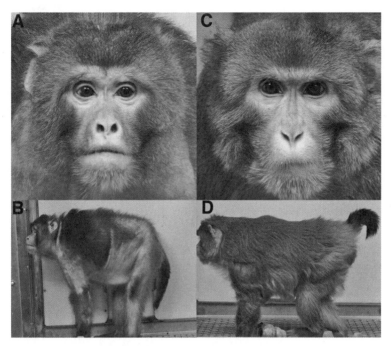

사진 A와 B는 평생 정상적인 먹이 섭취를 하면서 산 20세의 붉은털원숭이다. 사진 C와 D는 나이는 같지만 20년 동안 칼로리 섭취를 제한했던 원숭이다.

더니, 단식을 한 원숭이는 20년 동안 정상적으로 먹은 같은 나이의 원숭이보다 훨씬 젊어 보이고, 털도 풍성하고, 눈도 푹 꺼지지 않고, 뺨도 더 통통하고, 자세도 더 젊어 보이고, 활력도 넘쳤다. 놀랍게도 단식을 한 원숭이는 수명도 30퍼센트 더 길었다.[14]

케톤ketone은 지방을 분해하는 화학물질이다. 단식을 하거나 운동을 하는 시간에 몸은 케톤을 에너지원으로 이용한다. 칼로리 제한과 단식에서 핵심은 결국 케톤 생성이다.

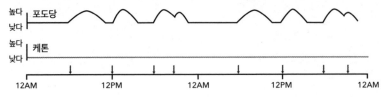

미국인의 전형적인 식사 패턴(매일 세 끼에 늦은 저녁 간식까지)

위의 그래프는 대부분의 산업화 국가에서 전형적으로 나타나는 식사 패턴의 사례이다. 사람들은 매일 아침, 점심, 저녁 식사를 하고 늦은 저녁에 간식을 먹는다. 끼니를 먹을 때마다 혈당 수치가 올라갔다가 몇 시간이 지나면 다시 기준선으로 돌아온다. 당분은 간에 글리코겐의 형태로 저장된다. 우리는 글리코겐과 당분이 충분할 때는 이 2가지를 주요 에너지원으로 사용한다(글리코겐은 포도당을 결합해서 만들어지기 때문에 글리코겐을 사용하는 것은 결국 포도당을 사용하는 것이다). 하지만 혈당 수치가 올라가는 것은 좋지 않다. 케톤은 우리가 단식을 할 때만 형성되고 간의 글리코겐 저장량이 충분할 때는 케톤 수치가 낮게 유지된다. 간의 글리코겐 수치가 떨어지면 우리는 다른 에너지 생산방식으로 전환하도록 프로그래밍되어 있다. 글리코겐 대신 지방산을 이용해서 케톤과 에너지를 생산하는 것이다. 이 케톤 및 그와 관련된 대사 경로

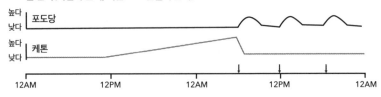

일 단식(격일제 단식, 혹은 5:2 간헐적 단식)

노화의 정복

가 세포와 전체적인 건강에 좋은 영향을 미친다.

앞의 그래프는 하루를 단식하고, 그다음 날에는 세 끼를 먹는 간헐적 단식의 사례를 보여준다. 단식하는 첫째 날에는 포도당 수치가 낮은 정상범위를 유지하고, 케톤 수치는 점진적으로 높아지다가 둘째 날에 첫 끼니를 먹으면 떨어진다.

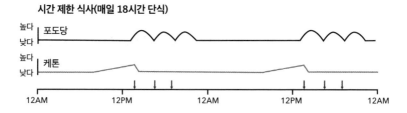

시간 제한 식사(매일 18시간 단식)

위의 그래프는 매일 모든 음식을 6시간 안에 섭취하는 식생활 패턴의 사례를 보여준다. 포도당 수치가 그 6시간의 식사 시간 동안, 그리고 그후로 몇 시간 정도는 올라갔다가 다음 날 다시 식사를 할 때까지 18시간 동안은 낮게 유지된다. 케톤은 단식 기간의 마지막 6-8시간 동안 올라간다.

나는 의사들을 상대로 이 주제에 대해서 강의를 한 적이 있는데, 한 은퇴한 여성의학과 교수가 단식이라는 개념에 대해서 크게 동요했다. 그는 데이터에 의문을 제기하며 케톤이 만들어지는 것이 몸에 좋을 리 없다고 주장했다. 그는 자기 환자의 몸에서, 특히 당뇨병 환자의 몸에서 케톤이 만들어지는 것을 피하기 위해서 항상 노력해왔다고 했다. 물론 그의 말도 부분적으로는 옳다. 질병 때문에 만들어지는 케톤은 그 사람이 얼마나 병세가 심한지 말해주는 지표이며, 우리가 의도적인 단식으로 만들어내려고 하는 케톤과는 다르다. 그러나 그 여성의학과 교수도 이제는 칼로리 제한의 열렬한 신봉자가 되어 80대 중반의 나이에도 건강하게 잘 지내고 있다는 소식을 듣고 무척 기뻤다.

몇 가지 단식 프로그램이 있다. 예를 들면 16-48시간 동안 음식을 아주 조금 섭취하거나 전혀 섭취하지 않고 단식을 하면서 정기적으로 그 중간에 정상적인 식사 시간을 끼워 넣는 방법이 있다. 혹은 간헐적 단식intermittent fasting도 있다. 예를 들면 일주일에 이틀 또는 격일로 칼로리 섭취를 60퍼센트 제한하는 방식이다. 혹은 주기적 단식periodic fasting도 있다. 예를 들면 하루에 750-1,100kcal를 제공하면서 5일간 진행하는 단식이다. 인기 있는 제한적 다이어트이자 많은 사람들이 수월하게 지킬 수 있고, 나도 개인적으로 선택한 방식은 18시간 단식법이다. 이 것은 앞에서 보여준 시간 제한 다이어트로, 음식물 섭취를 18시간을 제외한 하루 6시간으로 제한하는 방법이다. 그래서 나는 아침 식사는 거르고, 정오와 저녁 사이 6시간 동안 두 끼를 먹고, 밤과 그다음 날 아침까지 18시간은 단식을 한다. 나는 다른 것에 비해 이것이 더 지키기 쉬웠다. 현재까지 알려진 바로는 생물학적 노화와 관련해서 어느 방식이 더 우월하다고 밝혀진 것이 없기 때문에 자기가 가장 지키기 쉬운 방법을 고르면 된다. 하지만 어떤 방식을 선택하더라도 포도당 기반의 에너지 생산에서 케톤 기반의 에너지 생산으로의 대사 전환이 촉발될 것이다. 이것이 다시 세포 보존에 이로운 일련의 화학반응을 촉발한다. 이 다이어트 방식들이 모두 효과를 보는 이유는 간헐적인 케톤 기반

에너지 생산이 이로운 화학적 반응을 일으켜 세포의 노화 속도를 늦추기 때문이다.

단식이 모든 사람에게 적합한 것은 아니다. 예를 들어 당뇨가 있거나 자주 기절하거나 어지럽거나 섭식장애가 있거나, 임신이나 모유 수유를 하고 있는 사람에게는 적합하지 않다. 단식이 어렵게 느껴지는 사람은 음식을 섭취하는 시간을 8-10시간으로 제한하고, 가능하다면 간식을 피하자. 간식이 필요한 경우에는 과일이나 견과류를 먹도록 한다. 나는 아침이면 병원 일로 바쁘지만 이제는 단식에 익숙해졌다. 그러나 단식에 익숙해지기까지는 시간이 걸린다. 탈수되지 않게 조심하는 것이 정말 중요하다. 하루 섭취하는 칼로리를 30-40퍼센트 정도 제한하는 것 역시 좋은 접근방법이다. 당뇨병 전 단계에 있는 비만인에 관한 흥미로운 연구가 있었다.[15] 이 연구에 따르면, 오전 7시에서 오후 3시 사이에만 먹고 나머지 낮 시간과 밤 시간은 단식을 시켰더니 인슐린 수치가 현저하게 낮아졌다(이것은 세포 속 지방 함량을 낮추어주기 때문에 좋은 일이다). 개인적으로 볼 때는 이런 단식 전략이 아침 식사를 거르는 단식보다 더 어려워 보인다. 몇 가지 간헐적 단식 방법을 시도해 보면서 자신에게 가장 잘 맞는 방식을 찾아보자.

어째서 우리가 단식이 몸에 이롭게 작용하도록 진화했고, 어떻게 단식이 세포 수준에서 노화와 질병을 늦출 수 있는지 궁금해하는 사람도 있을 것이다. 모든 생명체의 생존과 번식 성공은 먹이를 구할 수 있는 능력에 달려 있다. 내가 먹는 것이 곧 내가 된다. 따라서 우리는 먹을 것이 귀하거나 아예 없는 기간에도 살아남기 위해서 행동학적, 생리학적인 적응 방법을 진화시켰다.[16] 예를 들어 먹을 것이 없으면 효모는 정지상stationary phase에 들어가고, 들다람쥐와 곰은 동면에 들어간다. 포유류는 간이나 지방조직 같은 기관에 에너지를 저장할 수 있다. 따라서 종에 따라 긴 시간 동안 먹지 않고도 살 수 있다.

포유류에서 간헐적 단식의 여러 가지 건강상의 이로움은 그저 유리기 생산이 줄어들고 체중이 감소해서 생기는 것만이 아니다. 간헐적 단식은 염증을 억제하는 반응도 촉발한다. 단식하는 동안에는 세포가 염증과 스트레스에 대한 방어를 강화하는 경로를 활성화시키고, 손상된 분자를 제거하거나 고친다. 이것들 모두 세포 노화와 관련이 있다. 칼로리 제한은 지방세포로부터 아디포넥틴이라는 단백질의 분비를 촉진한다. 이 단백질은 항동맥경화 효과와 항염증 효과가 있어 심장질환과 고혈압으로부터 몸을 보호해준다. 동물의 경우 칼로리 제한은 암에 걸릴 확률을 줄여준다.[17] 이것은 사람에게도 해당될 가능성이 높다.

이런 이로운 효과에서 핵심적인 역할을 하는 것은 케톤의 생성과 낮아진 혈당 수치 최고점이다. 구체적으로 말하면 사람의 칼로리 제한은 노화 관련 인슐린 감수성을 개선시킨다. 2017년에 뉴캐슬의 로이 테일러 연구진이 영국에서 진행한 연구에서는 당뇨병 환자를 무작위로 나누어 한 집단은 평소처럼 관리를 받고, 다른 집단은 고강도 칼로리 제한에 들어갔다(하루 800kcal).[18] 1년 후에 살펴보니 식이요법을 고수한 당뇨병 환자 중 절반이 더 이상 당뇨병 치료제를 복용할 필요가 없었다. 이는 칼로리 제한이 제2형 당뇨병과 인슐린 감수성에 미치는 영향을 잘 보여준다.

노화의 정복

「뉴잉글랜드 저널 오브 메디슨*New England Journal of Medicine*」에 발표된 한 훌륭한 리뷰 논문에서는 현재의 과학을 요약하면서 단식이 우리의 생리학 안에 진화적으로 새겨져 있으며, 몇 가지 필수적인 세포 기능을 촉발한다고 결론지었다. 저자들은 배부른 상태에서 단식 상태로의 변화가 칼로리를 태우고 체중을 감량하는 데에만 도움을 주는 것이 아니라 대사를 개선하고, 혈당을 낮추고, 염증을 감소시키고, 독소와 손상된 세포를 제거해준다고 단언했다. 이런 것들 모두 관절염에서 천식과 암에 이르기까지 다양한 건강 문제를 개선시킨다.

여기서 문제는 이런 이로운 효과를 보려면 평생 단식을 해야 하는 것인지, 아니면 나중에 단식을 시작해도 건강 관련 결과와 노화에 차이를 가져올 수 있는지 여부일 것이다. 이 점에서도 좋은 소식이 들려온다. 동물에서는 어느 성체 단계에서 단식을 도입해도 위에서 설명한 세포상의 이점이 모두 나타나는 것으로 밝혀졌다. 심지어 아주 나이 든 동물에서도 효과가 나타났다.[19] 사람은 성인이 되어 어느 나이에 시작하더라도 단식의 이로운 효과를 볼 수 있지만, 일찍 시작할수록 더 길고 극적인 결과가 나올 것이다. 한번 시도해보자. 나는 단식을 시작한 지 3년밖에 되지 않았지만 솔직히 지금은 단식을 즐기고 있다. 내 환자들에게도 간헐적 단식을 고려해보라고 강력하게 권장한다.

수명을 늘리고 나이가 들어서도 건강을 개선할 수 있다고 하면 대부분의 사람들은 솔깃하겠지만, 평생 칼로리 제한 식단을 고수해야 한다고 하면 모든 사람이 단식을 받아들일 가능성은 높지 않을 것이다. 그래서 칼로리 제한을 모방하는 약제, 즉 세포에 단식과 동일한 효과를 나타내는 약물이나 보충제에 대한 연구가 진행 중이다. 레스베라트롤 resveratrol, 케르세틴quercetin, 피세틴fisetin, 메트포르민metformin, 라파마이신 rapamycin 등 이미 몇 가지 약제는 확인된 상태이다.

레스베라트롤은 항산화 성분처럼 작용하는 폴리페놀 화합물군#에 속한다. 레스베라트롤은 몇몇 종에서 수명을 연장해주는 것으로 확인되었고, 붉은색 포도, 땅콩, 자두, 블루베리, 크랜베리를 비롯한 다양한 식물에서 자연적으로 만들어진다. 레드 와인에 레스베라트롤이 들어 있다는 이야기를 많이 들어보았을 것이다. 이것은 포도 껍질에서 나오는 성분이다. 레스베라트롤이 동물과 사람의 세포에서 SIRT1 유전자에 작용해 이로운 면역 보호작용을 나타낸다는 것이 몇몇 실험실 연구를 통해서 밝혀졌다.[20] 이 유전자는 비만과 일부 노인성 질병이 미치는 영향으로부터 몸을 보호해주는 것으로 여겨진다. 지금까지의 연구로는 레스베라트롤을 대량으로 투여한 경우에도 별다른 심각한 부작용은 발견되지 않았다. 하지만 혈액희석제나 혈전을 줄이는 약물을 투여하고 있는 환자는 섭취에 주의해야 한다. 대부분의 레스베라트롤 보충제에 들어 있는 용량은 연구를 통해서 이로운 효과가 입증된 양보다 적다. 연구에서 사용했던 만큼 용량을 올리기 위해서는 하루에 2,000밀리그램의 레스베라트롤 섭취를 권장한다.[21] 레드 와인은 1리터에 들어 있는 레스베라트롤의 양이 5-15밀리그램에 불과하다. 따라

노화의 정복

서 와인이 이롭기는 하지만 하루에 필요한 2,000밀리그램의 레스베라트롤을 모두 와인을 통해서 섭취하는 것은 권장하지 않는다. 아무래도 다른 공급원을 찾아보는 것이 좋겠다!

케르세틴은 과일, 특히 딸기, 견과류, 허브에서 발견되는 또다른 폴리페놀이다. 이것은 항염증 효과, 일부 항히스타민 효과(항알러지)가 있고, 항산화 보호작용을 높여준다.

단식 모방약물로 신성처럼 등장한 피세틴도 있다. 이것은 mTOR를 조작한다.[22] 이 단백질은 인슐린 경로에 명령을 내리고 간, 근육, 백색지방, 갈색지방, 뇌의 기능을 유지해준다. 이것은 세포 노화에 아주 중요하게 작용하는 것으로 보인다. mTOR는 당뇨, 비만, 우울증, 특정 암과 노화 세포에서 기능장애를 일으킨다. 과일과 채소에서 피세틴의 상대적인 용량은 딸기(160), 사과(27), 감(11), 연근(6), 양파(5), 포도(4), 키위(2)순이다. 바꿔 말하면 딸기는 키위보다 80배나 많은 피세틴을 함유하고 있다. 하지만 사람이 먹는 보충제로서의 피세틴에 관한 연구는 아직 초기 단계에 머물고 있다.

라파마이신은 또다른 mTOR 억제제이고, 칼로리 제한의 효과 모방약품으로서 훌륭한 후보감이다. 이 약은 건강에 광범위하게 긍정적인 영향을 미칠 뿐만 아니라 노년의 면역에도 이롭게 작용할지 모른다. 이 약은 암환자의 항암 요법 치료에서 보완 약물로 이미 사용되고 있지만, 노화에도 안전하고 효과가 있다고 입증해준 임상실험은 아직 나오지 않았다.

제2형 당뇨 치료제인 메트포르민의 작용도 칼로리 제한을 모방해

설치류를 비롯한 몇몇 종에서 수명과 건강수명을 연장해준다.[23] 메트포르민을 복용하는 당뇨병 환자는 다른 당뇨병 약물을 복용하는 환자에 비해 사망률이 낮다. 따라서 이 약물이 노화 속도를 늦추어줄 가능성에 대해서 관심이 커졌다. 면역과 관련해 최근의 임상실험들에서 메트포르민이 항염증 작용을 하고, 생쥐의 관절염 모형과 관련된 경로에서도 이로운 효과를 나타낸다고 보고되었다.[24]

초기 실험을 통해서 지금까지 이런 칼로리 제한 모방성분에 대해서 알아낸 내용으로부터 어떤 결론을 이끌어낼 수 있을까? 그 성분 중 일부는 건강에 이로운 식단에 포함되어 있으며, 보충제로 복용할 경우 몸에 이롭게 작용하고, 해를 입힐 가능성도 낮다고 할 수 있다. 라파마이신과 메트포르민 같은 약물들은 혜택을 확실하게 밝히려면 더 많은 임상실험이 필요하지만, 대단히 유망하기 때문에 지속적으로 관심을 가질 만하다.

행복하게 100세까지 살고 싶은 사람이라면 일본으로 눈을 돌릴 필요가 있다. 일본은 평균 기대수명이 전 세계에서 가장 긴 나라로, 여성은 87.3세, 남성은 81.3세이다. 일본의 평균 수명은 그 어느 때보다도 길고, 지금도 계속 늘어나고 있다. 2019년 일본에서 90세 이상 성인의 수는 231만 명에 달했고, 100세 장수인도 7만 1,000명 넘게 포함되었다. 그렇다면 일본인들은 젊음의 샘물을 찾아낸 것일까? 건강과 장수를

노화의 정복

안겨주는 일본 식생활의 비밀로 파고들어보자.

일본의 식생활은 일반적으로 기름기가 적고 균형이 잡혀 있다. 항상 식탁에 올라오는 음식으로는 오메가 지방이 풍부한 생선, 쌀밥, 통곡물, 두부, 콩, 미소 된장, 해초류와 채소류 등이 있다. 이 모두가 포화지방 성분과 당분은 낮고 암이나 심장질환의 위험을 낮춰주는 비타민과 미네랄 성분은 풍부하다. 이런 건강한 식단 덕분에 비만율이 계속 높아져 고민이 큰 다른 나라들과 달리 일본의 비만율은 인상적일 정도로 낮다. 일본의 비만율은 4.3퍼센트에 불과한 데 반해 영국은 27.8퍼센트, 미국은 무려 36.2퍼센트나 된다. 비만은 당뇨, 암, 심장질환 같은 사망 질환의 주요 원인이다. 따라서 일본인들이 장수하는 이유 중 하나가 식생활이라는 것은 굳이 말할 필요도 없을 것이다.

과학도 이를 뒷받침하고 있다. 「브리티시 메디컬 저널」에 발표된 한 연구에 따르면, 일본 정부가 권장하는 식생활 정책을 따른 사람들은 그렇지 않은 사람에 비해 사망률이 15퍼센트 낮았다.[25] 그리고 일본인들은 이런 식생활을 어려서부터 시작한다. 일본의 학교는 건강 식단 지침을 따르기 때문에 점심에는 과일과 채소가 넉넉하게 제공되고 정제 설탕은 거의 들어가지 않는다. 어릴 때부터 균형 잡힌 식단을 먹는 방법을 배운 아이들은 나머지 인생에서도 훌륭한 건강을 누릴 준비를 할 수 있다.

일본인들은 또한 어린 시절부터 유교적 가르침을 배운다. '하라하치분메腹八分目'라는 것으로, 번역하면 대략 "배가 80퍼센트 찰 때까지만 먹어라"라는 뜻이다. 이는 블루존의 관습과 유사하다. 보통 뇌가 배부름을 인식하려면 적어도 20분 정도가 걸린다. 조금씩 먹고, 천천히 먹는 것이 일본인들의 장수에 기여하고 있다. 식사 시간에 일본인들은 음식을 여러 개의 작은 그릇에 담아 내오며, 바닥에 앉아 사람들과 함께 먹는다. 그리고 젓가락을 쓰는 것을 비롯해서 이런 관행은 식사 속도를 늦추어 소화에도 도움을 준다.

일본인들은 수 세기 동안 말차를 마셔왔다. 일본의 전통 다도가 1,000년 넘게 이어져온 것을 보면, 이것이 그들의 문화에서 얼마나 중요한 역할을 했는지 알 수 있다. 이 고대 음료에는 면역체계에 활력을 불어넣고 암 예방에 도움을 주는 항산화 성분이 풍부하게 들어 있다. 게다가 이 차는 세포막 보존에도 도움을 준다. 이 모든 효과가 결합되어 세포의 노화 속도를 늦춰준다. 말차는 또한 소화, 에너지 수준, 혈압의 조절에도 도움을 준다. 말차의 비밀은 생산 과정에 있다. 녹차를 키울 때 어린잎이 햇빛을 받지 못하게 해서 그 안에 포함된 엽록소와 항산화 성분의 양을 증가시키는 것이다. 일본인들은 하루에도 몇 번씩 이 차를 마신다. 다음에 커피가 당길 때 녹차를 마셔보는 것은 어떨까?

식생활 외에 다른 특성들도 일본인의 장수에 기여하고 있을지 모른다. 일본의 아동 중 98퍼센트 정도가 걷거나 자전거를 타고 통학한다.[26] 그리고 공영 라디오 방송국에서는 매일 아침 '체조곡'을 방송한다. 일상적인 통근도 활동적으로 이루어진다. 대부분의 사람은 전철역까지 걷거나 자전거를 타고 가고, 전철 안에서는 서서, 전철에서 내려서는 직장까지 걸어간다. 이들도 앉지 않는 것은 아니다. 다만 더 건강한 방식으로 앉는다. 일본인들은 식사를 할 때나 다른 사람들과 어울릴 때 바닥에 앉는 경우가 많은데, 그때도 무릎을 꿇고 발을 엉덩이 밑에 깔고 앉는 정좌 자세로 앉는다. 이것은 근력과 유연성을 유지하는 데 도움이 된다. 심지어 일본에서는 화장실에 갈 때도 운동이 동반된다. 전통적인 일본식 화장실에서는 쪼그리고 앉아 볼일을 보는데, 이 자세가 내장과 근육에 더 좋다!

일본 사람들은 말년이 되어서도 일상의 신체활동을 이어나간다. 일본에 가면 노인들이 걷거나 자전거를 타는 모습을 자주 본다. 일본의 장수는 훌륭한 보건의료 덕분이기도 하다. 일본의 보건의료 체계는 세계 최고 수준이다(블룸버그의 효율적 의료 서비스 부분에서 4위를 차지했다).[27] 1960년대 이후로 일본 정부는 모든 의료비의 70퍼센트, 저소득 시민의 경우에는 90퍼센트까지 지불해준다. 그리고 의학적 지식과 장비도 발전되어 있어 일본은 늙기에 이상적인 곳이 되었다.

일본은 나이 든 가족을 요양원에 보내지 않고 집에서 돌보는 전통이 있다. 나이가 들어서도 가족과 함께 살아가는 데 따르는 심리적 이득으로 인해 사람들은 더 행복하게, 더 오래 살 수 있다. 일본인들은 유전적 장점도 가지고 있을지 모른다. 일본 사람들에게는 2가지 특정 장수 유전자가 더 흔히 발견된다. DNA 5178과 ND2-237 Leu/Met 유전자형은 일부 질병의 개시를 막아서 수명을 연장하는 잠재적 역할을 한다. DNA 5178은 성인 발병 제2형 당뇨병, 뇌졸중, 심장마비에 대한 저항력을 높여준다. ND2-237 Leu/Met 유전자형은 뇌졸중과 심장마비에 대한 저항력을 제공한다. 식생활뿐만 아니라 생활방식에서도 일본 친구들로부터 배울 부분이 많지만, 유전적 요인 역시 중요한 역할을 할 수 있다.

오키나와 사람들 사이에는 이런 말이 있다. "땅에서 나온 것도 조금씩 매일 먹고, 바다에서 나온 것도 조금씩 매일 먹어라." 생선에는 고품질 단백질, 요오드, 다양한 비타민과 미네랄 등 많은 사람들에게 부족한 영양분이 가득 들어 있다. 지방이 많은 생선이 건강에도 가장 좋은 것으로 여겨진다. 연어, 송어, 정어리, 참치, 고등어 등 지방 성분이 많은 생선은 지방 기반의 영양분이 많이 들어 있기 때문이다. 여기에 해당하는 것으로는 비타민 D, 오메가-3 지방산 등이 있다.

오메가-3 지방산은 최적의 신체기능과 뇌기능을 유지하는 데 필수적이며[28] 여러 질병의 위험 감소와도 강력한 상관관계가 있다. 오메가-3 섭취 권장량을 충족하려면 적어도 일주일에 두 번은 지방 성분이 많은 생선을 먹을 것을 권장한다. 채식을 하는 사람이라면 미세조류를 이용해서 생산한 오메가-3 보충제를 복용하면 된다. 전 세계적으로 심장마비와 뇌졸중은 조기 사망의 가장 흔한 원인인데, 생선은 사람이 먹을 수 있는 심장에 가장 좋은 음식 중 하나로 여겨진다.[29] 수많은 대규모 연구에서 생선을 주기적으로 먹는 사람에게서 심장마비, 뇌졸중, 심장질환으로 인한 사망 위험이 낮게 나오는 것은 놀랄 일이 아니다.[30] 4만 명을 대상으로 한 영국의 어느 대규모 연구에서는 18년 넘게 사람들을 추적 관찰했는데, 심장마비에 걸릴 확률이 육류를 먹는 사람에 비해 생선을 먹는 사람은 13퍼센트, 채식을 하는 사람은 22퍼센트 낮았다.[31] 생선은 면역체계에도 이롭게 작용하며,[32] 생선에 들어 있는 오메가-3 지방은 뇌와 눈에 특히 중요하다.[33]

어떤 생선은 수은 성분이 많다. 따라서 연어, 정어리, 송어처럼 수은 성분이 적은 생선이 가장 좋다. 높은 수은 농도는 심혈관질환 및 뇌 질환과 연관된다. 치매와 관련될 가능성도 있다. 그러나 어떤 명확한 결론을 내릴 만한 데이터가 없고 성인이 우려해야 할 만큼 수은 농도가 높은 경우도 드물다. 일반적으로 양식한 생선은 자연산 생선과 수은 함량이 비슷하지만 양식 연어는 오메가-3가 살짝 더 많고, 오메가-6는 훨씬 더 많으며, 포화지방산도 더 많다. 양식산은 칼로리가 46퍼센트 더 많으며, 대부분 지방에서 나온다. 반대로 자연산 연어는 포타슘, 아연, 철분 같은 미네랄과 비타민 D가 많이 들어 있다. 생선을 규칙적으로 먹는 사람이 기억과 감정을 통제하는 뇌 중추에 회백질이 더 많고,[34] 기억력 검사에서도 성적이 좋다는 것은 생선이 뇌 건강에 좋다는 증거이다.

인생의 어느 단계에서 우울증을 경험하는 사람이 많다. 우울증의 특징으로는 기분 저하, 슬픔, 활력 저하, 삶에 대한 관심 저하 등이 있다. 심장질환이나 비만처럼 많이 논의되지는 않지만 우울증은 현재 전 세계적으로 가장 큰 건강 문제 중 하나이다. 규칙적으로 생선을 먹는 사람은 우울증에 빠질 가능성이 낮다.[35] 우울증으로 진단을 받은 환자에게서 오메가-3 지방산과 생선이 증상을 줄이고 항우울제의 효과를 현저하게 끌어올리며, 자살 충동과 자해도 줄인다는 것이 실험을 통해서 밝혀졌다.[36] 자해를 시도했던 환자를 무작위로 나누어 한 집단은 12주에 걸쳐 표준의 정신의학적 치료와 오메가 오일 보충제를 복용시키고, 다른 집단은 표준의 정신의학적 치료와 위약을 복용시켰을 때 오메가 오일 보충제 집단은 위약 집단에 비해 자살 행동 표지가 현저하게 줄어들고 전체적인 웰빙도 개선되었다.[37] 생선은 수면에도 이롭게 작용한다.[38] 중년 남성을 대상으로 한 연구에서 6개월에 걸쳐 일주일에 3번 연어를 곁들인 식사를 하게 했더니 야간 수면과 낮 시간의 활력이 모두 개선되었다.[39]

　육류는 건강한 식생활을 하려는 사람들을 계속 당혹스럽게 만드는 대상이다. 붉은 살코기는 좋은 음식일까, 나쁜 음식일까? 붉은 살코기 섭취가 건강에 이로운지 아닌지에 대해서는 아직도 논란이 계속되고 있다. 블루존, 지중해식 식단, 일본 식단은 모두 붉은 살코기가 많이 들어 있지 않다. 붉은 살코기 식단은 부유한 사회에서 더 흔하다. 최근에 여러 연구에서 취합한 증거를 대규모로 평가하는 연구가 이루어졌다.[40] 이 연구는 붉은 살코기가 다양한 건강 문제에 미치는 영향을 조사해보았다. 저자들은 붉은 살코기 섭취가 해로울 수 있다는 증거가 일부 있기는 하지만, 사람들에게 식습관을 바꾸어 붉은 살코기 섭취를 중단할 것을 권장해야 할 정도로 강력한 증거는 아니라고 결론 내렸다. 나는 이런 논란이 계속 이어질 것이라고 확신한다. 거기에는 여러 가지 기득권이 얽혀 있어서 어떤 결론이 나올지 불분명하기 때문이다. 하지만 장수하는 사회는 붉은 살코기를 거의, 혹은 전혀 먹지 않는다!

비타민 D가 호르몬이라는 사실을 알고 있었는가? 호르몬으로 분류된

　　　　　　　　　　　　　　　　　　　　　　　　노화의 정복

비타민은 이거 하나밖에 없다. 이것이 여러 가지 신체기능에 광범위하게 영향을 미치는 이유를 설명해준다. 비타민 D는 1920년에 발견되었다. 어린아이들이 구루병에 걸려 다리가 기이하게 변형되어 있는 오래된 사진을 본 사람도 있을 것이다. 이것은 뼈가 형성되는 이른 아동기에 비타민 D가 결핍되어 생기는 병이다. 구루병의 원인이 밝혀진 후 아동을 위한 식품에 비타민 D가 강화되었고, 구루병은 서구 사회에서 거의 사라지다시피 했다. 그러나 성인과 노년층, 그리고 비만인 사람, 면역력이 약화된 사람, 햇빛을 가리고 다니는 사람, 염증성 장질환이 있는 사람, 피부색이 어두운 사람 등의 민감 집단에서는 비타민 D 결핍이 여전히 문제로 남아 있다. 이런 집단의 사람들은 비타민 D 보충제를 복용해야 한다. 아일랜드에서는 18-30세 사이의 사람들 중 29퍼센트, 50세 이상에서는 5명당 1명꼴로 겨울과 봄에 비타민 D 결핍증이 생긴다. 그리고 50세 이상의 사람들 중에는 8명당 1명꼴로 1년 내내 결핍증을 달고 살고, 85세 이상의 사람들 중 절반이 결핍증을 가지고 있다. 영국과 음식을 비타민 D로 강화하지 않은 다른 고위도 국가에서도 같은 수치가 나온다. 비타민 D의 원천은 3가지이다. 바로 햇빛, 음식, 보충제이다. 고위도에 사는 경우 음식만으로 충분한 비타민 D를 섭취하기는 무척 어렵다. 그래서 보충제가 반드시 필요하다.[41] 비타민 D 성분이 많이 들어 있는 음식으로는 연어, 참치, 고등어처럼 지방이 많은 생선이 있다. 소간, 치즈, 계란 노른자도 소량의 비타민 D를 제공한다.

비타민 D는 뼈를 강하게 유지해주는 성분으로 유명하다. 비타민 D

는 창자에서 칼슘 흡수를 도와 뼈 강화에 도움을 준다. 칼슘은 뼈의 주요 구성요소 중 하나이고, 뼈가 얇아지는 골다공증을 예방하는 데 필요하다. 나이가 들면서 골다공증이 더 흔해진다. 특히 여성에서 더 그렇지만 남성이라고 해서 골다공증이 생기지 않는 것은 아니다. 골다공증 환자 7명 중 1명은 남성이다. 좋은 식생활과 운동을 통해서 골다공증의 위험을 낮출 수 있다. 50세 이후로는 적어도 5년에 한 번은 뼈 스캔을 해봐야 한다. 치료가 가능한 증상이기 때문이다. 골다공증을 치료하지 않고 내버려두면 뼈에서 골절이 일어나기 시작하는데, 골절을 경험했던 사람 중에는 예전 수준으로 기능을 회복하지 못하는 경우도 드물지 않다. 일찍 치료했으면 골다공증으로 인한 골절을 예방할 수 있었을 텐데, 그러지 못한 환자를 볼 때마다 너무 안타깝다. 이런 일이 너무 자주 일어난다.

비타민 D는 여러 측면에서 몸에 중요하다.[42] 근육도 힘을 내려면 비타민 D가 필요하고, 신경도 뇌의 메시지를 전달하려면 비타민 D가 필요하며, 면역체계도 코비드-19를 비롯해 감염과 싸우려면 비타민 D가 필요하다. 우리의 연구는 사망률 감소를 비롯해 코로나바이러스 감염의 심각성을 줄이는 데 비타민 D가 역할을 하고 있음을 뒷받침한다.[43] 비타민 D는 노화 관련 염증에도 이로울 수 있다.[44]

비타민 D의 하루 필요량은 나이에 따라 다르다. 우리의 연구에 따르면, 코비드-19의 가장 심각한 영향을 예방하기 위해서는 적어도 800IU를 섭취해야 감염에 대한 반응의 심각성이 감소되고,[45] 집중치료실에 입원하는 경우도 줄어들었다. 비타민 D의 1일 복용량으로

4,000IU까지는 안전하다. 나는 개인적으로 하루에 1,000IU를 복용하고 있고, 내 동료들 중에는 더 고용량으로 복용하는 사람도 있다.

항산화 성분에 대해서 이야기하기 전에 그것이 무엇을 하는 성분인지 다시 기억해보자. 유리기는 에너지를 생산하는 동안 세포에서 자연적으로 형성되는 독성 분자이다. 그것은 세포 손상을 촉발하고 다양한 질병에서 역할을 담당하는 과정인 '산화 스트레스oxidative stress'를 일으킨다.[46] 따라서 항산화 성분이 몸에 좋은 이유는 유리기를 닦아내어 세포에 가해지는 독성 손상을 막음으로써 심장마비, 뇌졸중, 암, 당뇨, 황반변성, 백내장 같은 질병을 예방해주기 때문이다. 항산화 성분의 예로는 비타민 C와 E, 셀레늄, 그리고 베타카로틴, 리코펜, 루테인, 제아잔틴 등의 카로티노이드가 있다.

미국에서는 항산화 성분의 보충제가 총 섭취량에서 큰 부분을 차지한다.[47] 비타민 C는 54퍼센트, 비타민 E는 64퍼센트를 보충제로 섭취한다. 그런데 여기서 논란이 시작된다. 실험에서는 항산화제가 유리기의 영향을 아주 효과적으로 상쇄해준다. 그러나 보충제는 지중해 식단처럼 자연적으로 많은 항산화 성분을 포함하고 있는 건강한 식단의 일부로 섭취하지 않는 한 사람의 건강에 그와 동일한 이로운 효과가 나타나지 않는다. 그러면 의문이 생긴다. 어째서 자연적인 식단에서 섭취한 항산화 성분이 항산화 보충제보다 훨씬 효과가 좋은 것일까?

45세 이상의 건강한 여성이 거의 4만 명이나 참가한 한 연구에서는 비타민 E 보충제가 심장마비, 뇌졸중, 암, 황반변성, 백내장 등의 위험을 감소시켜주지 않았다. 또다른 대규모 연구에서는 비타민 C, 비타민 E, 베타카로틴 보충제가 심장질환, 뇌졸중, 당뇨병에 아무런 도움도 주지 않는 것으로 밝혀졌다.[48] 1만4,000명이 넘는 50세 이상의 남성 의사가 참가한 의사들의 건강 연구 II에서는 비타민 E와 비타민 C 보충제 모두 심장질환, 뇌졸중, 당뇨, 암, 백내장의 위험을 감소시켜주지 못하는 것을 발견했다.[49] 사실 이 연구에서는 비타민 E 보충제가 오히려 뇌 속의 출혈로 일어나는 뇌졸중 위험을 높이는 것으로 나왔다. 3만 5,000명이 넘는 50세 이상의 남성을 대상으로 한 연구에서는 셀레늄과 비타민 E 보충제를 단독으로, 혹은 함께 복용해보았는데 전립선암을 예방해주지 못했고, 오히려 암 발생 위험을 17퍼센트 증가시켰다.[50]

그렇다면 항산화 성분이 들어 있는 건강한 식단은 앞에서 언급했던 질병들을 예방해주는데, 어째서 항산화 성분 보충제는 동일한 효과가 나타나지 않는 것일까?[51] 어떤 사람은 채소와 과일, 혹은 항산화 성분이 풍부한 음식이 많은 식단에서 보이는 이로운 효과가 항산화 성분 그 자체보다는 같은 음식에 들어 있는 다른 성분, 혹은 다른 식생활 요인, 혹은 생활방식의 선택에서 나오는 것이라고 결론짓기도 한다. 아니면 보충제 연구에서 사용한 고용량 항산화제의 효과가 음식을 통해서 섭취하는 항산화 성분의 양과 다르기 때문인지도 모른다. 음식에 들어 있는 항산화 성분과 보충제에 들어 있는 항산화제의 화학적 조성의 차이도 그 효과에 영향을 미칠 수 있다. 예를 들어 음식에는 8가지 형태

노화의 정복

의 비타민 E가 들어 있다. 반면에 비타민 E 보충제에는 보통 이 중 1가지 형태만 들어 있다. 일부 질병에서는 특정 형태의 항산화 성분이 검증에 사용된 항산화 성분보다 더 효과적일 수도 있다. 눈의 질병을 예방하기 위해서는 광범위한 종류의 항산화 성분보다 루테인처럼 눈에 존재하는 항산화 성분이 이롭게 작용할 수도 있다. 어떤 사람은 유리기와 건강 사이의 관계가 기존에 생각했던 것보다 더 복잡할 것이라고 예상한다.[52] 상황에 따라서는 유리기가 해롭기보다는 오히려 이롭게 작용할 수 있기 때문에 유리기를 제거하는 것이 바람직하지 않다는 것이다. 아니면 항산화 성분 보충제를 만성질환을 예방할 수 있을 만큼 충분히 오랜 시간 복용하지 않아서 나온 결과일 수도 있다. 또 하나의 가능성 있는 설명은 이제 곧 이야기하려고 하는 마이크로바이옴 microbiome이 식단과 보충제 사이의 차이를 만들어내는 주요 요인일지도 모른다는 것이다.

결론적으로 말하면 항산화 성분이 풍부한 식단은 건강에 여러 가지 이로운 효과가 있지만, 항산화 성분 보충제가 건강한 식단을 대신할 수 있다는 증거는 부족한 상황이다.[53] 따라서 가능하다면 건강을 위해서는 보충제에만 의존하기보다 음식에서 항산화 성분을 얻는 것이 가장 좋다. 물론 이것은 보충제 시장에서 듣고 싶어 하는 소리가 아니라서 과연 상황이 바뀔지는 의심스럽다. 미국에서는 확실한 증거가 없는 상황에서도 항산화제를 대량으로 복용하고 있으니 말이다.

✦

우리의 장 속에 들어 있는 세균인 마이크로바이옴은 의학의 최근 역사에서 가장 흥미진진한 새로운 발견 중 하나이다. 우리의 몸에는 수조 마리의 세균, 바이러스, 곰팡이가 살고 있다. 이들을 통틀어 마이크로바이옴이라고 한다. 질병을 일으키는 세균도 있지만 '이로운' 세균도 있다. 이런 세균은 면역체계, 심장, 체중, 그리고 다른 여러 가지 건강 관련 측면에서 지극히 중요한 역할을 한다. 우리의 마이크로바이옴을 구성하고 있는 미생물 대부분은 대장의 '주머니' 속에서 발견된다. 미생물은 피부나 여성의 질 같은 다른 기관에도 살고 있다. 사실 미생물은 우리 몸의 내부와 표면 어디에나 존재한다. 마이크로바이옴과 우리가 먹는 음식 사이의 관계는 복잡하고 중요하며,[54] 노화에 대해서 소중한 정보를 제공할 것이다.

이 이야기는 동아프리카 탄자니아의 하드자 부족에서 시작한다. 이들은 에야시 호수 옆에 사는 수렵채집 부족으로 오늘날에는 1,000명 정도밖에 남지 않았다. 서구 문명과 달리 하드자 부족은 수천 년 동안 동일한 식단을 먹어왔다.[55] 이들의 마이크로바이옴을 연구하기 위해서 연구자들은 하드자 부족을 찾아가 함께 살면서 연구자들의 식단과 장내 마이크로바이옴이 부족 사람들의 것과 얼마나 차이가 있는지 보려고 했다. 그들은 하드자 부족의 마이크로바이옴이 당뇨병이나 심장질환 같은 질병이 굉장히 드물었던 수백 년 전의 창자 상황을 그대로 반영하고 있을 것이라고 추측했다.

노화의 정복

하드자 부족은 풀로 엮어 만든 오두막 안에서 진흙에 둘러싸여 살아간다. 이들은 인류가 300만~400만 년 동안 사냥했던 것과 똑같은 동물(영양, 누, 개코원숭이, 호저 등)을 사냥하고 똑같은 식물(꿀, 베리류, 덩이줄기 등)을 먹는다. 이들은 먹을 것을 따라 유목민 생활을 한다. 음식은 날것으로 먹기 때문에 미생물이 풍부했다. 예를 들어 사냥을 하고 나면 부족 사람들은 동물의 위를 먹는데, 그 안에는 많은 미생물이 들어 있다. 그리고 결장도 그 안에 들어 있는 변을 짜낸 다음 살짝 익혀서 먹는다. 하드자 사람들은 서구 사람들보다 2배나 많은 미생물을 가지고 있고, 서구식 질병에 걸리지 않는다.

마이크로바이옴이 다양한 것은 좋은 일이다.[56] 마이크로바이옴이 번성하기 위해서는 우리가 섭취하는 식단이 다양해야 한다. 음식의 다양성이 마이크로바이옴의 다양성을 만들어낸다. 연구자들은 식단을 바꾸고 72시간 만에 장내 마이크로바이옴의 다양성을 변화시키는 것이 가능하다는 것을 알게 되었다. 대변은 살아 있는 미생물과 죽은 미생물로 이루어져 있다. 하드자 부족과 사는 동안 연구자들은 자신의 대변에서도 표본을 채취해두었다가 연구실로 돌아와서 조사해보았다. 그 결과 연구자들도 하드자 부족 식단을 섭취하면서 마이크로바이옴이 불과 며칠 만에 다양해진 것을 알 수 있었다. 여기서 잠깐! 일부 연구자는 부족 사람들과 '대변 이식'도 해보았다. 스포이드처럼 생긴 칠면조 배스터turkey baster를 이용해서 부족 사람의 대변을 연구자의 직장에 옮겨놓은 것이다. 그 결과 대변 이식 이후에는 다양성이 훨씬 분명하게 드러났다.

이 연구는 마이크로바이옴이 당뇨, 비만, 고혈압 같은 질병뿐만 아니라 면역과 뇌 건강에서도 인과적 역할에 대한 가능성을 열어준 다양한 연구에 기여했다.[57] 안타깝게도 서구식 식생활로 돌아오면 마이크로바이옴도 다시 다양성이 떨어지는 상태로 돌아온다. 우리의 마이크로바이옴 중 일부는 식단의 제한된 다양성 때문에 멸종된 것으로 보인다. 연구자들은 이 '잃어버린 미생물'이 노화 관련 질병에 대한 해답을 쥐고 있을지도 모른다고 추측하고 있다.

우리가 음식을 먹으면 미생물이 거기에 달라붙는다. 그들은 음식물을 분해해서 그로부터 영양분과 에너지를 취하고, 건강에 이로운 화학물질을 생산한다. 이것은 다시 감염을 예방하고, 기분에 긍정적인 영향을 미치며, 알레르기를 억제해준다. 미생물은 주로 아래쪽 창자에 있기 때문에 창자 위쪽에서 흡수되는 지방과 정제 탄수화물은 미생물이 있는 곳까지 닿지 못한다. 미생물은 땅콩이나 씨앗 같은 폴리페놀을 좋아하는데, 이런 성분은 아래쪽 창자까지 도달한다. 건강한 창자를 가지기 위해서는 다양한 미생물이 필요하고, 따라서 미생물을 '관심과 자극'으로 이끌 다양한 식단이 필요하다.[58] 폴리페놀 성분이 풍부한 음식[59]을 다음 표에 목록으로 나열해보았다.

식이섬유가 풍부한 음식도 미생물의 다양성과 숫자를 늘리는 데 특히 좋다. 고식이섬유 식품으로는 통곡물 시리얼, 통곡물 파스타, 통곡물 빵, 귀리, 보리, 호밀, 베리, 배, 멜론, 오렌지, 브로콜리, 당근, 사탕옥수수, 콩류, 견과류, 씨앗류, 껍질이 있는 감자 등이 있다. 따라서 선택의 범위가 넓다. 하지만 여기서 핵심은 우리의 장을 자극해서 풍부한

양념	허브	채소	짙은 색 베리류	과일
정향	후추	글로브아티초크	블랙 엘더베리	사과
팔각	오레가노	레드 치커리	로부시 블루베리	사과 주스
케이퍼	샐비어	그린 치커리	자두	석류 주스
카레 가루	로즈메리	적양파	체리	복숭아
생강	백리향	시금치	블랙커런트	블러드오렌지 주스
쿠민	바질	브로콜리	블랙베리	레몬 주스
계피	레몬 버베나	컬리 엔다이브	딸기	살구
	파슬리		라즈베리	
	마조람		말린 자두	
			검은 포도	

음료수	견과류	올리브	씨앗류	기름
코코아	밤	블랙 올리브	아마씨	엑스트라버진 올리브유
녹차	헤이즐넛	그린 올리브	셀러리 씨앗	유채씨유
홍차	피칸			
레드 와인	아몬드			
	호두			

마이크로바이옴을 유지하려면 이런 것들이 모두 필요하다는 것이다.

그러나 이것이 노화와 어떤 관련이 있을까? 가장 중요하지는 않을 지 몰라도 굉장히 큰 관련이 있다! 장수하는 사람들과 100세 장수인 들의 장내 마이크로바이옴은 대단히 다양하다. 장수와 관련 있는 특정 미생물들이 존재하기 때문에,[60] 이것을 조작해서 이런 특정 미생물을 풍부하고 다양한 마이크로바이옴을 가지고 있지 못한 사람의 내장에 도입했을 때 효과가 있을지 검증해볼 수 있다. 이런 실험은 현재 진행 중이다. 하지만 현재 당신과 내가 알고 있어야 할 중요한 메시지는 건강하게 장수하는 사람들은 아주 다양한 마이크로바이옴을 가지고 있다는 것이다.[61]

따라서 식단은 장내 미생물군의 조성을 결정하는 데 핵심적인 기여를 하고 있다. 서구식 식단과 지중해식 식단을 비교해보면 이 부분을 확인할 수 있다. 양쪽 식단 모두 장내 미생물군의 조성에 영향을 미친다. 지방, 소금, 설탕이 많이 들어 있는 서구식 식단은 장내 미생물군을 비만인 사람의 장내 미생물군에서 전형적으로 보이는 형태로 바꾸어 놓는다. 반면 지중해식 식단은 정신기능, 기억력, 면역력, 뼈 강도의 개선과 관련 있는 변화를 유도하는 방향으로 장내 마이크로바이옴에 영향을 미친다.

어디에서나 찾아볼 수 있는 '유화제emulsifier'는 내가 좋아하는 주제 중 하나이다. 유화제는 버거, 케첩, 마요네즈 등 서구의 모두 가공식품에 들어 있다. 유화제는 '안전하다'고 주장하지만 비만 및 당뇨병과 관련 있는 화학물질을 생산하는 미생물의 수치를 증가시킨다.[62] 그와 마찬가지로 인공감미료도 '안전하다'고 하지만 미생물을 통해서 독성 화학물질을 생산한다. 하지만 이 2가지 성분 모두 실험에서 사용하는 용량이 음식에 들어 있는 것보다 더 높은 경우가 많기 때문에 이 주제에 대해서 더 많은 연구가 진행 중이다. 그러나 건강수명을 늘려주는 지중해, 일본, 블루존의 식단 중에 정제식품이나 가공식품 유화제가 들어 있는 것은 하나도 없다.

지중해식 식단에는 폴리페놀과 식이섬유가 많이 들어 있다. 그에 따르는 건강상의 이득이 마이크로바이옴의 변화 때문인지, 식단과 관련된 다른 요인 때문인지, 아니면 이 요인들의 조합 때문인지는 확실치 않지만, 지중해식 식단을 고수할수록 성공적인 노화와 관련 있는 착한 세균의 장내 수치가 높아질 것이다. 지금은 마이크로바이옴이야말로 창자와 음식 사이의 관계를 이해하는 데 잃어버린 고리라고 주장하는 연구자가 적지 않다. 둘이 어떻게 연관되어 있든 건강한 식단을 시작하기에 너무 늦은 때는 없다. 마이크로바이옴의 변화는 아주 신속하게 일어난다. 심지어 72시간 만에 바뀌기도 한다. 그리고 이런 변화는 연령대에 상관없이 일어난다. 마이크로바이옴의 변화에 따른 이로움을 입증하는 정황 증거가 대단히 강력하고, 이런 효과를 가지고 있는 음식에 대한 선택의 폭도 넓다. 따라서 더 이상 이것을 실천에 옮기지 않을 변명거리는 존재하지 않는다!

마이크로바이옴을 좋은 상태로 유지하려면 식단의 변화에 더해서 현재 권장하고 있는 2가지 옵션이 더 있다. 프리바이오틱스와 프로바이오틱스이다. 프리바이오틱스는 치커리 뿌리에서 추출한 수용성 식이섬유인 이눌린 같은 물질이다. 이것은 미생물들이 좋아하는 먹이다. 프로바이오틱스는 유산균과 비피더스균 같은 미생물 자체를 말한다. 프리바이오틱스와 프로바이오틱스 모두 보충제로 섭취가 가능하지만, 돈을 들여 이런 것을 복용할지 여부는 또다른 문제이다. 프리바이오틱스나 프로바이오틱스를 사람이 섭취해야 한다는 증거가 거의 없으며,

프로바이오틱스의 경우 그 미생물들이 창자에 도달했을 때 거기에 정착할 수 있는지,[63] 혹은 이미 건강한 마이크로바이옴을 가지고 있는 사람에게 도움이 될지 확실치 않다.

나이가 들면서 감염, 특히 흉부 감염과 콩팥 감염이 많아져서 항생제를 자주 사용하게 된다. 항생제는 창자에 사는 세균과 마이크로바이옴을 감소시킨다. 항생제를 복용하고 있는데 과민성 대장증후군이 생겼을 경우 프로바이오틱스가 도움이 된다는 증거가 나와 있다.[64] 이상적으로는 프리바이오틱스와 프로바이오틱스를 함께 시도해보는 것이 좋다. 사우어크라우트Sauerkraut(양배추를 잘게 잘라 절여서 발효시킨 독일식 김치)나 김치는 프리바이오틱스와 프로바이오틱스의 속성을 함께 가지고 있는 음식의 예이다. 이 분야에서 여러 연구가 활발하게 진행되고 있기 때문에 가까운 미래에는 개개인의 장내 마이크로바이옴을 분석해서 개인적인 패턴을 바탕으로 맞춤형으로 식단 변화를 권장할 날이 분명 찾아올 것이다.

흥미로운 여담을 한마디 할까 싶다. 탄자니아에서 칠면조 배스터로 대변 이식을 했다고 한 말을 기억하는가? 믿거나 말거나 이것이 그리 특이한 일은 아니다. 대변 이식은 병에 걸린 창자에 새로운 세균과 마이크로바이옴을 이식해서 효과를 볼 수 있는 공인된 치료법이다. 이 치료법은 의학에서 광범위하게 이용되고 있으며, 칠면조 배스터보다 더 세련된 방법을 사용하고 있지만 원칙은 동일하다. 막결장염 membranous colitis이라는 심각한 유형의 설사를 치료할 때 건강한 사람에게서 추출한 대변을 관장을 통해서 주입한다. 막결장염은 노년층 환자가 항생제 치료를 할 때 생길 수 있다.

내가 신참 의사였을 때만 해도 이것은 항생제 사용에 흔하게 따라오는 무서운 합병증이었다. 항생제 사용으로 창자가 미생물군이 사라진 무균 상태가 되면 기존의 미생물군을 대신해서 굉장히 독성이 강한 세균인 클로스트리듐 디피실리균Clostridium difficile이 창자를 장악해 내벽을 막으로 뒤덮는다. 이 막이 흡수를 방해해서 심각한 설사가 생기고, 그로 인해 사망하는 경우도 많았다. 클로스트리듐 디피실리균은 '슈퍼버그superbug'(항생제로 쉽게 제거되지 않는 세균/옮긴이)로 불렸다. 그러다 대변 이식이 도입되면서 극적인 치유 능력을 보여주었다. 1958년에 콜로라도 출신의 외과의사 벤 에이세먼이 연구진과 함께 논문을 한 편 발표했다. 생명이 위험할 정도로 위급한 환자 4명에게 직장 대변 이식을 해서 성공적으로 치료했다는 내용이었다.[65] 항생제로 인해 심각한 설사가 생긴 환자에게 대변 이식을 폭넓게 적용하기까지는 다시 30년이 더 걸렸다. 그리고 대변 이식에서 장내 미생물군의 치유 능력을 인식하기까지는 더 오랜 시간이 걸렸다. 놀랍게도 현재는 소위 '슈퍼버그'에 감염된 환자들 중 95퍼센트가 완치되고 있다. 대변 이식에 독소와 싸워서 물리치는 활력 넘치고 다양한 미생물군이 들어 있기 때문이다. 요즘에는 전 세계적으로 건강한 사람의 대변을 수집해서 얼려두었다가 관장 치료법으로 사용하고 있다.

10

섹스와 친밀감

이것은 노화라는 맥락에서 내가 무척 좋아하는 주제이다. 주제가 아주 긍정적이기도 하고 의사가 해당 환자에게 이것이 얼마나 중요한지 시간을 할애해서 이해시키고 나면 대단히 보람도 있기 때문이다. 학생 시절에 우리는 환자의 삶의 모든 측면에 대해서 자세한 병력을 청취해야 한다고 배웠다. 그 이후로 환자에게서 꼼꼼하게 병력을 청취하는 일은 내 의료행위의 초석으로 자리 잡았다. 나는 학생들에게 의료는 90퍼센트가 병력 청취이고 10퍼센트가 검사와 기술이라고 가르친다. 병력 청취를 잘 하려면 성생활이나 성적 문제에 대해서도 물어보아야 한다. 그러나 실제로 의사들이 이런 구체적인 질문을 일상적인 검사에 포함시키는 경우는 드물다. 학생 시절에 나는 이런 권고를 아주 진지하게 받아들였고, 환자들에게 성생활에 대해서 열심히 물어보았다. 노년층 환자들이 처음에는 수동적이고 힘없는 모습을 보이다가 성생활에 대해서 이야기할 때는 적극적이고 활력이 넘치는 모습으로 바뀌던 것을 기억한다.

노화 관련 성 문제를 전문적으로 연구하는 시카고 대학교의 여성의 학과 전문의 스테이시 린도는 그와 비슷한 관찰을 통해서 영감을 받았다. 2007년에 발표되어 하나의 이정표가 된 미국의 노년층 성인에 대한 논문에서 그녀는 성인 대다수가 성생활을 인생에서 중요한 부분으로 인식하고 있음을 보고했다.[1] 대부분은 배우자 또는 기타 친밀한 관계를 유지하고 있었고, 상당수의 남성과 여성이 80대나 심지어 90대까지도 질 성교, 구강 성교, 자위에 참여하고 있었다. 그러나 사회와 언론에서는 여전히 노년층의 성생활에 관한 문제로 고심하고 있다. 노년층의 성생활은 젊은 층의 성생활과 다른 취급을 받으며, 그에 대한 이야기를 금기시하는 사람도 적지 않다.

섹스는 우리에게 좋다. 그저 또다른 사람과 물리적으로 가까이 있다는 것만으로도 뇌 속의 '포옹 호르몬cuddle hormone' 수치가 올라가 행복하고 안전하다는 느낌을 준다. 이 옥시토신은 뇌의 바닥 쪽에 있는 콩알만 한 크기의 구조물인 뇌하수체의 후엽에서 분비된다. 옥시토신은 사람이 서로 밀착하거나 사회적으로 유대감을 형성할 때 분비된다고 해서 '포옹 호르몬' 혹은 '사랑 호르몬'이라고 불린다. 처녀 쥐에게 옥시토신을 주입하면 갑자기 어미처럼 행동하기 시작하며 새끼들을 한자리에 모으고 둥지를 만들기 시작한다. 초원 들쥐prairie vole는 일부일처제 포유류이지만 뇌에서 옥시토신을 차단하면 자기 짝에 대한 흥미를 잃어버린다. 이 호르몬은 공감과 신뢰를 비롯한 다양한 뇌 활동도 광범위하게 촉진한다.[2] 한 연구에 따르면, 미술 프로젝트를 함께 진행하는 커플은 혼자 진행했을 때보다 호르몬 수치가 더 올라가고, 둘 사이의

노화의 정복

관계에 더 많은 감정을 이입했다.[3] 옥시토신을 투여한 사람은 위약을 투여한 사람에 비해 다른 사람을 더 쉽게 믿고 돈을 맡기는 것으로 나타났다.[4] 옥시토신은 금전적인 신뢰만 끌어올리는 것이 아니라, 그것을 투여한 사람은 위약을 투여한 사람에 비해 다른 사람을 믿고 자신의 사생활과 비밀 정보를 털어놓는 경향이 44배나 높았다.

나이가 들면서 사람은 섹스에 흥미를 잃고 성행위 능력도 시들해진다고 흔히들 알고 있는데,[5] 이는 잘못된 생각이다. 노년층도 성적으로 활발하며 50대가 넘어서도 섹스를 계속하며 중요하게 여긴다.[6] 70대, 80대, 90대까지 그런 경우도 상당히 많다. 나이가 들었다고 꼭 성적 욕망이 줄어드는 것은 아니다. 섹스에 대한 태도는 생물학뿐만 아니라 사회적 인식에 의해서도 결정되며, 생물학적인 부분은 약물, 크림, 기술을 통해서 관리할 수 있다. 대체적으로 나이가 들면서 성생활은 친밀한 관계와 행복의 필수적인 요소이다.

이것을 뒷받침하듯 우리의 아일랜드 노화 종단 연구는 평균 연령 64세의 부부 중 80퍼센트가 섹스를 중요하게 여기고 있으며, 60퍼센트가 적어도 일주일에 한 번이나 한 달에 두 번 정도는 성생활을 한다고 보고했다.[7] 영국의 한 실험에서 최근에 나온 데이터도 비슷한 결과를 보여주었다. 영국의 노년층은 성적으로 활발할 때 인생을 더 즐겼으며,[8] 성생활의 저하를 경험하는 사람들은 말년까지 성욕과 활동, 기능의 수준을 그대로 유지하는 사람에 비해 웰빙을 덜 느낀다고 보고한다.

성적으로 활동적인지 여부는 배우자나 동거자가 있는지 여부에 크게 좌우되지만 꼭 그런 것만은 아니다.[9] 결혼하지 않고 동거자도 없는 노년층 10명 중 1명은 연애를 하거나 친밀한 관계인 파트너가 있다고 보고했고, 거의 모든 사람이 평균 70세의 나이에도 성적으로 활발한 모습을 보여주었다. 이는 성적 활동과 그에 따르는 즐거움이 젊은 사람들만의 전유물이 아니라는 메시지를 다시 한번 확인시켜준다. 린도의 좀더 최근 연구를 보면 노년층에서의 성생활 빈도가 1992년 미국 연구에서 나온 18-59세 성인의 성생활 빈도와 비슷했다.[10]

규칙적으로 성생활을 하고 거기에 만족하는 부부는 전반적으로 생활의 만족도가 높고 노화에 대한 태도도 긍정적이다.[11] 성생활과 인생 즐기기에 관한 데이터를 보면 성적으로 활발한 사람은 삶의 질이 더 높고, 인간관계도 좋고, 더 행복하고, 우울증에 걸릴 위험도 낮고, 일부 연구에서는 더 오래 사는 것으로 일관되게 보고되고 있다. 성적으로 활발한 남녀는 기억력과 집중력도 더 좋다.[12] 성적 만족도와 성생활의 빈도가 높으면 부부간의 소통도 좋아지고, 서로 간에 성욕과 성 활동의 타이밍도 좋아진다.[13]

섹스가 '기분이 좋아지는' 인자의 생산에 도움이 된다는 것은 누구나 아는 사실이다. 이것은 섹스를 하는 동안에는 옥시토신뿐만 아니라 행복하고 고조된 기분을 만들어내는 엔도르핀도 분비되는 것에 힘입은 부분이 크다. 성생활을 즐기는 사람은 정신건강도 더 좋고, 우울증이나 불안도 덜하다. 엔도르핀이 많이 분비되면 면역체계도 좋아지며,[14] 운동을 할 때 분비되는 엔도르핀과 동일한 이점을 누릴 수 있다. 섹스가 심장질환이나 암 같은 질병도 줄여준다고 하면 지나친 비약이겠지만, 정말 그럴 수도 있다는 정황 증거가 쌓이고 있다.

마스터스와 존슨 부부는 성 연구의 놀라운 개척자로 1960년대에 성생활과 그 생물학적인 영향에 대해서 관찰하여 혁신적인 성과를 거두었다.[15] 그들의 연구는 실로 혁명적인 것으로, 당시에는 이 연구의 가치를 두고 의견이 양분되었지만, 현재는 이것이 값을 따질 수 없을 정도로 가치 있는 연구였음을 알고 있다. 그들의 연구는 이 분야에서 수많은 후속 연구를 낳았다. 그 부부는 18-78세의 여성 참여자 382명, 21-89세의 남성 참가자 312명을 대상으로 11년에 걸쳐 생리학적 관찰을 진행했다. 이 연구를 통해서 섹스가 분당 평균 4칼로리를 소모하는 신체활동이라는 것이 확인되었다. 성행위를 하는 동안에는 호흡이 점점 빨라져 분당 40회까지 올라간다. 심장박동수도 극적으로 높아져 분당 180회까지 올라간다. 이는 러닝머신에서 빠른 속도로 달릴 때 최고점에서 경험하는 것과 같은 수치이다. 혈압도 올라간다. 이번에도 역시 80mmHg(수은주밀리미터)라는 극적인 수치만큼 올라간다. 이것을 더 큰 맥락에서 살펴보자. 낮 시간 동안 혈압은 격렬한 운동을 하는 경우가 아니면 변동량이 20mmHg 정도이다. 섹스가 하나의 운동이며, 운동하는 동안에 분비되는 신경전달물질, 혹은 '기분이 좋아지는' 인자가 섹스를 하는 동안에도 많이 분비되는 이유를 이것으로 설명할 수 있다.

좀더 최근의 연구에서는 착용식 측정 기술을 이용해서 섹스를 하는 동안 에너지 소비를 조사해보았는데,[16] 러닝머신 위에서 중간 강도로 지구력 달리기를 30분 한 것과 맞먹는 결과가 나왔고, 남성에서 살짝 더 높게 나타났다.

규칙적인 성생활을 통해서 정신적, 신체적으로 건강상의 혜택을 얻을 수 있음에도 불구하고 보건의료 종사자나 심지어 언론까지도 노년층에게 성생활을 탐구해볼 수 있게 정보를 제공하거나 격려하는 경우가 드물다. 많은 경우 노년층의 성에 대한 이야기가 나오면 의사, 간호사, 기타 사람들은 고개를 돌려 외면한다.[17] 이런 부분에 대해서 적극적으로 대화가 이루어진다면 성생활에 대한 규범과 예측에 이의를 제기하고, 나이가 들어서도 더 충만하고 건강한 삶을 살도록 도와줄 수 있다. 게다가 노년에 성생활을 어렵게 만드는 생물학적 문제들은 대부분 쉽게 검사하고 치료할 수 있기 때문에 꼭 논의해보아야 한다.[18] 미국과 영국의 연구에서 성생활을 활발히 하는 사람 중 절반 정도가 60대, 70대, 80대에서 성적인 문제를 보고했다. 이것 역시 의학 종사자들이 기회가 있을 때마다 환자들과 성, 그리고 성적인 문제에 대해서 논의해야 할 또다른 이유이다. 그런 문제들은 대부분 치료가 가능하기 때문이다.

나이가 들면서 섹스가 뇌에도 좋은 영향을 미칠 수 있을까? 50-90세 사이의 성인 7,000여 명을 대상으로 진행한 한 연구에서 참가자들에게 성생활에 대해서 자세한 질문을 던지고, 그와 더불어 정신적 능력에 대한 검사도 진행했다. 이 연구는 일련의 다른 평가들도 함께 이루어졌다. 즉 연구자들이 섹스 말고 정신건강에 영향을 미칠 수 있는 나머지 요소들을 모두 배제해서 성생활이 정신적 능력에 미치는 영향만 뽑아서 살펴볼 수 있었다는 의미이다. 이 논문의 제목은 「섹스가 뇌에 미치는 영향」이었고, 성적으로 활발한 노년층에서 계획 능력과 기억력이 더 우수함을 확인해주었다. 바꿔 말하면 성적으로 활발한 생활이 뇌의 건강에 독립적으로 이로운 작용을 했다는 뜻이다. 연구자들은 이 이로운 작용이 세포에서 세포로의 메시지 전송을 통제하는 뇌의 핵심적인 신경전달물질인 옥시토신, 도파민, 기타 엔도르핀의 분비 덕분이라고 아주 합리적인 추론을 했다.[19] 지난 10년 동안 인간과 동물을 대상으로 진행된 다른 연구를 보면 잦은 성생활이 뇌의 능력, 특히 기억력을 강화해줄 수도 있음을 보여준다.[20] 질 성교 및 구강 성교와 더불어 자위, 키스, 애무 등이 모두 기억 기능 향상과 관련되어 있다.[21]

섹스는 동물의 뇌에도 이롭다. 2010년의 한 연구에서는 수컷 쥐에서 성적 활동과 새로운 뇌세포 성장 사이의 연관성이 발견되었다.[22] 구체적으로 보면, 일주일에 두 번 섹스를 할 수 있게 허용해준 쥐가 같은 기간 동안 한 번만 허용해준 쥐에 비해 새로 만들어진 뇌세포의 수가 더 많았다. 이것을 바탕으로 수컷 쥐 연구가 더 많이 진행되었는데, 그 결과 매일 성적 활동을 하는 것이 새로운 뇌세포의 형성뿐만 아니라 뇌 기능 향상과도 관련이 있었다. 이 경우 매일 섹스를 접한 늙은 쥐는 새로운 뇌세포가 자라서 기억력 검사에서 더 나은 점수를 받았다. 쥐들에게서 섹스를 박탈하면 새로운 세포 형성이 멈추고 기억력 검사 성적이 떨어졌다. 저자들은 반복적인 성적 활동이 뇌에 이롭다고 결론지었다. 물론 이런 실험은 사람을 대상으로 진행된 바 없기 때문에 이 연구 결과를 사람에게도 적용할 수 있을지 여부는 아직 입증되지 않았다. 게다가 암컷 쥐의 뇌에 관한 연구도 필요하다! 그래야 그들의 경험을 이해할 수 있을 테니까 말이다.

성적 활동이 새로운 뇌세포가 형성되고 기억력이 향상되는 결과를 초래하는 이유에 대해서는 몇 가지 설득력 있는 설명이 나와 있다. 동물 연구에서는 삽입 성교가 인지능력을 강화해주는 형태의 신체활동이다. 더 나아가 성행위의 '보상적' 측면이 새로운 뇌세포 형성의 메커니즘인지도 모른다.[23] 보상체계는 긍정적인 경험으로부터 학습하고 동기를 이해하는 능력이다. 수컷 페로몬에 노출된 암컷은 보상체계가 활성화되고, 동시에 새로운 뇌세포 형성이 촉진된다. 또한 성행위는 스트레스 감소 및 우울증 감소와 연관되어 있다. 스트레스와 우울증은 모두 새로운 뇌세포의 형성을 둔화시키는 원인이다.[24] 마지막으로 질 성교는 새로운 뇌세포의 형성을 자극하는 2가지 신경전달물질인 세로토닌과 옥시토신의 수치를 높여준다.[25]

여성은 모든 연령대에서 남성보다 성적으로 덜 활발하고 자위 빈도도 낮지만, 시간의 흐름에 따른 성욕, 성적 흥분의 빈도와 능력의 감소는 남성보다 덜하다. 이것을 명확하게 설명할 방법은 없지만 남성에서 나타나는 발기부전과 관련이 있지 않나 싶다. 그리고 80-90세 사이의 성적으로 활발한 여성에서는 성적 흥분, 오르가슴, 질 건조 및 통증 등과 관련된 어려움이 줄어든다. 이것은 그만큼 건강한 여성과 배우자가 80대와 90대까지 생존한 것이라는 말일 수도 있고, 성생활이 성적 능력을 유지해주었다는 말일 수도 있다.

캘리포니아의 영향력 있는 역학자 엘리자베스 배럿-코너와 그의 연구진은 폐경기 동안에는 여성의 성욕이 증가했다가 뒤이어 폐경 이후에는 성욕, 성생활의 반응성과 빈도가 줄어든다는 것을 처음으로 보고했다. 그러나 성적인 관심이 사라지는 것은 아니다. 그저 그 전만큼 분명하게 드러나지 않을 뿐이다.[26] 여성의 성생활 빈도가 줄어드는 것은 에스트로겐과 테스토스테론 수치의 저하 때문이다. 에스트로겐은 난소에서 생산된다. 난소가 죽기 시작하면서 에스트로겐 수치가 떨어진다. 그로 인해 질이 건조해지고, 음순, 음문, 음핵이 줄어들며, 방광의 벽이 얇아지면서 성행위를 하는 동안에 통증이 발생한다. 성행위 이후의 요로감염도 더 흔해진다.[27] 방광염과 요로감염의 증상으로는 성행위 시의 통증, 소변 볼 때의 통증, 음문 영역의 가려움, 잦은 소변, 요실금 등이 있다. 요실금과 방광염은 호르몬 대체요법이나 에스트로겐 질 좌약과 결합한 항생제 치료에 반응한다. 방광염이 다른 치료법에 충분히 반응하지 않을 경우에는 아미트리프틸린이나 펜토산 폴리설페이트 같은 약물을 추가로 투여하면 도움이 될 수 있다. 예방을 위해서 크랜베리 주스를 마시면 요로감염의 위험이 줄어든다. 규칙적인 성생활도 증상 예방에 도움을 준다. 성행위를 통해서 질로 가는 혈액순환이 개선되고, 이것이 질의 조직을 유지해주기 때문이다.

성욕의 감소는 여성의 자존감과 삶의 질에 영향을 미칠 수 있고, 때로는 정서적 고통을 야기해서 인간관계의 문제로 이어질 수 있다. 따라서 위에서 설명한 불쾌한 증상을 완화시키는 치료가 중요하다. 사람들은 '특정 나이가 지난 후'에는 섹스에 대해서 이야기하는 것을 민망

해한다. 하지만 그럴 필요가 없다. 의사들은 그런 부분을 민망하게 여기지 않으며, 그런 부분을 도우려는 의지와 능력을 가지고 있다.

여성이 더 오래 살기 때문에 동일한 연령대의 독신 남성 파트너가 부족하다. 그러나 독일에서 나온 희망적인 소식이 있다. 독신 여성을 대상으로 진행된 한 연구는 노년층 여성들의 색다른 성적 관계에 대한 태도와 경험에 대해서 보고했다.[28] 1895년에서 1936년 사이에 태어난 91명의 여성의 경우, 면접 대상자 6명 중 1명이 자기보다 젊은 남성과 관계를 가진 적이 있고, 4퍼센트는 동성애 관계를 맺었으며, 12명 중 1명은 말년에 유부남과 바람을 피웠다.

전통적으로 말년의 성생활에 관한 연구들은 대부분 성기능 장애와 그 치료에 초점을 맞추었다. 그러나 다행스럽게도 이런 접근방식이 변화하고 있고, 성생활, 건강, 행복에 대해서 전 세계적으로 관심이 커지고 있다. 캘리포니아에서 진행된 한 대규모 연구에서는 40-100세 사이의 건강한 여성 1,300명을 대상으로 성적 활동과 성적 만족도를 살펴보았다. 교육수준이 높은 중산층 여성들의 평균 나이는 67세였으며, 40세가 지난 후에는 자신의 성생활에 대한 만족도가 점점 커졌다. 연구에 참여한 여성들이 폐경 이후로 경과한 시간은 평균 25년이었다. 전반적으로 성적으로 활발한 여성 중 3분의 2는 성생활에 어느 정도, 혹은 대단히 만족하고 있었다. 절반 정도는 지난달에 성행위가 있었다고 보고했다. 어떤 사람은 만족스러운 섹스를 통해서 만족도가 높아졌고, 어떤 사람은 성욕이 줄어드는 바람에 성에 대한 기대도 그만큼 낮아져서 만족도가 높아졌다. 대부분은 성적으로 흥분할 수 있고, 심지어

80세 이후에도 윤활 능력을 유지하고 오르가슴을 느낄 수 있었다. 성적으로 활발하지 않은 여성 중에도 성생활에 만족을 표현하는 경우가 있었다. 이는 성적 만족도에서 친밀감과 애무의 역할이 크다는 것을 암시한다.

그렇다면 어째서 어떤 여성은 나이가 들면서 성생활에 더 만족하는 것일까? 가능성 있는 몇 가지 설명이 나와 있다. 노년층 여성은 성적 경험이 많아서 섹스에 대해서 더 편하게 접근할 수 있다. 성적 활동이 없는 노년층 여성도 스킨십이나 애무 같은 다른 친밀한 행동을 통해서 성적 만족을 느끼며, 어떤 노년층 여성은 어떤 친밀한 접촉 없이도 완벽한 행복을 느낀다.[29] 젊은 사람들과 달리 노년층 여성들은 섹스에 대해서 생각하거나, 미리 섹스에 대해서 계획을 세우거나, 낮 시간 동안 섹스를 갈망하지 않지만, 그럼에도 만족스러운 섹스를 했다. 이런 데이터는 잘 버티기만 하면 많은 사람이 끝까지 만족스러운 성적 관계를 누릴 수 있음을 말해준다.

노년기의 성행위는 여성보다 남성에게 더 중요하다. 영국에서는 60-69세 남성 중 85퍼센트가 성적으로 활발했고, 70-79세 남성 중 60퍼센트, 80세 이상 남성 중 32퍼센트가 성적으로 활발했다.[30] 미국에서의 연구도 비슷한 연령대에서 비슷한 수준의 성행위가 보고되었다. 성적으로 활발한 남성 중에는 한 달에 두 번 이상 섹스를 하거나, 정기적으로 키스나 애무를 하는 경우에는 인생의 즐거움이 더 컸다.

남성에게 찾아오는 주요 성적 문제는 발기부전이다. 발기부전이란 성행위를 할 수 있을 정도로 단단하게 발기 상태를 유지하지 못하는 것을 말한다. 가끔씩 발기부전이 일어나는 경우는 드물지 않다. 대부분의 남성은 언젠가 발기부전을 경험하며, 어떤 나이에도 찾아올 수 있다. 그러나 남성 중 5분의 1 정도는 그보다 문제가 될 수 있는 발기부전을 경험한다. 발기부전은 나이가 들면서 더 흔해지기 때문에, 발기부전 치료 광고가 처음에는 특별히 노년층 남성 위주로 이루어졌다. 그런 치료법 중 가장 유명한 비아그라는 20년 전에 발기부전 치료를 위해서 도입된 후 모회사인 화이자에 매년 10억 달러씩 수익을 올려주고 있다. 최근에는 젊은 남성들 사이에서도 발기부전 치료 시장이 커지고 있다. 특히 오락성 마약과 함께 사용되는 경우에 그렇다.

발기부전은 발기 과정의 어느 단계에서 문제가 생겨도 발생할 수 있다. 발기는 음경으로 유입되는 혈류의 증가로 생기는 결과이다. 혈류는 보통 성적인 생각이나 음경의 직접적인 접촉으로 유발된다. 남성이 성적으로 흥분하면 음경 안의 근육이 이완된다. 그러면 음경 동맥을 통해서 들어오는 혈류의 양이 증가해서 음경 내부에 있는 2개의 공간을 채운다. 이 공간에 혈액이 차면 음경이 딱딱해진다. 근육이 수축하면서, 그동안 축적되어 있던 혈액이 음경 정맥을 통해서 빠져나가면 발기가 끝난다.

많은 남성이 스트레스를 받을 때 발기부전을 경험한다. 이것은 정서적 어려움이나 인간관계의 어려움을 말해주는 신호일 수도 있기 때문에 전문가의 도움을 받아야 한다. 그러나 잦은 발기부전은 건강에 문제가 있다는 신호일 수도 있다. 따라서 발기부전의 치료에 덧붙여 그 밑바탕에 깔려 있는 구체적인 건강 문제도 치료할 필요가 있다. 발기는 주로 혈관이 관여하는 문제이기 때문에 노년층에서 발기부전의 가장 흔한 원인은 동맥경화, 혹은 음경으로 가는 혈류를 차단하는 당뇨병 같은 질병이다. 또다른 혈관성 원인으로 정맥의 문제가 있을 수도 있다. 정맥이 음경에서 혈액을 너무 빨리 내보내는 경우이다. 다른 신체장애나 호르몬 불균형도 발기부전을 초래할 수 있다. 여기에 해당하는 것으로는 고혈압, 고지혈증, 비만, 신경장애, 테스토스테론 수치 저하 등이 있다. 고혈압 치료제나 수면장애 치료제를 비롯해 다양한 약물이 발기부전을 일으킬 수 있다. 과도한 알코올 섭취도 발기부전의 원인으로 드물지 않다. 따라서 발기부전을 평가할 때는 이런 잠재적인 기여 요소들을 모두 고려해야 한다. 치료는 근본적인 원인에 따라 달라지며 치료법이나 약물 치료를 여러 가지 조합해야 할 수도 있다. 비아그라는 발매된 이후 몇 가지 변종이 출시되었는데 모두 도움이 된다. 테스토스테론 수치가 낮은 경우에는 테스토스테론 치료가 효과를 보이기도 하지만, 이런 경우는 흔치 않다.[31]

75세의 다이앤 키튼이 미국 쇼에 출연해서 성적으로 불만스럽다고 고백했을 때, 인터뷰를 하는 사람과 인터뷰를 받는 사람 모두 그녀의 옛 연인들에 대해서, 그리고 앞으로 만날 연인에 관한 기대감에 대해서 농담을 주고받았다. 세상은 계속 변해왔고, 모든 연령대에서 섹스가 중요하며 가치 있는 것이라는 인식이 퍼졌다. 다행히도 요즘에는 노년의 성생활이라는 주제를 금기시하는 경우가 줄어들고 있다.

평생 근육을 사랑하자

믿거나 말거나 심장질환에 대한 혁신적인 연구의 무대를 마련해준 것은 2층 버스 루트마스터Routemaster였다. 이야기는 이렇다. 루트마스터 2층 버스는 1954년 런던 거리에 처음으로 등장했고, 초창기 버전 이후로 지금까지 스타일에 거의 변화가 없다. 처음 등장했을 때부터 각각의 버스에는 운전사와 안내원이 있었다. 안내원은 버스와 계단을 오르내리며 승차표를 판매하고 확인하는 일을 담당했다. 운전사는 운전석에 앉아 긴 하루 대부분을 보냈다.

1950년대에는 중년 남성의 심장마비로 인한 돌연사가 굉장히 많아서 '심장질환 유행병'이라고 불렀다. 일상적인 사후부검이 드문 오늘날과 달리 1950년대에는 돌연사의 경우 사후부검을 하는 것이 흔한 관행이었다. 런던의 두 병리학자 제리 모리스와 마거릿 크로퍼드는 버스 안내원보다는 버스 운전사가, 그리고 우체부보다는 책상에 앉아 일하는 사무노동자를 사후부검하는 경우가 더 많은 것 같다고 느꼈다. 그래서 활동이 적은 업무를 하는 사람에게서 심장질환이 더 많이 생기는

것이 아닌지 의심했다. 그들은 버스 안내원과 우체부가 버스 운전사와
사무노동자보다 신체적으로 훨씬 활발하다는 것을 근거로 들며 주로
앉아서 하는 업무가 심장마비 유행의 원인일지도 모른다고 제안했다.
그리하여 이 가설을 조사해보기 위해서 모리스와 크로퍼드는 영국의
모든 병리학자들과 접촉해서 남성의 사후부검 사례에 대한 자세한 병
리학적 정보와 그 사람이 종사했던 직업에 관한 정보를 달라고 요청했
다. 거의 90퍼센트에 달하는 병리학자들이 이 요청에 협력했다. 이는
놀라울 정도로 높은 참여율이며, 요즘 같으면 도저히 조직할 수 없을
것으로 보이는 대규모 협력의 사례이다!

　이런 높은 참여율을 바탕으로 두 사람은 남성 5,000명의 사후부검
기록과 직업 정보를 조사하는 일에 착수했다. 그리하여 그들이 의심했
던 내용이 사실로 확인되었다. 주로 앉아서 하는 직업이 조기 사망과
관련 있음이 드러났고, 이 남성들은 심장으로 가는 동맥이 막혀서 심
장마비로 사망했다. 주로 앉아서 업무를 보는 직업이 걷기같이 규칙적
인 신체활동을 동반하는 직업에 비해 사망 가능성이 높다는 사실을 뒷
받침하는 명확한 증거가 처음으로 제시된 것이다.[1] 이런 관찰을 통해
서 완전히 새로운 연구 분야가 열렸고, 오늘날까지 이어지고 있다. 그
래서 우리는 신체활동과 심장질환 사이에 상관관계가 존재하는 생물
학적 이유에 대해서 지금도 계속 파고들고 있다.

　모리스와 크로퍼드의 원작 연구 이후로 운동과 심장질환의 상관관
계에 대한 논문이 수천 편 쏟아져 나왔다. 예를 들어 거의 1백만 명을
20년 동안 추적해서 분석한 한 대규모 연구에서는 활동이 적은 사람들

이 규칙적으로 신체활동을 하는 사람에 비해 일찍 사망할 확률이 40퍼센트 이상 높았다.[2] 이 새롭고 중요한 노선으로 우리를 태우고 달려준 루트마스터 2층 버스에 정말 감사할 일이다!

운동과 심장질환의 관련성에 관해서는 설득력 있는 정보들이 나와 있고, 나는 기회가 있을 때마다 그에 대해서 입에 거품을 물며 강조하지만, 어느 라디오 인터뷰에서 늘 하던 이야기를 꺼내려다가 갑자기 중지당한 적이 있었다. 인터뷰 담당자가 이렇게 말하며 내 말을 끊었던 것이다. "운동하고 식생활에 대한 이야기는 너무 들어서 신물이 납니다. 사람들은 그런 얘기에 정말 지쳤어요. 개인적으로 저는 의사 선생님들이 이야기하는 것만큼 운동과 식생활이 중요하다고 믿지 않습니다." 무슨 뜻으로 하는 말인지 이해할 수 있었다. 늘 듣는 판에 박힌 이야기였기 때문이다. 그후로 나는 건강에 좋은 행동에 관해서 이야기할 때는 새롭게 접근해야겠다고 마음먹었다. 그런 주장을 뒷받침하는 배경에 대한 설명 없이 그냥 권장사항만 쭉 나열하는 것으로는 불충분하다. 제1원리로 돌아가서 어째서 운동을 비롯한 건강한 행동들이 그런 효과를 나타내는지 생물학적 근거를 제시해야 했다. 여기서부터 철저한 검토가 시작된다.

운동이 심장에 이롭게 작용하는 몇 가지 경로가 있다. 운동은 혈액 순환을 개선하고, 그것은 동맥에 혈전이 생길 위험을 줄여준다. 심장도 당연히 근육으로 이루어져 있기 때문에 몸의 다른 것과 마찬가지로 규칙적인 운동이 그 근육을 탄력 있고 강하게 유지하는 데 도움을 준다. 심장이 강해지면 심박수가 낮아진다. 적은 심박수로도 동일한 양의 혈액을 몸 전체로 펌프질할 수 있기 때문이다. 심장이 강하면 적은 노력으로도 더 많은 혈액을 펌프질할 수 있다. 심장이 일을 덜 해도 펌프질이 가능하다면 동맥에 가해지는 힘도 약해져서 혈압이 낮아진다. 고혈압은 심장근육에 바람직하지 않은 역압逆壓을 가하는데 혈압이 낮아지므로 심장에 더 이롭게 작용한다. 게다가 운동을 하면 '착한' HDL-콜레스테롤이 더 많아진다. 이것을 '착한' 콜레스테롤이라고 부르는 이유는 혈관이 두터워질 위험을 낮춰주기 때문이다. 동맥이 두터워지면 결국에는 막혀서 심장마비를 일으킨다.

규칙적인 신체활동은 정신건강과 안녕을 개선하고[3] 우울증을 예방하거나 완화해주며,[4] 활기와 낙관적인 생각을 고취시킨다. 운동을 시작하면 뇌는 그것을 스트레스가 시작되는 순간으로 인식하고 적과 싸우고 있거나, 달아나고 있는 것이라고 생각한다. 그에 대한 반응으로 뇌는 뇌 유래신경영양인자brain-derived neurotrophic factor, BDNF라는 단백질을 분비한다. BDNF는 스트레스로부터 우리를 보호하는 작용을 한다. 운동 후에는 마음이 편안하고 행복해지는 기분을 느끼고, 문제들이 더명확하게 눈에 들어오는데, 이것을 통해서 그 이유를 부분적으로나마설명할 수 있다.[5] 운동 중에 분비되는 BDNF는 새로운 신경세포의 성장을 뒷받침하고,[6] 이것이 뇌의 기능, 뇌의 건강, 기분이 좋아지는 요인, 인지 수행능력 등을 더욱 강화해준다.

일찍이 1905년에 「미국 정신이상 저널American Journal of Insanity」이라는 잔인한 이름의 학술지에 발표된 한 논문에서 우울증 치료법으로 운동의 장점에 대해서 이야기한 적이 있었다.[7] 이 논문이 발표된 이후 운동하는 동안 뇌에서 분비되어 우울증과 불안의 예방 및 치료에서 모두 중요한 역할을 하는 몇몇 화학물질이 발견되었다.[8] 여기에 포함되는 것으로는 BDNF뿐만 아니라 아편제, 카나비노이드, 엔도르핀도 있다. 운동은 자존감, 성취감, 자신에 대한 통제감, 목적의식 같은 심리적 이득을 추가로 제공한다.[9] 운동은 삶에 다양성을 부여하고 상황에 따라서는 운동을 통한 사교와 교류도 가능하다. 대부분의 사람들은 너무 피곤해서 꼼짝도 할 수 없을 것 같아 그냥 소파에 쓰러져 텔레비전이나 보면 딱 좋을 것 같다가도 억지로 몸을 일으켜 산책을 가본 경험이 있을 것이다. 그렇게 산책을 하고 돌아올 때면 다시 힘이 샘솟고 활력이 느껴진다. 운동은 기분을 좋게 만든다. 우울증에 빠져 있을 때도 해당되는 이야기이다. 그러나 운동이 우울증을 막는 역할을 한다는 증거가 나와 있음에도 불구하고 우리가 진행한 아일랜드 노화 종단 연구를 보면 우울증을 앓고 있는 성인의 신체활동 수준이 낮은 것으로 나온다.[10] 우울증에 종종 함께 수반되는 동기 결여를 그 이유로 생각할 수 있다. 따라서 일주일에 최소 150분 걷기 정도의 약한 신체활동만으로도 우울증을 막아주는 효과가 있으며, 조깅, 사이클링, 수영, 조정 같은 고강도 운동은 훨씬 더 이롭다는 메시지를 강력하게 전달해야 한다.

뇌과학에서 가장 흥미진진한 발견 중 하나는 새로운 신경세포가 자랄 수 있음을 밝혀낸 것이었다. 지금까지는 우리가 특정한 수의 뇌세포를 가지고 태어나고, 나이가 들면서 세포가 점점 줄어들다가 결국 일부 사람이 치매에 걸리는 것이라고 가정했었다. 하지만 꼭 그렇지는 않다. 운동이 인지능력을 더 예리하게 개선해준다는 것은 오랫동안 알려져 있었다. 그리고 지난 20년 동안 우리는 이런 일이 일어나는 원리를 규명하기 시작했다.

놀랍게도 운동을 하면 해마hippocampus의 크기가 커진다. 해마는 뇌에서 학습과 기억이 일어나는 자리이다. 일반적으로 해마는 성인기 후반에 크기가 작아진다. 즉 신경세포의 수가 줄어들면서 기억장애로 이어지고, 결국에는 치매의 위험이 높아진다는 뜻이다. 신체활동은 해마의 크기 감소 속도를 늦춘다. 연구에 따르면, 노년층에서도 유산소운동을 통해서 해마의 크기가 늘어나 기억력이 향상된다는 것이 밝혀졌다. 운동을 통한 훈련은 노화와 관련된 부피 축소를 무려 2년이나 되돌릴 수 있다. 다른 그 무엇도 이렇게 극적인 효과를 나타내지는 못한다. 해마의 크기가 커지면 BDNF의 분비량도 함께 증가한다.[11] 이것은 꿩 먹고 알 먹는 효과이다. 게다가 유산소운동 훈련은 계획을 수립하고, 복잡한 과제와 반응을 준비하는 능력 등 주요 인지 과정에 관여하는 뇌의 다른 영역에서도 세포수를 늘려준다.[12]

카텝신Cathepsin B도 최근 뇌기능을 강화하는 것으로 밝혀지면서 혜성같이 새로 등장한 성분이다. 이 효과는 운동에 의해서 촉발된다. 특히 달리기가 카텝신 B의 수치를 높여준다.[13] 카텝신 B는 근육세포에서 분비되는 것으로 새로운 신경의 성장을 촉진하고 가속화한다. 내 생각에는 가까운 미래에 카텝신과 운동에 대한 이야기가 우리의 귀에 더 많이 들려오지 않을까 싶다.

엔도르핀은 운동하는 동안 뇌에서 분비되는 기분이 좋아지는 가장 잘 알려진 화학물질 중 하나이다. 엔도르핀은 운동에 뒤따른 불편을 최소화해서 통증도 막아준다. BDNF와 엔도르핀 모두 신체활동에 따라오는 희열감을 만들어내는 역할을 한다. 좀 섬뜩한 부분이라면 이 성분들 모두 모르핀, 헤로인, 니코틴과 아주 비슷한 중독성을 가지고 있다는 점이다.[14] 물론 큰 차이가 있다. 이것은 우리에게 정말 좋은 중독이라는 점이다.

사람들이 늙어가는 것과 관련해서 가장 두려워하는 것은 치매이다. 그런데 중년의 운동이 노년의 치매를 예방하거나 지연시킨다는 데 공감대가 형성되고 있다.[15] 어떤 연구에서는 그 효과가 무려 30퍼센트나 감소된다고 주장하기도 한다. 바꿔 말하면 정기적으로 운동하는 사람은 치매에 걸릴 가능성이 3분의 1이나 줄어든다는 것이다. 그러나 아직은 이것을 확실하게 입증하기가 어렵다. 체중, 혈압, 교육, 직업, 당뇨병 등 치매와 관련된 여러 가지 요인도 운동에 영향을 받기 때문이다. 운동과 치매의 관계를 조사하는 대부분의 연구는 2가지 방식으로 이루어진다. 첫 번째는 어떤 사람이 평생 얼마나 규칙적으로 운동을 해왔는지 스스로 기억하고 있는 내용을 바탕으로 연구를 진행한다. 그러므로 그 사람이 얼마나 정확하게 기억하는지에 따라 연구의 품질이 좌우된다. 두 번째는 40대와 50대들을 대상으로 연구를 시작해서 그후 추적 관찰하는 방법이다. 후자가 해당 문제에 제대로 접근할 수 있는 최선의 연구 방식이지만 연구 기간이 대단히 길기 때문에 대부분은 지금까지도 진행 중이다.

생쥐는 운동과 치매의 관련성을 연구할 수 있는 훌륭한 모델로 더 신속하게 결론을 얻을 수 있게 해준다. 생쥐의 수명은 2-3년 정도이다.

연구의 일환으로 유전자를 변형해서 치매에 더 잘 걸리게 만든 생쥐가 있다.[16] 운동은 이런 생쥐가 치매에 걸리지 않게 보호하는 작용을 했고, BDNF가 그 예방효과에서 핵심적인 역할을 했다.

신체활동이 뇌기능에 주는 이로움에 대한 데이터가 축적됨에 따라 의사들도 파킨슨병, 알츠하이머병, 그리고 간질에서 불안증까지 기타 뇌기능 장애가 있는 환자들에게 운동을 처방하기 시작했다. 노화 관련 뇌기능 장애를 상대로 운동의 효과를 조사하는 임상연구가 다수 진행 중이다. 여기서 유망한 결과가 나온다면 신경치료법으로서 운동이 더욱 각광을 받게 될 것이다.

앞에서 세포의 노화에서 염증이 대단히 중요하며, 배후 염증이 없거나 낮으면 노화가 늦춰지고, 배후 염증이 높으면 효과가 가속화된다고 했던 것을 기억할 것이다. 운동은 심장, 혈관, 뇌에만 좋은 것이 아니다. 운동은 몸속의 배후 염증 상태를 낮추어 나이가 들면서 아주 흔해지고 염증과도 관련이 있는 온갖 질병을 감소시킨다. 이러한 질병에는 관절염, 암, 당뇨병, 뇌졸중 등이 있다. 이런 맥락에서 염증과 노화 가속에 대해서 여기서 잠시 설명하고 가겠다.

염증이 생기면 우리는 염증 반응을 개시해서 감염원들을 '먹어치운다'. 이것은 우리가 일어나기를 바라는 좋은 현상이다. 일단 감염을 처리하면 염증 반응은 약해진다. 그러나 염증이 그치지 않고 배후에서

노화의 정복

염증 반응이 계속 활성화되면 세포에 불리하게 작용해서 독성 단백질의 분비를 촉진한다. 그리고 이것이 다시 염증을 더 키운다. 이런 골치 아픈 악순환을 피하려면 염증이 감염이나 몸에 손상이 있을 때만 일어나고, 그렇지 않은 경우에는 잠들어 있어야 한다.

배후 염증은 체지방과 긴밀한 상관관계가 있다. 지방세포는 염증을 촉발하는 독성 단백질을 생산한다. 이런 독성 단백질을 생산할 가능성이 가장 높은 지방은 우리의 뱃살과 내부 장기 주변에 자리 잡고 있는 백색지방이다. 불룩 튀어나온 배가 나쁜 이유는 바로 이 때문이다. 나이가 들면서 근육량은 줄어들고 지방의 양은 늘어난다. 그러면 결과적으로 이 독성 단백질이 증가해서 만성적인 저강도 염증을 일으킨다. 규칙적인 신체활동은 염증 질환을 일으킬 가능성이 가장 높은 지방을 비롯해서 지방을 감소시킨다.[17]

지방세포는 면역반응의 효율도 떨어뜨린다.[18] 이것을 코비드-19에서 목격했다. 비만은 코로나바이러스에 감염되었을 때 중증으로 이어지거나, 사망에 이를 수 있는 주요 위험인자 중 하나였다. 이것은 프랑스에서 나온 최근의 한 연구에서도 극적으로 드러났다. 이 연구에서는 코비드-19로 집중치료실에서 인공호흡기가 필요한 경우, 비만인 환자(BMI 35kg/m² 이상)가 BMI 수치가 낮은 환자보다(BMI 25kg/m² 이상) 7배나 많았다.[19] 코로나 팬데믹이 터졌을 때 나와 알고 지내는 내내 과체중이나 비만 상태였던 내 임상 동료 2명은 이런 상관관계를 일찍부터 알아차렸다. 우리는 몇 달 만에 다시 만나게 되었는데, 나는 말 그대로 두 사람을 알아보지 못했다. 둘 다 어마어마하게 체중을 감량하고 나타난 것이다.

현재는 어떻게 하면 감염에 대한 방어능력을 향상시킬지 이해하는 것이 국제적인 최우선 과제로 자리 잡았다. 바이러스성 흉부감염과 세균성 흉부감염 모두 규칙적으로 운동하는 사람에게는 잘 생기지 않는다. 신체활동이 면역체계를 강화해서 염증반응의 균형을 잡아주기 때문이다. 신체활동은 이런 방어능력의 차이를 만들어낸다. 근육운동을 하면 마이오카인myokine이라는 호르몬이 분비된다.[20] 이 호르몬은 해로운 염증성 단백질을 일시적으로 차단하고 다른 항염증성 단백질의 분비를 촉진해서 노화를 일으키는 만성 배후 염증에 강하게 반격한다.

지금 '운동을 시작하기에는 너무 늦었다'거나, '막차는 이미 떠나버렸다'고 생각하는 사람이 많다. 그렇지 않다. 어느 나이에 운동을 시작하든 면역반응은 좋아진다. 운동을 시작하거나, 강도를 높이기에 너무 늦은 시간이란 존재하지 않는다는 것을 뒷받침하는 강력한 증거들이 나와 있다.[21] 6주에서 10개월의 기간에 걸쳐 일주일에 한 번에서 여섯 번까지 운동을 수행해본 여러 연구에서 면역체계와 염증에 다양한 긍정적인 효과가 있는 것으로 밝혀졌다. 노년의 나이에도 말이다.[22]

겨울에 지독한 감염을 일으키는 한 가지 흔한 원인은 바로 인플루엔자, 즉 독감이다. 독감은 호흡기, 코, 목, 폐를 공격하는 바이러스 감염이다. 65세 이상은 독감에 더 잘 걸릴 뿐 아니라 그로 인한 심각한 부작용도 많이 생긴다.[23] 그러나 운동을 통해서 독감에 대한 몸의 반응뿐만 아니라 독감 백신에 대한 반응성까지도 개선할 수 있다. 60세 이상의 모든 성인, 그리고 모든 연령대의 보건의료 종사자, 그리고 기저질환이 있어서 독감에 취약한 사람에게는 백신이 권장된다. 안타깝게도 백신은 노년층에서는 젊은 성인만큼 효과적이지 않다.[24] 젊은 성인에게서는 90퍼센트의 효과가 나타나지만, 65세 이상의 성인에게서는 50퍼센트에 불과하다. 이런 반응성을 개선할 수 있는 것이라면 무엇이든 중요한데, 운동이 바로 그런 효과를 가지고 있다. 한 연구에서는 독감 백신을 접종하기 전 3개월 동안 유산소운동을 시켰더니 백신에 대한 반응성이 대단히 좋아졌다.[25]

규칙적인 운동이 이런 중요한 건강상의 이점을 가지고 있음에도 불구하고,[26] 노화와 함께 신체활동의 지속기간과 강도가 급격하게 떨어지며 대다수의 성인이 WHO에서 권장하는 지침인 일주일에 150분의 유산소운동 시간을 충족시키지 못한다.[27] 아일랜드와 영국에서 나온 수치는 고개를 들기 부끄러울 정도이다. 50세 이상의 성인 중 거의 3분의 2 정도가 이 권장 기준을 충족시키지 못한다.

영국의 한 대규모 연구에서 40세 이상의 성인들은 매주 걷는 시간보다 화장실에서 더 많은 시간을 보낸다고 보고했다.[28] 화장실에서 보내는 시간은 평균 3시간 9분인 데 비해 걷는 시간은 1시간 30분에 불과했다. 대체 이런 연구에서 시간은 누가 재는 것인지 궁금하다! 더군다나 영국의 성인 중 신체활동 권장 시간에 대해서 알고 있는 사람은 10명 중 1명에 불과했다. 운동을 하는 데 가장 큰 장애물은 일이었다. 20퍼센트의 사람이 일이 너무 바빠서 운동을 하지 못한다고 했다. 그러나 운동을 하고 나면 생산성이 더 높아진다. 관련 있는 또 하나의 문제는 우리 중 3분의 2 정도가 매일 적어도 6시간 이상을 앉아서 보낸다는 것이다. 이것 역시 조기 사망의 위험을 현저하게 높이는 요인이다.

은퇴한 치과의사 찰스 어그스터는 95세의 나이에도 운동과 노화에 관해서 사람들에게 영감을 불어넣는 TED 강연을 했다. 그는 87세에 보디빌딩을 시작하게 된 사연을 이야기했다. 그때까지 그의 이야기는 모두 익숙한 내용이었다. 젊은 시절 그는 단거리 달리기 챔피언이었지만 나이가 들면서 몸을 점점 움직이지 않게 되었다. 선수로 활약했던 젊은 시절의 영광은 사라지고 주로 앉아 있는 결혼 생활이 이어졌다. 물가에서 노를 젓고 복싱을 즐기던 여름 시간은 천천히 텔레비전 앞에서 보내는 저녁 시간으로 바뀌었다. 모두들 익숙한 시나리오이다. 자녀들과 치과 병원이 성장하는 40년 동안 그는 운동 욕심을 뒷전으로 미뤄두었다. 그러나 게으름은 이 영국의 단거리 챔피언과 어울리는 조합이 아니었다. 그래서 그는 60대 중반에 운동에 대한 열정을 다시 불태우기 시작했다. 어그스터는 스키와 조정을 다시 시작했고, 스포츠 대회에서 달리기로 놀라운 성적도 거두기 시작했다. 20년 동안 그는 시니어 조정대회에서 36개의 마스터스 금메달을 따면서 대회를 석권했다.

어그스터의 노력은 그에게 뿌듯한 자부심으로 돌아왔지만, 그럼에도 불구하고 그는 몸이 나빠지는 것을 느꼈다. 85세의 나이에 그는 두 번째 부인과 사별했고, 근육이 상당히 약해졌다. 그의 엉덩이는 스스로의 표현에 따르면 '팬케이크처럼 납작해졌다.' 여기에 자극을 받아 그

노화의 정복

는 새로운 목표를 추구하게 되었다. 바로 보디빌딩이었다. 어그스터는 근육과 미소년처럼 조각 같은 몸을 원했다. 그는 강인한 힘과 장수를 갈망했다. 그래서 그는 87세의 나이에 쇳덩이를 들어올리기 시작했다. 그는 중량운동과 단거리 달리기를 시작하고, 보충제로 유청 단백질도 섭취했다. 머지않아 성공이 따라왔다. 그는 3개의 보디빌딩 세계 타이틀을 따냈고, 95세 이상 연령 집단에서 200미터와 60미터 세계 기록도 세웠다. 그는 전 세계를 돌아다니며 모든 연령대의 사람들에게 보디빌딩, 건강한 식생활과 활동적인 삶의 이로움에 대해서 이야기했다. 그는 청중에게 몸과 마음을 계속 움직이고, 무엇이든 항상 잘 해보려는 노력을 절대로 중단하지 말 것을 주문했다.

50세부터는 매년 근육량이 줄어든다. 근육량이 줄어들면 근력의 손실이 함께 찾아온다. 최적의 효과를 내기 위해서는 근육강화운동과 함께 단백질 보충이 필요하다.[29] 우리 몸은 신체활동을 위해서 디자인된 수렵채집인의 몸이다. 한 추정에 따르면 수렵채집인의 전형적인 신체활동을 현대의 기준으로 환산해보면 하루에 20킬로미터를 걷거나 뛰는 것에 해당한다고 한다. 그리고 중간에 쪼그려 앉는 경우는 종종 있지만 자리에 완전히 앉는 일은 없다. 수렵채집인은 먹을 것을 찾아야 했고, 항상 머리를 굴려야 했다. 그래서 요즘에는 운동에 더해서 가능하면 항상 서 있고, 오랫동안 앉아 있는 경우에는 45분 간격으로 자리에서 일어설 것을 권장한다.[30] 이것은 생리 체계를 '깨우고', 뇌의 혈류량을 개선하는 데 좋다.[31] 요약하자면 유산소운동과 근력강화운동을 함께 병행하고, 여기에 더해서 오랫동안 앉아 있는 경우에는 정기적으

로 자리에서 일어나는 것이 우리가 진화해온 방식과 가장 결이 맞다.[32]

근감소증은 의학에서 비교적 최근에 등장한 개념이지만, 빠른 속도로 관심을 얻고 있다. 나는 매일 노년층 환자, 특히 오랫동안 몸이 좋지 않았거나 낙상을 당했던 노년층 환자를 만날 때면 이런 현상을 여러 번 목격한다. 근감소증은 신체활동 및 운동과 밀접한 관련이 있다. 근감소증의 영어 단어 sarcopenia는 그리스어 단어인 'sarx'와 'penia'에서 유래했다. '살을 잃어버린다'는 의미로, 근감소증의 핵심적 특성인 골격근의 상실을 잘 표현하고 있다.[33] 이것은 점진적으로 전신에 걸쳐 일어나는 노화성 근육질환으로 근육량의 상실, 근력 약화, 지방의 근육 침투를 특징으로 한다.

근감소증을 일으키는 주요 요인은 노화, 만성질환, 신체활동 저하, 빈약한 영양 등이 있다. 50세 이후로는 10년마다 근육량 감소로 인해 근력이 15퍼센트 줄어든다.[34] 이런 근력 감소는 70세 이후에 가속화된다. 나이가 들수록 운동량을 줄이는 것이 아니라 오히려 늘리는 것이 훨씬 더 중요한 이유가 바로 이 때문이다. 유산소운동과 저항운동을 함께 병행해야 한다. 노화 관련 근감소증을 예방하기 위해서는 50세 이후에는 더 열심히 운동해야 하고, 70세 이후에는 거기서 더 운동해야 한다. 근감소증이 얼마나 흔히 발생하는지에 관해서는 다양한 연구가 나오고 있지만, 어떤 연구에서는 70세 이상 노년층의 3분의 2 정도가 근감소증이 있다고 추정한다.[35] 물론 일단 근감소증이 시작되면 그 것을 되돌리기가 어려워지며, 그로 인해 신체활동이 다시 줄어드는 악순환이 생긴다. 그래서 노화에 따른 골격근의 약화에 대응해서 근감소증을 상쇄하거나 되돌리기가 더 어려워진다. 따라서 심한 감기에 걸려 며칠 동안 꼼짝 못 하고 침대에만 있었다면 침대 안에서도 계속 근육 을 움직이기 위해서 의식적으로 노력해야 하고,[36] 일단 회복되면 운동 프로그램을 세워서 실천에 옮겨야 한다.

근감소증을 예방하거나 되돌리려면 무엇을 할 수 있을까? 그 해답 은 운동과 식생활에 있다. 운동의 종류가 중요하다. 유산소운동이 필수 이긴 하지만 중년 이후로는 추가적인 저항운동이 없다면 충분하지 않 다.[37] 근육량 상실은 일반적으로 점진적으로 일어나며,[38] 일찍이 30세 부터 시작되어 60세 이후 더욱 가속화되기 때문이다. 그래서 이른 나 이부터 신체활동을 꾸준히 해온 사람이 유리하다.[39] 근감소가 시작되 기 전에 가지고 있던 근육의 양이 많을수록 근감소를 되돌릴 수 있는 능력도 커지고, 앞으로 생길 근 손실이 미칠 영향도 줄어든다. 그러나 다시 말하지만 너무 늦은 시간이란 것은 존재하지 않는다. 어느 연령 대든 저항운동 프로그램을 실천하면 그 혜택을 받을 수 있다.

저항운동은 골격근뿐만 아니라 그 골격근에 분포하는 신경이 노화 로 인해 받는 영향을 완화해준다.[40] 적절하게 디자인된 훈련 프로그램 은 근력과 체력을 강화해줄 것이다. 세포 수준에서 보면 산화 스트레 스가 개선되고,[41] 근육세포의 '에너지 발전소'인 미토콘드리아도 저항 운동을 하면 더 효율적으로 기능한다. 운동 프로그램에는 개인의 상황 에 맞춘 주기적인 접근방식이 포함되어야 하며, 주요 근육군당 한두 가지 다관절운동을 2-3세트 하는 방향으로 진행한다. 운동은 일찍 시 작할수록 좋지만 어느 나이에 시작해도 몸이 좋아지는 것을 느낄 것이다. 운동이 일시적으로, 혹은 아예 중단된 경우에는 근력이 퇴보하며 지방조직이 근육으로 침투해 들어온다. 따라서 운동이 중단되지 않도록 노력해야 한다. 그러나 대부분의 사람이 언젠가는 일시적으로 운동을 중단해야 하는 상황에 처하게 될 텐데, 그때도 최대한 빨리 다시 시작해야 한다.[42]

저항운동의 장점이 잘 알려져 있음에도 불구하고, 미국에서 75세 이상의 성인 중 근육강화운동과 저항운동을 여가시간에 편성하고 실천하는 사람은 겨우 8퍼센트이다.[43] 운동 참여를 가로막는 장애물을 보면 두려움, 건강 걱정, 통증, 피로, 사회적 지지의 결여, 그리고 당연한 말이지만 운동이 이로움에 대한 인식의 결여 등이 있다.[44] 나도 체력단련 코치의 지도하에 정기적으로 운동을 하고 있다. 이렇게 하면 동기부여도 잘 되고, 코치 덕분에 저항운동 프로그램도 확실하게 진행할 수 있다. 이러한 방식의 지도 훈련에 더 많은 지원이 이루어지고, 성인들도 이런 프로그램에 저렴하고 더 쉽게 접근할 수 있다면 정말 좋지 않을까? 이런 프로그램에 참가하는 사람들이 필요한 만큼의 운동량을 충실히 지킨다면 여기서 발생하는 장기적인 이익이 거기에 들어가는 보조금보다 훨씬 더 큰 가치가 있음을 알게 될 것이다.

당신이 현재 유산소운동을 보완하는 저항운동을 하지 않는다면, 근감소증을 예방하거나 줄이기 위해서 당장 시작할 것을 권한다.[45] 바로 이것이 찰스 어그스터가 깨닫고 사람들에게 알리려고 했던 것이다. 그는 87세의 많은 나이에도 중량운동을 하는 것이 얼마나 가치 있는 일인지 알리고 싶었다. 연구들은 어그스터의 확신이 옳았음을 확인해주었고, 90세가 넘는 사람이라도 저항운동을 하는 것이 가능하며, 그를 통해서 근력과 전체적인 웰빙을 끌어올릴 수 있음을 보여주었다.[46]

근력을 강화하는 보충제도 젊은 보디빌더만을 위한 것이 아니다. 노화와 함께 단백질 생산 능력이 손상될 수 있고, 근력의 핵심은 단백질이며, 근감소증을 비롯한 근 소모는 나이가 들수록 가속화되기 때문에 저항운동 프로그램을 보조해주는 단백질 보충제 섭취가 필요하다.[47] 가장 적절한 것은 단백질 합성과 그에 따른 근육대사 및 근력의 향상을 목표로 하는 보충제이다. 예를 들면 유청 단백질이 있다. 근감소증이 찾아와 근력과 근육량이 저하된 380명의 성인을 대상으로 이루어진 최근의 한 실험에서는 아미노산인 류신과 비타민 D로 구성된 유청 단백질을 3개월 동안 매일 복용한 사람은 근육량과 근력에 현저한 개선이 이루어지고 보충제로 인한 부작용이 발생하지 않았다.[48] 이 연구 결과는 이미 근 소모가 일어나고 있던 사람에게서 나온 결과이기 때문에 대단히 유망하다. 나도 저항운동을 하고 난 다음에는 유청 단백질 음료를 마신다.

항산화 능력과 항염증 능력을 가지고 있는 비타민 E 분자도 근육의 재생을 강화해서 근감소증을 감소시킨다. 동물과 사람의 실험 연구를 보면 비타민 E가 새로운 근육 형성과 근력 강화에 이롭게 작용한다.[49] 따라서 근기능 향상을 목적으로 한다면 비타민 D, 비타민 E, 오메가 지방산, 아미노산, 특히 류신이 그 해답이 될 수 있으며, 유산소운동 및 저항운동과 결합되었을 때 효과가 있는 것으로 보인다.

운동과 식생활은 생물학적 노화에 변화를 줄 수 있는 가장 중요한 인자이며, 지금은 독자들도 이해하고 있겠지만 여러 가지 운동과 건강 식단의 옵션이 존재한다. 나이가 들수록 매년 모든 것이 느려지는 경향이 생긴다. 나는 오히려 매년 운동을 조금 더 늘려가겠다는 목표를 가질 것을 제안한다.

나는 이 흥미로운 주제와 관련해 35년 이상의 임상과 연구를 통해서 쌓은 경험을 공유하고, 내가 계획을 세우고 주도했던 아일랜드 노화 종단 연구에서 나온 연구 결과와 전 세계 다른 종단 연구의 결과들을 함께 공유할 수 있어서 무척 즐거웠다. 부디 여러분도 이 책을 즐겁게 읽었기를 바란다. 독자들 중에는 자기 연령대의 사람들과 비교했을 때 여러 가지 수행 과제에서 자신의 점수가 얼마나 나올지 궁금한 사람들도 있을 것이다. 그래서 우리가 논의했던 주요 영역들을 다루는 몇몇 테스트를 여기에 함께 포함시켰다. 각각의 테스트가 끝날 때마다 아일랜드 노화 종단 연구에서 얻은 정규분포 그래프를 그려놓았다. 그것을 바탕으로 자기와 같은 성별, 비슷한 나이대의 사람들과 비교하며 벤치마킹할 수 있을 것이다. 그럼 즐거운 테스트가 되기를!

자가 테스트

아일랜드 노화 종단 연구는 아일랜드에서 노화에 관하여 진행한 종단 연구이다. 종단 연구라는 것은 주어진 시간 동안 동일한 것을 대상으로 삼아 반복적으로 관찰하고 기록하여, 그 안에서 드러나는 추세와 변동을 확인하는 연구를 말한다. 아일랜드 노화 종단 연구는 동일한 9,000명의 참가자를 12년 동안 연구하면서 2년마다 그들을 대상으로 꼼꼼한 테스트를 진행했다. 이 표본은 50세 이상의 아일랜드 성인을 '대표하는' 표본을 확보하기 위해서 프로젝트를 시작할 당시에 특정한 방식으로 무작위 선별했다. 따라서 여기서 얻은 연구 결과를 전체 인구로 일반화할 수 있었고, 그 결과 데이터로부터 표준 그래프를 얻을 수 있었다.

이제 여러분은 아일랜드 노화 종단 연구에서 사용했던 테스트 중 일부를 직접 시도해서 노화를 평가해보고, 자신의 테스트 결과를 인구 그래프에 적용해서 비슷한 연령대의 사람들에 비해 자신의 성적이 얼마나 되는지 평가할 기회를 가지게 될 것이다. 젊은 독자도 검사를 해볼 수 있다. 젊은 사람의 점수는 긴 점선에 가깝게 나와야 한다. 행복의 경우 그 점수가 노년층과 어떻게 차이가 나는지 확인할 수 있다. 만약 어느 삶의 질 영역에서든 자신의 점수가 평균 이하로 나왔다면, 즉 짧은 점선에 가깝게 나왔다면 우정, 웃음, 휴식 시간, 식생활, 성생활, 냉수욕에 관한 장에서 언급했던 내용을 참고해서 점수를 끌어올려야 한다. 내가 고른 테스트들은 삶의 질, 노화에 대한 인식, 걱정의 수준, 우울증, 불안, 외로움, 목적의식, 그리고 한 다리로 서 있는 시간 등이다. 이런 것들 모두 생물학적 노화의 강력한 지표이다.

삶의 질 : CASP-12

자신의 삶의 질에 어떤 점수를 매기고 싶은가? 이 평가 항목은 우리가 자신의 삶에서 얼마나 많은 것을 얻고 있다고 느끼는지 결정하는 중요한 특징들, 즉 통제, 자율성, 기쁨/행복, 자기완성 등을 파악한다. 각각의 항목에서 높은 점수를 받으면 그만큼 삶의 질이 높다는 것을 의미한다. 각각의 항목에 대해서 테스트한 다음 개별 점수를 모두 더해 전체 점수를 얻는다. 각각의 항목에서 나온 점수를 전체 인구와 비교해보자. 정말 좋은 점수를 받으려면 긴 점선에 가까운 값이 나와야 한다.

이 테스트는 삶의 질에서 서로 다른 측면들을 측정한다.

점수 체크하는 법 : 각각의 항목에서 자신이 해당하는 곳에 체크하고, 그 값을

모두 더해서 각각의 항목에 대한 총점을 계산한다. 공란을 남기지 말 것.

통제 : 자신의 상황에 능동적으로 참여할 수 있는 능력

	자주	가끔	아주 가끔	전혀
- 나이가 들어서 내가 좋아하는 일들을 하지 못한다.	0	1	2	3
- 내게 일어나는 일들을 내가 통제할 수 없다고 느낀다.	0	1	2	3
- 자유롭게 미래를 계획할 수 있다.	3	2	1	0
- 소외감을 느낀다.	0	1	2	3

총점 _____

자율성 : 원치 않는 간섭으로부터 자유로울 수 있는 개인의 권리

	자주	가끔	아주 가끔	전혀
- 내가 할 수 있는 일을 내가 원하는 대로 할 수 있다고 느낀다.	3	2	1	0
- 건강 문제 때문에 하고 싶은 일을 하지 못한다.	0	1	2	3
- 돈이 없어서 내가 하고 싶은 일을 하지 못한다.	0	1	2	3

총점 _____

기쁨 : 삶에서 찾아오는 행복이나 즐거움

	자주	가끔	아주 가끔	전혀
- 하루하루가 기다려진다.	3	2	1	0
- 내 삶에 의미가 있다고 느껴진다.	3	2	1	0
- 다른 사람들과 함께 있는 시간이 좋다.	3	2	1	0

총점 _____

자기완성 : 자신의 잠재력을 달성하기

	자주	가끔	아주 가끔	전혀
- 지금까지 걸어온 삶에 만족한다.	3	2	1	0
- 인생은 기회로 가득하다고 생각한다.	3	2	1	0

총점 _____

전체 총점 : 위의 통제, 자율성, 기쁨, 자기완성, 이 4가지 항목의 총점을 모두 더해서 전체 총점을 낸다.

전체 총점 _____

나는 어디쯤?

각각의 항목에서 수평선에서 자신의 나이를 찾고, 수직선에서 자신의 총점을 찾아 자신의 점수가 어디쯤에 해당하는지 확인해보자. 실선에 가깝다면 평균에 해당하고, 긴 점선(95퍼센트 백분위수)에 가까우면 평균 이상, 짧은 실선(5퍼센트 백분위수)에 가까우면 평균 이하에 해당한다. 90퍼센트의 사람이 긴 점선과 짧은 점선 사이에 들어간다.

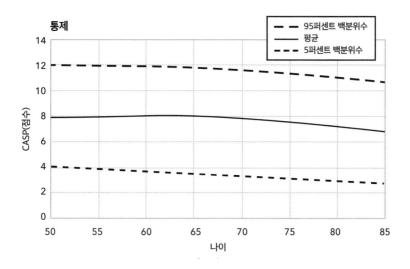

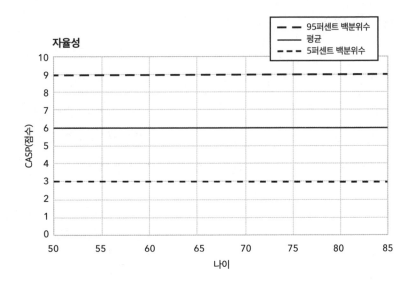

자율성

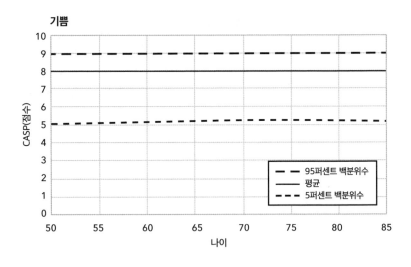

기쁨

노화의 정복

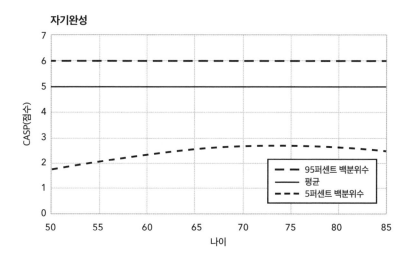

자기완성

95퍼센트 백분위수
평균
5퍼센트 백분위수

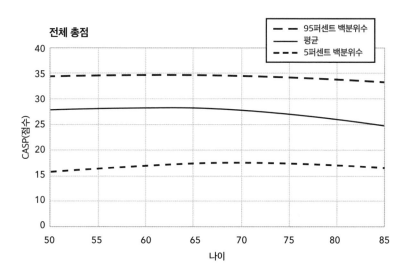

전체 총점

95퍼센트 백분위수
평균
5퍼센트 백분위수

펜실베이니아 주립대학교 걱정 설문(PSWQ-A)

당신은 걱정이 많은 사람인가? 이 테스트는 걱정과 불안의 다른 차원을 측정한다. 점수가 높으면 두려움이나 걱정이 많다는 것을 의미한다. 평균 이상인 경우, 즉 짧은 점선에 가까운 경우는 제6장에서 이야기한 스트레스 줄이기 메커니즘에 대해서 고려해보자. 이 테스트에서 점수가 낮으면 두려움과 걱정이 별로 없고 긴 점선에 가깝다는 것을 의미한다.

점수 체크하는 법 : 각각의 항목에 대한 자신의 답변을 체크하고 점수를 모두 더해서 총점을 낸다. 공란을 남기지 말 것.

	전혀 그렇지 않다		어느 정도 그렇다		아주 그렇다
- 걱정에 시달린다.	1	2	3	4	5
- 여러 가지 상황이 나를 걱정하게 만든다.	1	2	3	4	5
- 걱정할 필요 없다는 것은 알고 있지만, 걱정을 멈출 수 없다.	1	2	3	4	5
- 압박에 시달리면 걱정이 많아진다.	1	2	3	4	5
- 항상 무엇인가를 걱정하고 있다.	1	2	3	4	5

노화의 정복

- 한 가지 과제를 마치자마자 내가 해야 하는 다른 문제를 걱정하기 시작한다.

| 1 | 2 | 3 | 4 | 5 |

- 나는 평생 걱정이 많은 사람이었다.

| 1 | 2 | 3 | 4 | 5 |

- 지금도 무엇인가를 걱정하고 있다.

| 1 | 2 | 3 | 4 | 5 |

총점 _____

나는 어디쯤?

자신의 나이와 총점을 찾아서 그래프상에서 어디에 있는지 확인한다.

실선에 가까우면 평균, 긴 점선(95퍼센트 백분위수)에 가까우면 평균 이

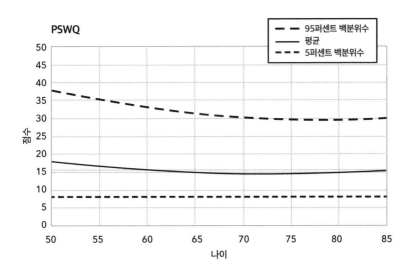

상, 짧은 실선(5퍼센트 백분위수)에 가까우면 평균 이하에 해당한다. 90퍼
센트의 사람이 긴 점선과 짧은 점선 사이에 들어간다.

노화에 대한 인식

제1장에서 나이 드는 것에 대한 인식이 실제로 앞으로의 노화 속도에
영향을 미친다고 이야기한 바 있다. 사람은 자신이 젊다고 생각하는
만큼 젊으며, 노화 속도도 그만큼 느려진다. 아래 노화의 인식에 대한
몇 가지 테스트가 있다. 점수가 짧은 점선에 가까울수록 노화에 대한
인식이 긍정적이다. 이 테스트는 노화의 이점에 대한 인식 변화(타임라
인), 노화에 따른 이점에 대한 통제력, 노화의 단점이라고 인식하는 것,
이 단점에 대해서 자신이 통제력을 가지고 있다고 생각하는지 여부,
부정적인 인식이 시간에 따라 달라지는지 여부 등에 대해서 측정한다.

당신은 노화를 어떻게 바라보는가? 이 테스트는 노화 인식의 서로
다른 측면들을 측정한다. 점수가 높게 나오면 노화에 대한 특정 인식
에 대해서 그만큼 깊이 공감한다는 뜻이다.

점수 체크하는 법 : 각각의 항목에 대한 자신의 답변을 체크하고 점수를 모두
더해서 각각의 섹션에 대해서 총점을 낸다. 공란을 남기지 말 것.

노화의 정복

단기/장기 타임라인 : 노화에 대한 인식의 일관성

	강한 불일치	불일치	양쪽 다 아님	일치	강한 일치
- 늙고 있다는 것을 항상 의식하고 있다.	1	2	3	4	5
- 항상 내 나이를 의식하고 있다.	1	2	3	4	5
- 항상 나를 늙은 사람으로 분류한다.	1	2	3	4	5
- 내가 늙어가고 있다는 사실을 항상 의식하고 있다.	1	2	3	4	5
- 내가 하는 모든 일에서 내 나이가 느껴진다.	1	2	3	4	5

총점 _____

긍정적 결과 : 노화의 이점에 대한 인식

	강한 불일치	불일치	양쪽 다 아님	일치	강한 일치
- 나는 나이가 들면서 더 현명해진다.	1	2	3	4	5
- 나는 나이가 들면서 인간으로 계속 성장한다.	1	2	3	4	5
- 나는 나이가 들면서 세상을 더 이해 하게 된다.	1	2	3	4	5

총점 _____

감정적 표현 : 노화에 대한 감정적 반응

	강한 불일치	불일치	양쪽 다 아님	일치	강한 일치
- 노화가 내가 할 수 있는 일에 어떤 영향을 미칠지 생각하면 우울해진다.	1	2	3	4	5
- 나이가 드는 것이 나의 사회생활에 미칠 영향을 생각하면 우울해진다.	1	2	3	4	5
- 나이 드는 것에 대해서 생각하면 우울해진다.	1	2	3	4	5
- 나이가 드는 것이 다른 사람들과의 관계에 미칠 영향에 대해서 걱정된다.	1	2	3	4	5
- 나이가 드는 것에 대해서 생각하면 화가 난다.	1	2	3	4	5

총점 _____

긍정적 통제 : 노화의 이점에 대한 통제감

	강한 불일치	불일치	양쪽 다 아님	일치	강한 일치
- 말년에 나의 사회생활의 질은 나에게 달려 있다.	1	2	3	4	5
- 말년에 타인과 나의 인간관계의 질은 나에게 달려 있다.	1	2	3	4	5
- 내가 충만한 인생을 이어갈 수 있을지 여부는 나에게 달려 있다.	1	2	3	4	5

노화의 정복

- 나이가 들면서 내가 독립성을 유지하기 위해서 할 수 있는 것이 많다.

1	2	3	4	5

- 나이가 드는 것에 긍정적인 측면이 있을지 여부는 나에게 달려 있다.

1	2	3	4	5

총점 _____

부정적 결과 : 노화의 단점에 대한 인식

	강한 불일치	불일치	양쪽 다 아님	일치	강한 일치
	1	2	3	4	5

- 나이가 들면 할 수 있는 일이 제한된다.

1	2	3	4	5

- 나이가 들면 독립성이 떨어진다.

1	2	3	4	5

- 나이가 들면 모든 것이 하기 어려워진다.

1	2	3	4	5

- 나이가 들면서 내가 참여할 수 있는 활동이 줄어든다.

1	2	3	4	5

- 나이가 들면서 발생하는 문제들에 제대로 대처하지 못한다.

1	2	3	4	5

총점 _____

부정적 통제 : 노화의 부정적 경험에 대한 통제감

	강한 불일치	불일치	양쪽 다 아님	일치	강한 일치
- 나이가 들면서 몸이 느려지는 것은 내가 통제할 수 있는 부분이 아니다.	1	2	3	4	5
- 말년에 내가 얼마나 자유롭게 움직일 수 있는지는 나에게 달린 문제가 아니다.	1	2	3	4	5
- 나이가 들면서 내가 활력이나 삶의 열정을 상실할지 여부는 내가 통제할 수 없다.	1	2	3	4	5
- 나이가 드는 것이 나의 사회생활에 미치는 영향은 내가 통제할 수 없다.	1	2	3	4	5

총점 _____

주기적 타임라인 : 노화에 대한 인식 변화를 경험하는 정도

	강한 불일치	불일치	양쪽 다 아님	일치	강한 일치
- 노화에 대한 경험이 좋아지고 나빠지는 주기를 거친다.	1	2	3	4	5
- 나이가 드는 것에 대한 인식이 주기적으로 왔다 갔다 한다.	1	2	3	4	5
- 나는 나이가 들었다고 느끼는 단계를 거친다.	1	2	3	4	5

노화의 정복

- 나이가 드는 것에 대한 나의 인식이
  하루하루 크게 바뀐다.

1	2	3	4	5

- 나는 내가 늙었다고 생각하는 단계
  를 거친다.

1	2	3	4	5

총점 _____

나는 어디쯤?

수평선에서 자신의 나이를 찾고 각각의 항목에 대해서 수직선에서 자신의 점수를 찾아서 그래프상에서 어디에 있는지 확인한다. 실선에 가까우면 평균, 긴 점선(95퍼센트 백분위수)에 가까우면 평균 이상, 짧은 실선(5퍼센트 백분위수)에 가까우면 평균 이하에 해당한다. 90퍼센트의 사람이 긴 점선과 짧은 점선 사이에 들어간다.

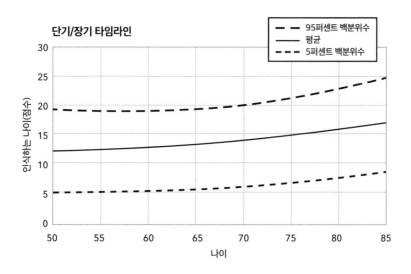

긍정적 결과

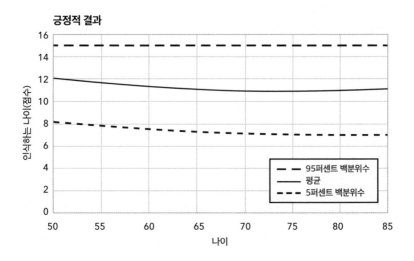

감정적 표현

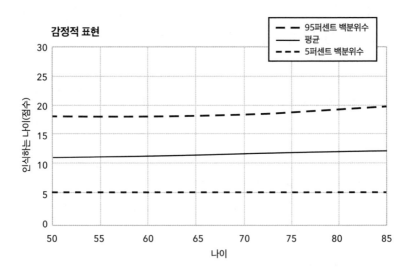

노화의 정복

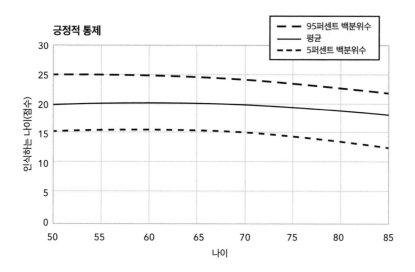

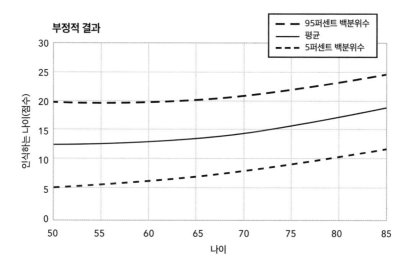

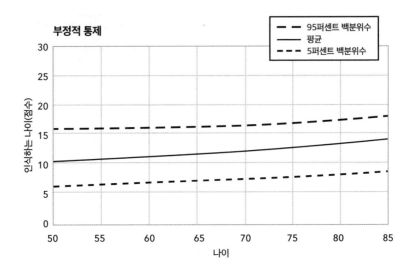

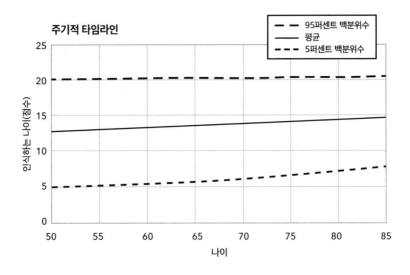

노화의 정복

리프_{Ryff}의 삶의 목적 보조 척도 : 심리적 웰빙 척도

성공적인 노화를 위해서는 인생의 목표를 가지는 것이 중요하다. 가장 성공적인 슈퍼에이저(super-ager, 평균에 비해 수십 년 정도 뇌의 노화가 느린 사람/옮긴이)들은 목적의식이 있다. 우리가 매일 목적을 만들어낼 수 있다는 데에는 과학자들도 동의한다. 이것은 취직 같은 큰 과제일 수도 있고, 집안일, 이웃과 친구 돕기, 자원봉사, 정원 가꾸기, 창조 활동, 취미 같은 소소한 과제일 수도 있다. 조부모로서 육아를 돕는 활동은 큰 보람과 목적의식을 부여해준다. 여기서의 점수는 긴 점선에 가까워야 좋다. 자신의 총점을 합산한 후에 그래프에서 자신의 나이 위에 점으로 찍어보자.

이 검사는 인생의 목적을 측정해준다. 이것은 몇 가지 심리적 웰빙 측정치 중 하나이다.

점수 체크하는 법 : 각각의 항목에서 자신이 해당하는 곳에 체크하고, 그 값을 모두 더해서 각각의 항목에 대한 총점을 계산한다. 공란을 남기지 말 것.

	강한 불일치	불일치	조금 불일치	일치	조금 일치	강한 일치
- 나는 미래의 계획을 세우고 그것을 현실로 만들기 위해서 일하는 것이 즐겁다.	1	2	3	4	5	6
- 내 일상의 활동은 시시하고 중요하지 않은 것처럼 느껴질 때가 많다.	6	5	4	3	2	1

- 나는 스스로 설정한 계획을 실천하는 데 능동적인 사람이다.

1	2	3	4	5	6

- 나는 내 인생에서 성취하려는 것이 무엇인지 잘 모르겠다.

6	5	4	3	2	1

- 나는 가끔 내가 살면서 해야 할 일들은 모두 했다는 생각이 든다.

6	5	4	3	2	1

- 나는 하루씩 삶을 살아갈 뿐, 미래에 대해서는 별로 생각하지 않는다.

6	5	4	3	2	1

- 나는 삶에 대한 방향과 목적이 있다.

1	2	3	4	5	6

총점 _____

나는 어디쯤?

수평선에서 자신의 나이를 찾고 위에 나온 질문에 대한 총점을 수직선에서 찾아서 그래프상에서 어디에 있는지 확인한다. 실선에 가까우면 평균, 긴 점선(95퍼센트 백분위수)에 가까우면 평균 이상, 짧은 실선(5퍼센트 백분위수)에 가까우면 평균 이하에 해당한다. 90퍼센트의 사람이 긴 점선과 짧은 점선 사이에 들어간다.

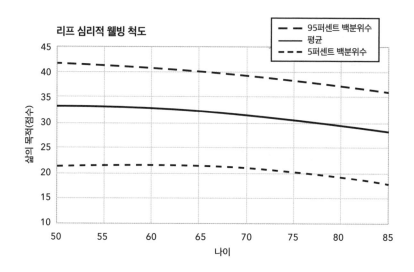

UCLA 외로움 척도

이 테스트는 외로움을 측정한다. 점수가 높다는 것은 외로움을 더 크게 느낀다는 것을 의미한다.

이 질문은 당신이 삶의 서로 다른 측면에 대해서 어떻게 느끼는지에 관한 것이다. 각각의 질문에서 당신이 그렇게 느끼는 경우가 얼마나 많은지 대답하자.

점수 체크하는 법 : 각각의 항목에서 자신이 해당하는 곳에 체크하고, 그 값을 모두 더해서 각각의 항목에 대한 총점을 계산한다. 공란을 남기지 말 것.

	자주	가끔	거의 혹은 전혀
- 함께할 사람이 없다고 느끼는 일이 얼마나 자주 있습니까?	2	1	0
- 소외감을 얼마나 자주 느낍니까?	2	1	0
- 타인으로부터 고립되었다고 느끼는 경우가 얼마나 자주 있습니까?	2	1	0
- 자신이 주변 사람들과 조화를 이루 고 있다고 느끼는 경우가 얼마나 자 주 있습니까?	0	1	2
- 외로움을 얼마나 자주 느낍니까?	2	1	0

총점 _____

나는 어디쯤?

수평선에서 자신의 나이를 찾고 수직선에서 자신의 점수를 찾아서 자기가 어디쯤인지 확인한다. 실선에 가까우면 평균, 긴 점선(95퍼센트 백분위수)에 가까우면 평균 이상, 짧은 실선(5퍼센트 백분위수)에 가까우면 평균 이하에 해당한다. 90퍼센트의 사람이 긴 점선과 짧은 점선 사이에 들어간다.

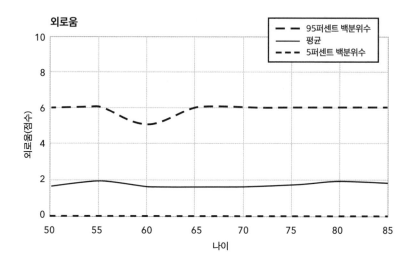

외로움

역학연구 센터 단축형 우울 척도

이 테스트는 우울증 증상을 측정한다. 점수가 높으면 우울증을 더 많이 느낀다는 것을 의미한다.

점수 체크하는 법 : 각각의 항목에서 자신이 해당하는 곳에 체크하고, 그 값을 모두 더해서 각각의 항목에 대한 총점을 계산한다. 공란을 남기지 말 것.

	거의 혹은 전혀 (1일 미만)	때때로 (1-2일)	종종 (3-4일)	항상 (5-7일)
- 나는 우울함을 느꼈다.	0	1	2	3

- 내가 했던 모든 일이 수고롭게 느껴졌다.

0	1	2	3

- 잠을 제대로 못 잤다.

0	1	2	3

- 나는 행복했다.

3	2	1	0

- 나는 외로움을 느꼈다.

0	1	2	3

- 나는 인생을 즐겼다.

3	2	1	0

- 나는 슬픔을 느꼈다.

0	1	2	3

- 나는 '일을 시작할' 수 없었다.

0	1	2	3

총점 _____

나는 어디쯤?

수평선에서 자신의 나이를 찾고 수직선에서 자신의 점수를 찾아서 자기가 어디쯤인지 확인한다. 실선에 가까우면 평균, 긴 점선(95퍼센트 백분위수)에 가까우면 평균 이상, 짧은 실선(5퍼센트 백분위수)에 가까우면 평균 이하에 해당한다. 90퍼센트의 사람이 긴 점선과 짧은 점선 사이에 들어간다.

노화의 정복

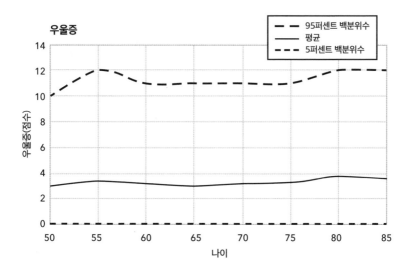

우울증

우울증(점수)

| 95퍼센트 백분위수 |
| 평균 |
| 5퍼센트 백분위수 |

나이

한 다리로 서기

이 테스트는 균형감각을 측정한다. 시간이 길다는 것은 균형감각이 더 좋다는 것이고 생물학적 나이가 더 젊다는 뜻이다. 이 테스트는 편평한 표면 위에서 진행한다.

눈을 뜨고 한 다리로 서기

한 다리로 서서 반대쪽 다리를 땅에서 조금 뗀다. 최고 30초까지 가능한 그 상태로 오래 서 있는다. 팔은 자유롭게 움직여도 되지만 뗀 다리를 서고 있는 다리에 감거나 받쳐놓아서는 안 된다. 어느 쪽 다리로 서 있어도 상관없다.

눈을 감고 한 다리로 서기

눈을 뜨고 한 다리로 서기를 5초 이상 성공한 경우에만 이것을 시도해보자.

눈을 감고 체중을 한쪽 다리에 실은 후에 반대쪽 다리를 최대 30초까지 들고 있는다. 팔은 자유롭게 움직여도 되지만 뗀 다리를 서 있는 다리에 감거나 받쳐놓아서는 안 된다. 테스트는 어느 쪽 다리로 해도 상관없고, 눈 뜨고 한 다리 서기에서 사용했던 것과 똑같은 다리를 사용할 필요도 없다.

눈을 감고 한 다리로 서기 시간을 초 단위로 기록해둔다.

시간(초) _____

나는 어디쯤?

수평선에서 자신의 나이를 찾고, 수직선에서 초 단위로 자신의 점수를 찾는다. 검은 실선이 평균이다.

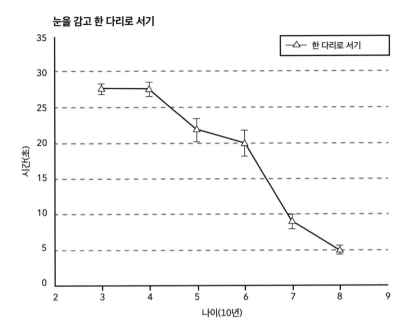

눈을 감고 한 다리로 서기

데이터 출처: Luc Vereeck, Floris Wuyts, Steven Truijen and Paul Van de Heyning (2008) Clinical assessment of balance: Normative data, and gender and age effects, International Journal of Audiology, 47:2, 67-75, DOI: 10.1080/14992020701689688

감사의 말씀

다음에 나오는 분들께 감사의 마음을 전하고 싶습니다.

인내심과 통찰을 보여준 남편 게리, 편집을 도와준 내 아들 레드먼드와 피어스 트레이너에게 감사드립니다(20대의 관점에서 지속적으로 팩트 체크에 힘쓰며 철저히 피드백을 해준 피어스에게 다시 고마움을 전합니다). 글을 쓰는 동안 많은 웃음과 눈물을 함께 나눠준 내 자매 케이트, 폴라, 그레이스에게 감사드립니다.

그래프를 담당해준 실빈 나이트 박사, 아일랜드 노화 종단 연구 테스트 수정을 담당해준 카헐 매크로리 박사, 이 책을 위한 행정적 지원을 해준 데어드레 오코너와 엘리너 개프니 등 지난 15년간 함께 일해왔던 아일랜드 노화 종단 연구진에게 감사드립니다.

너그럽게 소중한 시간을 내어 아일랜드 노화 종단 연구라는 위대한 연구를 가능하게 해준 참가자 여러분께 감사드립니다. 이 연구는 노화의 과정을 이해하는 데 기여하고, 전 세계적으로 정책과 관행을 변화시키는 데 도움을 주었습니다.

의학을 공부하는 와중에도 문헌 검색과 데이터 검토를 솜씨 있게 도와준 대니얼 매코헤이, 그리고 나의 멘토이신 리처드 서턴 교수님과 데이비스 코클리 교수님께도 감사드립니다.

지난 15년간 나의 비서로 일해준 헬렌 피츠패트릭, 그녀가 이 책을 작업하면서 보여준 인내심, 지혜, 근면함에 감사드립니다.

그리고 내 저작권 대리인 빌 해밀턴과, 함께 일해서 무척 즐거웠던 보니에의 훌륭한 팀에도 감사드립니다.

저는 의학 분야에서 큰 특혜를 누리며 살아왔고, 그 삶의 매순간을 계속 사랑하고 있습니다. 자신의 삶과 경험을 함께 공유해서 제 삶을 넓혀준 모든 환자분에게 특별히 감사드립니다.

주

1 젊다고 느끼는 만큼 젊다

1 Stringhini, S., et al., *Socioeconomic status, non-communicable disease risk factors, and walking speed in older adults: multi-cohort population based study*. BMJ, 2018. 360: p. k1046.

McCrory, C., Kenny, R.A., et al., *The lasting legacy of childhood adversity for disease risk in later life*. Health Psychol, 2015. 34(7): p. 687-96.

Stringhini, S., et al., *Socioeconomic status and the 25 × 25 risk factors as determinants of premature mortality: a multicohort study and meta-analysis of 1·7 million men and women*. The Lancet, 2017. 389(10075): p. 1229-1237.

2 Chignon, A., et al., *Single-cell expression and Mendelian randomization analyses identify blood genes associated with lifespan and chronic diseases*. Commun Biol, 2020. 3(1): p. 206.

3 Kenyon, C.J., *The genetics of ageing*. Nature, 2010. 464(7288): p. 504-12.

4 Milman, S., et al., *Low insulin-like growth factor-1 level predicts survival in humans with exceptional longevity*. Aging Cell, 2014. 13(4): p. 769-771.

5 El Khoury, L.Y., et al., *Systematic underestimation of the epigenetic clock and age acceleration in older subjects*. Genome Biology, 2019. 20(1): p. 283.

6 McCrory, C., Kenny, R. A., et al., *Association of 4 epigenetic clocks with measures of functional health, cognition, and all-cause mortality in The Irish Longitudinal Study on Ageing (TILDA)*. bioRxiv, 2020: p. 2020.04.27.063164.

Stringhini, S., et al., *Socioeconomic status, non-communicable disease risk factors, and walking speed in older adults*.

McCrory, C., Kenny, R. A., et al., *The lasting legacy of childhood adversity for disease risk in later life*.

Stringhini, S., et al., *Socioeconomic status and the 25 × 25 risk factors as determinants of premature mortality.*

7 Belsky, D., et al., *Quantification of the pace of biological aging in humans through a blood test: a DNA methylation algorithm.* bioRxiv, 2020: p. 2020.02.05.927434.

8 Mouratidis, Y. *We Are More Than Our DNA.* [Science 2018 Nov 17, 2018 July 16, 2020]; Available from: https://www.forbes.com/sites/yiannismouratidis/2018/11/17/we-are-more-thanour-dna/#385d42a52e9c.

9 McCrory, C., Kenny, R. A., et al., *Epigenetic Clocks and Allostatic Load Reveal Potential Sex-Specific Drivers of Biological Aging.* J Gerontol A Biol Sci Med Sci, 2020. 75(3): p. 495-503.

10 Marioni, R.E., et al., *DNA methylation age of blood predicts allcause mortality in later life.* Genome Biol, 2015; 16(1): 25.

11 Lupien, S.J., et al., *Stressinduced declarative memory impairment in healthy elderly subjects: relationship to cortisol reactivity.* J Clin Endocrinol Metab, 1997. 82(7): p. 2070-5.

Lupien, S.J., et al., *Effects of stress throughout the lifespan on the brain, behaviour and cognition.* Nat Rev Neurosci, 2009. 10(6): p. 434-45.

12 Caspi, A., et al., *Longitudinal Assessment of Mental Health Disorders and Comorbidities Across 4 Decades Among Participants in the Dunedin Birth Cohort Study.* JAMA Netw Open, 2020 Apr; 3(4): p. e203221-e203221.

13 Elliott, M.L., et al., *Brain-age in midlife is associated with accelerated biological aging and cognitive decline in a longitudinal birth cohort.* Mol Psychiatry, 2019 Dec 10:10.1038/s41380-019-0626-7.

Belsky, D.W., et al., *Eleven Telomere, Epigenetic Clock, and Biomarker-Composite Quantifications of Biological Aging: Do They Measure the Same Thing?* Am J Epidemiol, 2018. 187(6): p. 1220-1230.

Elliott, M.L., et al., *Disparities in the pace of biological aging among midlife adults of the same chronological age have implications for future frailty risk and policy.* Nat Aging, 2021. 1(3): p. 295-308.

Belsky, D., et al., *Quantification of the pace of biological aging in humans through a blood test.*

Caspi, A., et al., *Longitudinal Assessment of Mental Health Disorders and Comorbidities.*

14 Shalev, I., et al., *Retinal vessel caliber and lifelong neuropsychological functioning: retinal imaging as an investigative tool for cognitive epidemiology.* Psychol Sci, 2013. 24(7): p. 1198-207.

15 Wong, T.Y. and P. Mitchell, *Hypertensive retinopathy.* N Engl J Med, 2004. 351(22): p. 2310-7.

Ikram, M.A., et al., *The Rotterdam Study: 2018 update on objectives, design and main results.* Eur J Epidemiol, 2017. 32(9): p. 807-850.

16 Nolan, J.M., Kenny, R.A., et al., *Education is positively associated with macular pigment: the Irish Longitudinal Study on Ageing (TILDA).* Invest Ophthalmol Vis Sci, 2012. 53(12): p. 7855-61.

Connolly, E., Kenny, R.A., et al., *Prevalence of age-related macular degeneration associated genetic risk factors and 4-year progression data in the Irish population.* Br J Ophthalmol, 2018. 102(12): p. 1691-1695.

Feeney, J., Kenny, R.A., et al., *Low macular pigment optical density is associated with lower cognitive performance in a large, population-based sample of older adults.* Neurobiol Aging, 2013. 34(11): p. 2449-56.

17 Belsky, D.W., *Reply to Newman: Quantification of biological aging in young adults is not the same thing as the onset of obesity.* Proc Natl Acad Sci USA, 2015. 112(52): E7164-E7165.

18 Snowdon, D., *Aging with Grace: What the Nun Study Teaches Us About Leading Longer, Healthier, and More Meaningful Lives.* 2002: Bantam.

19 Weiss, D. and F. Lang, *"They" Are Old But "I" Feel Younger: Age-Group Dissociation as a Self-Protective Strategy in Old Age.* Psychol Aging, 2012. 27: p. 153-63.

20 Wurm, S. and Y. Benyamini, *Optimism buffers the detrimental effect of negative selfperceptions of ageing on physical and mental health.* Psychol Health, 2014. 29(7): p. 832-48.

Wurm, S., et al., *How do negative self-perceptions of aging become a self-fulfilling prophecy?* Psychol Aging, 2013. 28(4): p. 1088-97.

21 Robertson, D.A., Kenny, R.A., et al., *Negative perceptions of aging and decline in walking speed: a self-fulfilling prophecy.* PLoS One, 2015. 10(4): e0123260.

Robertson, D.A. and R.A. Kenny, *Negative perceptions of aging modify the association between frailty and cognitive function in older adults.* Pers Individ Differ, 2016. 100: 120-125.

Robertson, D.A., B.L. King-Kallimanis, and Kenny, R. A., *Negative perceptions of aging predict longitudinal decline in cognitive function.* Psychol Aging, 2016. 31(1): p. 71-81.

McGarrigle C, Ward M, and Kenny, R.A., (In Press). *Negative Ageing Perceptions and Cognitive and Functional Decline: Are You As Old As You Feel?* JAGS.

22 Weiss, D. and F. Lang, *"They" Are Old But "I" Feel Younger: Age-Group Dissociation as a Self-Protective Strategy.*

Wurm, S. and Y. Benyamini, *Optimism buffers the detrimental effect of negative selfperceptions of ageing on physical and mental health.*

Wurm, S., et al., *How do negative self-perceptions of aging become a self-fulfilling prophecy?*

23 Levy, B.R., et al., *Reducing cardiovascular stress with positive self-stereotypes of aging.* J Gerontol B Psychol Sci Soc Sci, 2000. 55(4): p. P205-P213.

Levy, B.R., et al., *Age stereotypes held earlier in life predict cardiovascular events in later life.* Psychol Sci, 2009. 20(3): p. 296-298.

Lang, P.O., J.P. Michel, and D. Zekry, F*railty syndrome: a transitional state in a dynamic process.* Gerontology, 2009. 55(5): p. 539-49.

24 Levy, B., *Improving memory in old age through implicit self-stereotyping.* J Pers Soc Psychol, 1996. 71(6): p. 1092-1107.

Levy, B.R., et al., *Subliminal strengthening: improving older individuals' physical function over time with an implicit-age-stereotype intervention.* Psychol Sci, 2014. 25(12): p. 2127-35.

25 Levy, B.R., et al., *Reducing cardiovascular stress with positive self-stereotypes of aging.*

Levy, B., *Improving memory in old age through implicit self-stereotyping.*

26 Robertson, D.A., Kenny, R.A., et al., *Negative perceptions of aging and decline in walking speed.*

Robertson, D.A. and Kenny R.A., *Negative perceptions of aging modify the association between frailty and cognitive function in older adults.*

Robertson, D.A., B.L. King-Kallimanis, and Kenny R.A., *Negative perceptions of aging predict longitudinal decline in cognitive function.*

27 Robertson, D.A. and R.A. Kenny, *Negative perceptions of aging modify the association between frailty and cognitive function in older adults.*

28 *Sexual activity in the over 50s population in Ireland.* Orr, J., McGarrigle, C., Kenny, R.A.,

On behalf of the TILDA team February 2017 Copyright © The Irish Longitudinal Study on Ageing 2017 The Irish Longitudinal Study on Ageing Trinity College Dublin. https://tilda.tcd.ie/publications/reports/pdf/Report_SexualActivity.pdf.

Orr, J., R. Layte, N. O'Leary Kenny, R. A.,, *Sexual Activity and Relationship Quality in Middle and Older Age: Findings From The Irish Longitudinal Study on Ageing (TILDA).* J Gerontol B Psychol Sci Soc Sci, 2019. 74(2): p. 287-297.

29 Levy, B., *Stereotype Embodiment:A Psychosocial Approach to Aging.* Curr Dir Psychol Sci, 2009 Dec 1; 18(6): 332-336.

Jang, Y., L.W. Poon, and P. Martin, *Individual Differences in the Effects of Disease and Disability on Depressive Symptoms: The Role of Age and Subjective Health.* Int J Aging Hum Dev, 2004. 59(2): p. 125-137.

Kim, S.H., *Older people's expectations regarding ageing, health-promoting behaviour and health status.* J Adv Nurs, 2009. 65(1): p. 84-91.

Moor, C., et al., *Personality, aging self-perceptions, and subjective health: a mediation model.* Int J Aging Hum Dev, 2006. 63(3): p. 241-57.

Levy, B.R., et al., *Reducing cardiovascular stress with positive self-stereotypes of aging.*

Levy, B.R., et al., *Age stereotypes held earlier in life predict cardiovascular events in later life.*

Levy, B., *Improving memory in old age through implicit self-stereotyping.*

30 Robertson, D.A., Kenny, R.A., et al., *Negative perceptions of aging and decline in walking speed.*

Robertson, D.A. and Kenny, R.A., *Negative perceptions of aging modify the association between frailty and cognitive function in older adults.*

Robertson, D.A., B.L. King-Kallimanis, and Kenny R.A., *Negative perceptions of aging predict longitudinal decline in cognitive function.*

McGarrigle C, Ward M, and Kenny, R.A., *Negative Ageing Perceptions and Cognitive and Functional Decline.*

31 Wikipedia contributors. *As Young As You Feel.* [2020 10 May 2020 July 16, 2020]; Available from: https://en.wikipedia.org/w/index.php?title=As_Young_as_You_Feel&oldid=955839774

32 Till von Wachter, *The End of Mandatory Retirement in the US: Effects on Retirement and Implicit Contracts.* 2002: Columbia University. p. 60.

33 Aegon Centre for Longevity and Retirement (ACLR) Survey. *Aegon Retirement Readiness Survey 2015: Inspiring a World of Habitual Savers.* [2015 May 27, 2015 July 16, 2020]; Available from: https://www.aegon.com/research/reports/annual/aegon-retirement-readiness-survey-2015-inspiring-a-world-of-habitualsavers/

34 Eurofound, *European Quality of Life Survey 2016: Quality of Life, quality of public services, and quality of society,.* 2017: Publications Office of the European Union, Luxembourg. p. 122.

35 Nikolova, M. and C. Graham, *Employment, late-life work, retirement, and well-being in Europe and the United States.* IZA J Labor Stud 3, 5 (2014).

36 Walker, J.W. and H.L. Lazer, *The End of Mandatory Retirement: Implications for Management.* 1978, Chichester, New York: Wiley & Sons.

OECD, *Pensions at a Glance 2017: OECD and G20 Indicators.* 2017, OECD Publishing, Paris.

37 Lupien, S.J. and N. Wan, *Successful ageing: from cell to self.* Philos Trans R Soc London (Biol), 2004. 359(1449): p. 1413-1426.

38 World Health Organization. *Ageism.* [2020 July 16, 2020]; Available from: https://www.who.int/ageing/ageism/en/

39 Layte, R., E. Sexton, G. Savva, Kenny, R. A., *Quality of life in older age: evidence from an Irish cohort study.* J Am Geriatr Soc, 2013. 61 Suppl 2: p. S299-305.

40 Royal Society for Public Health (RSPH), *That Age Old Question: How Attitudes To Ageing Affect Our Health and Wellbeing.* 2018: RSPH, London.

Abrams, D., Eilola T, and H. Swift, *Attitudes to age in Britain* 2004-2008. 2009, University of Kent: UK.

41 ESS9. *European Social Survey* 2018. [2018 July 30, 2020]; Available from: https://www.europeansocialsurvey.org/data/download.html?r=9

42 Jackson, S., R. Hackett, and A. Steptoe, *Associations between age discrimination and health and wellbeing: cross-sectional and prospective analysis of the English Longitudinal Study of Ageing.* Lancet Public Health, 2019:e200-e208.

43 Hill, A. *Favouring young over old in COVID-19 treatment justifiable, says ethicist.* [2020 22 April, [2020 July 30, 2020]; Available from: https://www.theguardian.com/world/2020/apr/22/favouring-young-over-old-in-covid-19-treatment-justifiable-says-ethicist

44 Chappelow, J. *Baby Boomer.* [Economics 2020 Feb 28, 2020 July 30, 2020]; Available from: https://www.investopedia.com/terms/b/baby_boomer.asp

45 Porter M.E., Stern S, and Green M, *The Social Progress Index 2017.* 2017: Washington DC.

46 Parkinson, J., *A heart-warming lesson from Denmark.* 2015.

47 Avers, D., et al., *Use of the Term "Elderly".* J Geriatr Phys Ther, 2011. 34(4): p. 153-154.

48 Sarkisian, C.A., et al., *The relationship between expectations for aging and physical activity among older adults.* J Gen Intern Med, 2005. 20(10): p. 911-5.

   Sarkisian, C.A., et al., *Development, reliability, and validity of the expectations regarding aging (ERA-38) survey.* Gerontologist, 2002. 42(4): p. 534-42.

   Sarkisian, C.A., et al., *Correlates of attributing new disability to old age. Study of Osteoporotic Fractures Research Group.* J Am Geriatr Soc, 2001. 49(2): p. 134-41.

   Kim, S.H., *Older people's expectations regarding ageing, health-promoting behaviour and health status.*

49 Palmore, E., *Ageism: Negative and Positive,.* 2nd ed. 1999: Springer Publishing Company.

50 Nemmers, T.M., *The Influence of Ageism and Ageist Stereotypes on the Elderly.* Phys Occup Ther Geriatr, 2005. 22(4): p. 11-20.

51 European Commission DG for Employment Social Affairs and Inclusion and DG Communication. *Special Eurobarometer 378 on Active ageing.* [2012 17 May 2012 September 9, 2020]; Available from: https://ec.europa.eu/eip/ageing/library/special-eurobarometer-378-active-ageing_en

   Walker, A. and G.B.E. Gemeinschaften, *Age and attitudes: main results from aEurobarometer survey.* 1993: Commission of the European Communities.

52 UN Committee on Economic Social and Cultural Rights (CESCR), *General Comment No. 6: The Economic, Social and Cultural Rights of Older Persons.* 1995. p. 11.

53 Dahmen, N. and R. Cozma, *Media takes: on aging.* 2008:International Longevity Center (USA) (ILC).

54 Kleinspehn-Ammerlahn, A., D. Kotter-Grühn, and J. Smith, *Self-perceptions of aging: do subjective age and satisfaction with aging change during old age?* J Gerontol B Psychol Sci Soc Sci, 2008. 63(6): p. P377-85.

Kotter-Grühn, D., et al., *Self-perceptions of aging predict mortality and change with approaching death: 16-year longitudinal results from the Berlin Aging Study.* Psychol Aging, 2009. 24(3): p. 654-67.

Levy, B.R. and L.M. Myers, *Preventive health behaviors influenced by self-perceptions of aging.* Prev Med, 2004. 39(3): p. 625-9.

55 Tomasulo, D., *Learned Hopefulness: The Power of Positivity to Overcome Depression.* 2020: New Harbinger Publications. 192.

56 Tomasulo, D. *Proof Positive: Can Heaven Help Us? The Nun Study - Afterlife.* 2010 13 May 2021]; Available from: https://psychcentral.com/blog/proof-positive-can-heaven-help-usthe-nun-study-afterlife#1

2 우리는 왜 늙을까?

1 Poulain, M., et al., *Identification of a geographic area characterized by extreme longevity in the Sardinia island: the AKEA study.* Exp Gerontol, 2004. 39(9): p. 1423-9.

Poulain, M., A. Herm, and G. Pes, *The Blue Zones: areas of exceptional longevity around the world.* Vienna Yearbook of Population Research, 2013. 11: p. 87-108.

2 Buettner, D., *The Blue Zones. Lessons for living longer from the people who've lived the longest.* First Paperbacked. ed. 2009, Washington DC: National Geographic.

3 Hill, P.L. and N.A. Turiano, *Purpose in Life as a Predictor of Mortality Across Adulthood.* Psychol Sci, 2014. 25(7): p. 1482-1486.

4 Wallace, L.E., et al., *Does Religion Stave Off the Grave? Religious Affiliation in One's Obituary and Longevity.* Soc Psychol Personal Sci, 2019. 10(5): p. 662-670.

5 Buettner, D., *The Secrets of a Long Life,* in *National Geographic.* 2005, National Geographic.

Wikipedia contributors. *Okinawa Island.* [2020 21 July 2020 July 28, 2020]; Available from: https://en.wikipedia.org/w/index.php?title=Okinawa_Island&oldid=968792880

Wikipedia contributors. *Icaria.* [2020 6 July 2020 July 28, 2020]; Available from: https://en.wikipedia.org/w/index.php?title=Icaria&oldid=966277626

6 Leaf, A., *Every day is a gift when you are over 100.,* in *National Geographic Magazine. Vol 143. No. 1, pp. 92-119.* 1973, National Geographic Society.: Washing D.C. p. 92-119.

7 Leaf, A., *Statement Regarding the Purported Longevous Peoples of Vilcabamba, in In*

Controversial Issues in Gerontology, ed by H. Hershow. 1981, Springer. p.25-26: New York. p. 25-26.

8   Mazess, R.B. and S.H. Forman, *Longevity and age exaggeration in Vilcabamba, Ecuador.* J Gerontol, 1979. 34(1): p. 94-8.

9   Zak, N, *Jeanne Calment: the secret of longevity.* 2018. DOI: 10.13140/RG.2.2.29345. 04964.

10 Zak, N., *Evidence That Jeanne Calment Died in 1934-Not 1997.* Rejuvenation Res, 2019. 22(1): p. 3-12.

11 Robine, J.M., et al., *The Real Facts Supporting Jeanne Calment as the Oldest Ever Human.* J Gerontol A Biol Sci Med Sci, 2019. 74(Supplement_1): p. S13-S20.

    Robine, J.M., Allard M, *Validation of the exceptional longevity case of a 120 years old woman., in Facts and Research in Gerontology. pp363-367.*

    Desjardins, B., *Validation of extreme longevity cases in the Past: The French-Canadian Experience., in Validation of Exceptional Longevity,* B. Jeune and J.W. Vaupel, Editors. 1999, Odense University Press: Denmark.

12 Beyea, J.A., et al., *Growth hormone (GH) receptor knockout mice reveal actions of GH in lung development.* Proteomics, 2006. 6(1): p. 341-348.

13 Stibich, M. *What is the genetic theory of aging? How genes affect aging and how you may "alter" your genes.* [2020 January 26, 2020 April 1, 2020.]; Available from: https://www.verywellhealth.com/the-genetic-theory-of-aging-2224222

14 Zeliadt N. *Live Long and Proper: Genetic Factors Associated with Increased Longevity Identified.* [2010 July 1, 2010 July 28, 2020]; Available from: https://www.scientificamerican.com/article/genetic-factors-associated-with-increased-longevityidentified/

15 Parker-Pope, T. *Twins and the wrinkles of aging.* [2009 Feb 5 April 2, 2020.]; Available from: https://well.blogs.nytimes.com/2009/02/05/twin-studies-explain-wrinkles-of-aging/

16 Dorshkind, K., E. Montecino-Rodriguez, and R.A. Signer, *The ageing immune system: is it ever too old to become young again?* Nat Rev Immunol, 2009. 9(1): p. 57-62.

    Gudmundsson, H., et al., *Inheritance of human longevity in Iceland.* Eur J Hum, 2000. 8(10): p. 743-749.

    Sebastiani, P., et al., *Genetic signatures of exceptional longevity in humans.* PLoS One,

2012; 7(1): e29848.

Puca, A.A., et al., *A genome-wide scan for linkage to human exceptional longevity identifies a locus on chromosome 4.* Proc Natl Acad Sci U S A, 2001. 98(18): p. 10505-8.

17   Stibich, M. *What is the genetic theory of aging?*

18   Kumsta, C., et al., *The autophagy receptor p62/SQST-1 promotes proteostasis and longevity in C. elegans by inducing autophagy.* Nat Commun, 2019. 10(1): 5648.

19   Jin, K., *Modern Biological Theories of Aging.* Aging Dis, 2010. 1(2): p. 72-74.

20   Fox, K., et al., *Resting Heart Rate in Cardiovascular Disease.* Journal of the American College of Cardiology, 2007. 50(9): p. 823-830.

21   Eldridge, L., *Free Radicals: Definition, Causes, Antioxidants, and Cancer - What Exactly Are Free Radicals and Why Are they Important?* February 02, 2020 Accessed Oct 18 2021; Available from https://www.verywellhealth.com/information-about-free-radicals-2249103

22   European Centre for Disease Prevention and Control (ECDC). *COVID-19 pandemic.* [2020 July 28, 2020]; Available from: https://www.ecdc.europa.eu/en/covid-19/latest-evidence/epidemiology

23   Dorshkind, K., E. Montecino-Rodriguez, and R.A. Signer, *The ageing immune system.*

24   Science Advice for Policy by European Academies (SAPEA), *Transforming the Future of Ageing.* Michel, JP., Kuh, D., Kenny, R.A., et al., 2019: Berlin.

25   World Health Organization, *World Report on Ageing and Health.* 2015, WHO.

26   Olshansky, S.J., L. Hayflick, and B.A. Carnes, *Position statement on human aging.* J Gerontol A Biol Sci Med Sci, 2002. 57(8): p. B292-7.

3   우정

1   Gladwell, M., *Outliers: The Story of Success.* 2008: Penguin.

2   Oransky, I., *Stewart Wolf.* The Lancet, 2005. 366(9499): p. 1768.

3   Wolf, S. and J.G. Bruhn, *The Power of Clan: Influence of Human Relationships on Heart Disease.* 1998: Routledge.

Grossman, R. and C. Leroux. *A New "Roseto Effect".* [1996 October 11, 1996 August 17, 2020]; Available from: https://www.chicagotribune.com/news/ct-xpm-1996-10-

11-9610110254-story.html.

4   Mattison, J.A., et al., *Caloric restriction improves health and survival of rhesus monkeys.* Nat Commun 2017. 8(1): p. 14063.

5   Christakis, N.A. and P.D. Allison, *Mortality after the hospitalization of a spouse.* N Engl J Med, 2006. 354(7): p. 719-30.

Holt-Lunstad, J., T.B. Smith, and J.B. Layton, *Social relationships and mortality risk: a meta-analytic review.* PLoS Med, 2010 Jul 27; 7(7): e1000316.

House, J.S., K.R. Landis, and D. Umberson, *Social relationships and health.* Science, 1988. 241(4865): p. 540-5.

Seeman, T.E., *Social ties and health: the benefits of social integration.* Ann Epidemiol, 1996. 6(5): p. 442-51.

6   Brent, L.J.N., A. Ruiz-Lambides, and M.L. Platt, *Family network size and survival across the lifespan of female macaques.* Proc Biol Sci, 2017. 284(1854).

Ellis, S., et al., *Deconstructing sociality: the types of social connections that predict longevity in a group-living primate.* Proc Royal Soc B, 2019. 286(1917): 20191991.

House, J.S., K.R. Landis, and D. Umberson, *Social relationships and health.*

7   Archie, E.A., et al., *Social affiliation matters: both same-sex and opposite-sex relationships predict survival in wild female baboons.* Proc Royal Soc B, 2014. 281(1793): 20141261.

Silk, J.B., et al., *Strong and consistent social bonds enhance the longevity of female baboons.* Curr Biol, 2010. 20(15): p. 1359-61.

Stanton, M.A. and J. Mann, *Early social networks predict survival in wild bottlenose dolphins.* PLoS One, 2012; 7(10): e47508.

Yee, J.R., et al., *Reciprocal affiliation among adolescent rats during a mild group stressor predicts mammary tumors and lifespan.* Psychosomatic medicine, 2008. 70(9): p. 1050-1059.

8   Brent, L.J., et al., *The neuroethology of friendship.* Ann N Y Acad Sci, 2014. 1316(1): p. 1-17.

Almeling, L., et al., *Motivational Shifts in Aging Monkeys and the Origins of Social Selectivity.* Curr Biol, 2016. 26(13): p. 1744-1749.

Brent, L.J.N., et al., *Ecological knowledge, leadership, and the evolution of menopause in killer whales.* Curr Biol, 2015. 25(6): p. 746-750.

Nussey, D.H., et al., *Senescence in natural populations of animals: widespread evidence and its implications for bio-gerontology.* Ageing Res Rev, 2013. 12(1): p. 214-25.

Holt-Lunstad, J., T.B. Smith, and J.B. Layton, *Social relationships and mortality risk.*

9 Giles, L.C., et al., *Effect of social networks on 10 year survival in very old Australians: the Australian longitudinal study of aging.* J Epidemiol Community Health, 2005. 59(7): p. 574-9.

Steptoe, A., et al., *Social isolation, loneliness, and all-cause mortality in older men and women.* Proc Natl Acad Sci U S A, 2013. 110(15): p. 5797-801.

Luo, Y., et al., *Loneliness, health, and mortality in old age: a national longitudinal study.* Soc Sci Med, 2012. 74(6): p. 907-14.

10 Yang, Y.C., et al., *Social relationships and physiological determinants of longevity across the human life span.* Proc Natl Acad Sci USA, 2016. 113(3): p. 578-583.

11 Berkman, L.F. and S.L. Syme, *Social networks, host resistance, and mortality: a nine-year follow-up study of Alameda County residents.* Am J Epidemiol, 1979. 109(2): p. 186-204.

12 Christakis, N.A. and P.D. Allison, *Mortality after the hospitalization of a spouse.*

Holt-Lunstad, J., T.B. Smith, and J.B. Layton, *Social relationships and mortality risk.*

House, J.S., K.R. Landis, and D. Umberson, *Social relationships and health.*

Seeman, T.E., *Social ties and health.*

Giles, L.C., et al., *Effect of social networks on 10 year survival in very old Australians.*

Steptoe, A., et al., *Social isolation, loneliness, and all-cause mortality in older men and women.*

Luo, Y., et al., *Loneliness, health, and mortality in old age*

13 Kim, D.A., et al., *Social connectedness is associated with fibrinogen level in a human social network.* Proc Biol Sci, 2016. 283(1837): 20160958.

14 Vandeleest, J.J., et al., *Social stability influences the association between adrenal responsiveness and hair cortisol concentrations in rhesus macaques.* Psychoneuroendocrinology, 2019. 100: p. 164-171.

Capitanio, J.P., S. Cacioppo, and S.W. Cole, *Loneliness in monkeys: Neuroimmune mechanisms.* Curr Opin Behav Sci, 2019. 28: p. 51-57.

15 Denworth, L., *Friendship: The Evolution, Biology, and Extraordinary Power of Life's*

Fundamental Bond. 2020: W. W. Norton & Company.

16 Brent, L.J., et al., *Genetic origins of social networks in rhesus macaques.* Sci Rep, 2013. 3: 1042.

Brent, L.J.N., J. Lehmann, and G. Ramos-Fernández, *Social network analysis in the study of nonhuman primates: a historical perspective.* American journal of primatology, 2011. 73(8): p. 720-730.

17 Fehr, B., *Friendship Processes.* 1996: SAGE Publications, Inc: 1 edition.

18 Denworth, L., *Friendship.*

19 Settle, J.E., et al., *Friendships Moderate an Association Between a Dopamine Gene Variant and Political Ideology.* J Politics, 2010. 72(4): p. 1189-1198.

20 Christakis, N.A. and J.H. Fowler, *Friendship and natural selection.* Proc Natl Acad Sci USA, 2014. 111(Supplement 3): p. 10796-10801.

21 Domingue, B.W., et al., *Genetic and educational assortative mating among US adults.* Proc Natl Acad Sci USA, 2014. 111(22): p. 7996-8000.

Christakis, N.A. and J.H. Fowler, *Friendship and natural selection.*

22 Fowler, J.H., J.E. Settle, and N.A. Christakis, *Correlated genotypes in friendship networks.* Proc Natl Acad Sci USA, 2011;108(5): p.1993-1997.

Cacioppo, J.T., J.H. Fowler, and N.A. Christakis, *Alone in the crowd: the structure and spread of loneliness in a large social network.* J Pers Soc Psychol, 2009. 97(6): p. 977-991.

Christakis, N.A. and J.H. Fowler, *Friendship and natural selection.*

23 Murthy, V., *Together—The Healing Power of Human Connection in a Sometimes Lonely World.* 2020: Harper Wave.

24 Tara John. *How the World's First Loneliness Minister Will Tackle "the Sad Reality of Modern Life".* [2018 April 25, 2018 August 17, 2020]; Available from: https://time.com/5248016/tracey-crouch-uk-loneliness-minister/

25 Ward M, Kenny, R.A., et al., *Loneliness and social isolation in the COVID-19 Pandemic among the over 70s: Data from The Irish Longitudinal Study on Ageing (TILDA) and ALONE.* 2020, TILDA, Trinity College Dublin.

26 Onishi, N. *A Generation in Japan Faces a Lonely Death.* [2017 Nov 30, 2017 August 17, 2020]; Available from: https://www.nytimes.com/2017/11/30/world/asia/japanlonely-deaths-the-end.html

27 Suzuki Hikaru, *Death and Dying in Contemporary Japan.* 1 ed. 2012: Routledge, 1 edition.

28 Wikipedia contributors. *Kodokushi.* [2020 4 August 2020 August 18, 2020]; Available from: https://en.wikipedia.org/w/index.php?title=Kodokushi&oldid=971219759

29 Leng Leng Thang, *Generations in Touch: Linking the Old and Young ina Tokyo Neighborhood.* The Anthropology of Contemporary Issues. 2001: Cornell University Press.

30 Wikipedia contributors. *Kodokushi.*

31 Bruce, L.D., et al., *Loneliness in the United States: A 2018 National Panel Survey of Demographic, Structural, Cognitive, and Behavioral Characteristics.* Am J Health Promot, 2019. 33(8): p. 1123-1133.

32 Eurostat. [2019 August, 19 2020]; Available from: https://ec.europa.eu/eurostat/statistics-explained/index.php?title=Household_composition_statistics

33 Roberts, B.W., D. Wood, and J.L. Smith, *Evaluating Five Factor Theory and social investment perspectives on personality trait development.* J Res Pers, 2005. 39(1): p. 166-184.

Carstensen, L.L., D.M. Isaacowitz, and S.T. Charles, *Taking time seriously: A theory of socioemotional selectivity.* Am Psychol, 1999. 54(3): p. 165-181.

34 Solomon, B.C. and J.J. Jackson, *The Long Reach of One's Spouse:Spouses' Personality Influences Occupational Success.* Psychol Sci, 2014. 25(12): p. 2189-2198.

Umberson, D., *Relationships between adult children and their parents: Psychological consequences for both generations.* J Marriage Fam, 1992. 54(3): p. 664-674.

35 Chopik, W.J., *Associations among relational values, support, health, and well-being across the adult lifespan.* Pers Relatsh, 2017. 24(2): p. 408-422.

36 House, J.S., K.R. Landis, and D. Umberson, *Social relationships and health.*

37 Bearman, P.S. and J. Moody, *Suicide and friendships among American adolescents.* Am J Public Health, 2004. 94(1): p. 89-95.

Christakis, N.A. and J.H. Fowler, *The spread of obesity in a large social network over 32 years.* N Engl J Med, 2007. 357(4): p. 370-9.

Giles, L.C., et al., *Effect of social networks on 10 year survival in very old Australians.*

38 Carstensen, L.L., D.M. Isaacowitz, and S.T. Charles, *Taking time seriously.*

39 Giles, L.C., et al., *Effect of social networks on 10 year survival in very old Australians.*

40 Sandstrom, G.M. and E.W. Dunn, *Social Interactions and Well-Being: The Surprising Power of Weak Ties.* Pers Soc Psychol Bull, 2014. 40(7): p. 910-922.

Huxhold, O., M. Miche, and B. Schüz, *Benefits of having friends in older ages: differential effects of informal social activities on well-being in middle-aged and older adults.* J Gerontol B Psychol Sci Soc Sci, 2014. 69(3): p. 366-75.

41 Larson, R., R. Mannell, and J. Zuzanek, *Daily well-being of older adults with friends and family.* Psychology and Aging, 1986. 1(2): p. 117-126.

42 N. Clarke, R.A. Kenny, et al., *Altered lives in a time of crisis: The impact of the COVID-19 pandemic on the lives of older adults in Ireland Findings from The Irish Longitudinal Study on Ageing.* Dublin, 2021.

43 Lee, K.S. and H. Ono, *Marriage, Cohabitation, and Happiness: A Cross-National Analysis of 27 Countries.* J Marriage Fam, 2012. 74(5): p. 953-972.

44 Diener, E., et al., *Similarity of the Relations between Marital Status and Subjective Well-Being Across Cultures.* J Cross Cult Psychol, 2000. 31(4): p. 419-436.

45 Stutzer, A. and B.S. Frey, *Does marriage make people happy, or do happy people get married?* J Socio Econ, 2006. 35(2): p. 326-347.

46 Carr, D., et al., *Happy Marriage, Happy Life? Marital Quality and Subjective Well-being in Later Life.* J Marriage Fam, 2014. 76(5): p. 930-948.

47 Hostetler, A.J., *Singlehood and Subjective Well-Being among Mature Gay Men: The Impact of Family, Friends, and of Being "Single by Choice".* J GLBT Fam, 2012. 8(4): p. 361-384.

48 Bourassa, K.J., D.A. Sbarra, and M.A. Whisman, *Women in very low quality marriages gain life satisfaction following divorce.* J Fam Psychol, 2015. 29(3): p. 490-499.

Dolan, P., *Happy Ever After: Escaping The Myth of The Perfect Life.* 2019: Allen Lane. 256.

49 Butler, R.N., F. Forette, and B.S. Greengross, *Maintaining cognitive health in an ageing society.* J R Soc Promot Health, 2004. 124(3): p. 119-121.

50 Zahodne, L.B., et al., *Social relations and agerelated change in memory.* Psychol Aging, 2019. 34(6): p. 751-765.

51 Fratiglioni, L., S. Paillard-Borg, and B. Winblad, *An active and socially integrated lifestyle in late life might protect against dementia.* Lancet Neurol, 2004. 3(6): p. 343-53.

52 Hackett, R.A., et al., *Social engagement before and after dementia diagnosis in the English Longitudinal Study of Ageing.* PLoS One, 2019. 14(8): p. e0220195.

53 Winocur, G., *Environmental influences on cognitive decline in aged rats.* Neurobiol Aging, 1998. 19(6): p. 589-97.

Pham, T.M., et al., *Effects of environmental enrichment on cognitive function and hippocampal NGF in the non-handled rats.* Behav Brain Res, 1999. 103(1): p. 63-70.

Pham, T.M., et al., *Environmental influences on brain neurotrophins in rats.* Pharmacol Biochem Behav, 2002. 73(1): p. 167-175.

54 Churchill, J.D., et al., *Exercise, experience and the aging brain.* Neurobiol Aging, 2002. 23(5): p. 941-55.

55 Scarmeas, N. and Y. Stern, *Cognitive reserve and lifestyle.* J Clin Exp Neuropsychol, 2003. 25(5): p. 625-33.

56 Skoog, I., et al., *15-year longitudinal study of blood pressure and dementia.* Lancet, 1996. 347(9009): p. 1141-5.

de la Torre, J.C., *Alzheimer disease as a vascular disorder: nosological evidence.* Stroke, 2002. 33(4): p. 1152-62.

Launer, L.J., *Demonstrating the case that AD is a vascular disease: epidemiologic evidence.* Ageing Res Rev, 2002. 1(1): p. 61-77.

Fratiglioni, L., S. Paillard-Borg, and B. Winblad, *An active and socially integrated lifestyle in late life might protect against dementia.*

57 Yaffe, K., et al., *Posttraumatic stress disorder and risk of dementia among US veterans.* Arch Gen Psychiatry, 2010. 67(6): p. 608-13.

4 지루한 순간은 없다

1 Wellenzohn, S., R.T. Proyer, and W. Ruch, *Who Benefits From Humor-Based Positive Psychology Interventions? The Moderating Effects of Personality Traits and Sense of Humor.* Front Psychol, 2018. 9: p. 821.

O'Nions, E., et al., *Reduced Laughter Contagion in Boys at Risk for Psychopathy.* Curr Biol, 2017. 27(19): p. 3049-3055 e4.

2 Lavan, N., et al., *Flexible voices: Identity perception from variable vocal signals.* Psychon Bull Rev, 2019. 26(1): p. 90-102.

Lavan, N., S. Scott, and C. McGettigan, *Laugh Like You Mean It: Authenticity Modulates Acoustic, Physiological and Perceptual Properties of Laughter.* J Nonverbal Behav, 2016. 40: p. 133-149.

3   Lavan, N., et al., *Neural correlates of the affective properties of spontaneous and volitional laughter types.* Neuropsychologia, 2017. 95: p. 30-39.

4   Goldstein, J.H., *A Laugh A Day.* The Sciences, 1982. 22(6): p. 21-25.

5   Cai, Q.C., et al., *Modulation of humor ratings of bad jokes by other people's laughter.* Current Biology, 2019. 29 (14): p. R677-R678.

6   Scott, S. *What do we know about laughter?* Huxley Summit 2017 Dec 2017; Available from: https://www.youtube.com/watch?v=Ow824i0nvRc.

7   Scott, S. *Why we laugh [video file].* TED2015 2015 March Available from: https://www.ted.com/talks/sophie_scott_why_we_laugh?referrer=playlist-10_days_of_positive_thinking

    Scott, S. *What do we know about laughter?*

8   Savage, B.M., et al., *Humor, laughter, learning, and health! A brief review.* Adv Physiol Educ, 2017. 41(3): p. 341-347.

9   Scott, S. *Why we laugh [video file].*

10 Proverbs 17:22 NIV, *A cheerful heart is good medicine, but a crushed spirit dries up the bones, in the Bible.*

11 Kleisiaris, C.F., C. Sfakianakis, and I.V. Papathanasiou, *Health care practices in ancient Greece: The Hippocratic ideal.* J Med Ethics Hist Med, 2014. 7: p. 6.

    Savage, B.M., et al., *Humor, laughter, learning, and health!*

12 Emmons, S.L., *A disarming laughter: The role of humor in tribal cultrues. An examination of humor in contemporary Native American literature and art., in Department of English.* 2000, University of Oklahoma. p. 262.

13 'Clarke, C.C., *Henri De Mondeville.* Yale J Biol Med, 1931. 3(6): p. 458-81.

14 Burton, R., *The Anatomy of Melancholy.* 1977, New York, United States: Vintage Books.

15 Wells, K., *Humor Therapy, in The Gale Encyclopedia of Alternative Medicine,* L. J, Editor. 2001, Thomson Gale: Detroit, MI. p. 1009-1010.

16 Scott, S. *Why we laugh [video file].*

17 Scott, E. *How to Deal With Negative Emotions and Stress.* [Emotions 2020 April 30, 2020 June, 23 2020]; Available from: https://www.verywellmind.com/how-should-i-deal-with-negative-emotions-3144603

Ghiadoni, L., et al., *Mental stress induces transient endothelial dysfunction in humans.* Circulation, 2000. 102(20): p. 2473-8.

Hayashi, T., et al., *Laughter up-regulates the genes related to NK cell activity in diabetes.* Biomed Res J, 2007. 28(6): p. 281-285.

18 Savage, B.M., et al., *Humor, laughter, learning, and health!*

19 Berk, L., Tan, LG, Tan SA, *Mirthful Laughter, as Adjunct Therapy in Diabetic Care, Attenuates Catecholamines, Inflammatory Cytokines, C – reactive protein, and Myocardial Infarction Occurrence,* in FASEB 2008. 2008, Experimental Biology 2017 Meeting Abstracts: San Diego, CA.

20 Tan, S.A., et al., *Humor, as an adjunct therapy in cardiac rehabilitation, attenuates catecholamines and myocardial infarction recurrence.* Adv Mind Body Med, 2007. 22(3-4): p. 8-12.

Lavan, N., S. Scott, and C. McGettigan, *Laugh Like You Mean It.*

Cai, Q.C., et al., *Modulation of humor ratings of bad jokes by other people's laughter.*

21 Takahashi, K., et al., *The elevation of natural killer cell activity induced by laughter in a crossover designed study.* Int J Mol Med, 2001. 8(6): p. 645-650.

22 Scott, S. *Voluntary and Involuntary Mechanisms in Laughter Production and Perception.* in *Proceedings of Laughter Workshop* 2018. Sorbonne University: academia.eu.

Takahashi, K., et al., *The elevation of natural killer cell activity induced by laughter.*

23 Dillon, K.M., B. Minchoff, and K.H. Baker, *Positive emotional states and enhancement of the immune system.* Int J Psychiatry Med, 1985. 15(1): p. 13-8.

Savage, B.M., et al., *Humor, laughter, learning, and health!*

Scott, E. *How to Deal With Negative Emotions and Stress.*

24 Berk, L.S., S.A. Tan, and D. Berk, *Cortisol and Catecholamine stress hormone decrease is associated with the behavior of perceptual anticipation of mirthful laughter.* The FASEB Journal, 2008. 22(S1): p. 946.11-946.11.

25 Bressington, D., et al., *The effects of group-based Laughter Yoga interventions on mental health in adults: A systematic review.* J Psychiatr Ment Health Nurs, 2018. 25(8): p.

517-527.

26 Yim, J., *Therapeutic Benefits of Laughter in Mental Health: A Theoretical Review.* Tohoku J Exp Med, 2016. 239(3): p. 243-9.

27 Yoshikawa, Y., et al., *Beneficial effect of laughter therapy on physiological and psychological function in elders.* Nurs Open, 2019. 6(1): p. 93-99.

28 Ryff, C.D., *The Benefits of Purposeful Life Engagement on Later-Life Physical Function.* JAMA Psychiatry, 2017. 74(10): p. 1046-1047.

29 Frankl, V.E., *Man's Search for Meaning.* 1959, Boston, MA, United States: Beacon Press.

30 Ryff, C.D., *The Benefits of Purposeful Life Engagement on Later-Life Physical Function.*

31 Ward, M., et al., The Irish Longitudinal Study on Ageing (TILDA), *TILDA Wave 4 Report: Wellbeing and Health in Ireland's over 50s 2009-2016.* 2018, Trinity College Dublin.

32 Ward, M., S. Gibney, and I. Mosca, *Volunteering and social participation, in TILDA Wave 4 Report: Welbeing and health in Ireland's over 50s 2009-2016.* Kenny, R. A., 2018: Trinity College Dublin.

33 Aassve, A., B. Arpino, and A. Goisis, *Grandparenting and mothers' labour force participation: A comparative analysis using the Generations and Gender Survey.* Demogr Res, 2012. S11(3): p. 53-84.

34 Antonini, F.M., et al., *Physical performance and creative activities of centenarians.* Archives of Gerontology and Geriatrics, 2008. 46(2): p. 253-261.

Katz, J., et al., *A Better Life: what older people with high support needs value*, I. Blood, Editor. 2011: Joseph Rowntree Foundation https://www.jrf.org.uk/report/betterlife-what-older-people-high-support-needs-value

35 Cohen, G.D., et al., *The impact of professionally conducted cultural programs on the physical health, mental health, and social functioning of older adults.* Gerontologist, 2006. 46(6): p. 726-34.

Nimrod, G., *Retirees' Leisure: Activities, Benefits, and their Contribution to Life Satisfaction.* Leisure Studies, 2007. 26: 1, p. 65-80.

36 Price, K.A. and A.M. Tinker, *Creativity in later life.* Maturitas, 2014. 78(4): p. 281-286.

37 Mclean, J., et al., *An Evidence Review of the impact of Participatory Arts on Older People.* 2011, Mental Health Foundation, London.

38 Miller, B.L. and C.E. Hou, *Portraits of artists: emergence of visual creativity in dementia.* Arch Neurol, 2004. 61(6): p. 842-4.

39 Haier, R.J. and R.E. Jung, *Brain Imaging Studies of Intelligence and Creativity: What is the Picture for Education?* Roeper Review, 2008. 30(3): p. 171-180.

40 Cohen, G.D., et al., T*he impact of professionally conducted cultural programs on the physical health, mental health, and social functioning.*

Price, K.A. and A.M. Tinker, *Creativity in later life.*

41 Orr, J., Kenny, R.A., et al., *Religious Attendance, Religious Importance, and the Pathways to Depressive Symptoms in Men and Women Aged 50 and Over Living in Ireland.* Res Aging, 2019. 41(9): p. 891-911.

Central Statistics Office, *Census 2016 Results Profile 8 - Irish Travellers, Ethnicity and Religion in Census 2016 Results* C.S. Office, Editor. 2017: Dublin, Ireland.

Inglis, T., *Moral monopoly: The rise and fall of the Catholic Church in modern Ireland.* 1998: Univ College Dublin Press.

Chida, Y., A. Steptoe, and L.H. Powell, *Religiosity/spirituality and mortality. A systematic quantitative review.* Psychother Psychosom, 2009. 78(2): p. 81-90.

42 Orr, J., Kenny, R.A., et al., *Religious Attendance, Religious Importance, and the Pathways to Depressive Symptoms in Men and Women Aged 50 and Over Living in Ireland. Seeman, T.E., L.F. Dubin, and M. Seeman, Religiosity/spirituality and health. A critical review of the evidence for biological pathways.* Am Psychol, 2003. 58(1): p. 53-63.

Koenig, H., D. King, and V.B. Carson, *Handbook of Religion and Health.* 2012: Oxford University Press.

Ano, G. and E. Vasconcelles, *Religious coping and psychological adjustment to stress: A meta-analysis.* J Clin Psychol, 2005. 61: p. 461-80.

Ellison, C.G., et al., *Religious Involvement, Stress, and Mental Health: Findings from the 1995 Detroit Area Study*.* Social Forces, 2001. 80(1): p. 215-249.

Strawbridge, W.J., et al., *Religious attendance increases survival by improving and maintaining good health behaviors, mental health, and social relationships.* Ann Behav Med, 2001. 23(1): p. 68-74.

Van Ness, P.H., S.V. Kasl, and B.A. Jones, *Religion, race, and breast cancer survival.* Int J Psychiatry Med, 2003. 33(4): p. 357-75.

43 Ferraro, K.F. and S. Kim, *Health benefits of religion among Black and White older adults?*

Race, religiosity, and C-reactive protein. Soc Sci Med, 2014. 120: p. 92-9.

Krause, N., *Church-based social support and health in old age: exploring variations by race.* J Gerontol B Psychol Sci Soc Sci, 2002. 57(6): p. S332-47.

Debnam, K., et al., *Relationship between religious social support and general social support with health behaviors in a national sample of African Americans.* J Behav Med, 2012. 35(2): p. 179-89.

Chida, Y., A. Steptoe, and L.H. Powell, *Religiosity/spirituality and mortality.*

44 Ano, G. and E. Vasconcelles, *Religious coping and psychological adjustment to stress.*

45 Hackney, C.H. and G.S. Sanders, *Religiosity and Mental Health: A Meta-Analysis of Recent Studies.* J Sci Study Relig, 2003. 42(1): p. 43-55.

Deaton, A. and A.A. Stone, *Two happiness puzzles.* Am Econ Rev, 2013. 103(3): p. 591-597.

Myers, D.G. and E. Diener, *The Scientific Pursuit of Happiness.* 2018. 13(2): p. 218-225.

46 Zuckerman, M., C. Li, and E. Diener, *Religion as an Exchange System: The Interchangeability of God and Government in a Provider Role.* Pers Soc Psychol Bull, 2018. 44(8): p. 1201-1213.

47 Graham, C. and Crown, S., *Religion and well-being around the world: Social purpose, social time, or social insurance?* Int J Wellbeing, 2014. 4(1).

Diener, E. and M.Y. Chan, *Happy people live longer: Subjective well-being contributes to health and longevity.* Appl Psychol: Health Well-Being, 2011. 3(1): p. 1-43.

Tay, L., et al., *Religiosity and Subjective Well-Being: An International Perspective, in Religion and Spirituality Across Cultures*, C. Kim-Prieto, Editor. 2014, Springer Netherlands: Dordrecht. p. 163-175.

Diener, E., et al., *Advances and open questions in the science of subjective well-being.* Collabra: Psychology, 2018. 4(1).

Koenig, H., D. King, and V.B. Carson, *Handbook of Religion and Health.*

48 Moons, P. and K. Luyckx, *Quality-of-life research in adult patients with congenital heart disease: current status and the way forward.* Acta Paediatr, 2019. 108(10): p. 1765-1772.

49 Burlacu, A., et al., *Religiosity, spirituality and quality of life of dialysis patients: a systematic review.* Int Urol Nephrol, 2019. 51(5): p. 839-850.

노화의 정복

Abu, H.O., et al., *Association of religiosity and spirituality with quality of life in patients with cardiovascular disease: a systematic review.* Qual Life Res, 2018. 27(11): p. 2777-2797.

50 Eger, R.J. and Maridal J.H., *A statistical meta-analysis of the wellbeing literature.* Int J Wellbeing, 2015. 5(2).

Diener, E. and M.Y. Chan, Happy people live longer.

5 숙면의 가치

1 Siegel, J.M., *Clues to the functions of mammalian sleep.* Nature, 2005. 437(7063): p. 1264-71.

Porkka-Heiskanen, T., *Adenosine in sleep and wakefulness.* Ann Med, 1999. 31(2): p. 125-9.

Frank, M.G., *The mystery of sleep function: current perspectives and future directions.* Rev Neurosci, 2006. 17(4): p. 375-92.

University of California - Berkeley. *Stressed to the max? Deep sleep can rewire the anxious brain.* [2019 4 November 2019 June 12, 2020]; Available from: https://www.sciencedaily.com/releases/2019/11/191104124140.htm.

2 Molano J, Boeve B, and Roberts R et al, *Frequency of sleep disorders in community-dwelling elderly: The Mayo Clinic Study of Aging.* Neurology., 2009. 72(Suppl 3:A107).

3 Stallman, H.M. and M. Kohler, *Prevalence of Sleepwalking: A Systematic Review and Meta-Analysis.* PlOS One, 2016. 11(11): p. e0164769-e0164769.

4 Llorente, M.D., et al., *Night terrors in adults: Phenomenology and relationship to psychopathology.* J Clin Psychiatry, 1992. 53(11): p. 392-394.

5 Dahlitz, M. and J.D. Parkes, *Sleep paralysis.* Lancet, 1993. 341(8842): p. 406-7.

6 Ohayon, M.M., *Prevalence of hallucinations and their pathological associations in the general population.* Psychiatry Res. 2000. 97(2): p. 153-164.

7 Division of Sleep Medicine Harvard Medical School. *Homeostatic sleep drive.* Healthy Sleep Web Site. [2008 June 9, 2020.]; Available from: http://healthysleep.med.harvard.edu/healthy/glossary/g-j#homeostatic-sleep-drive

8 Clark, N. *How to power nap like a pro.* [2018 Nov 16, 2018 June 9, 2020.]; Available from: https://www.sleepcycle.com/how-to-fall-asleep/how-to-power-nap-like-apro/

9 Goldman, S.E., et al., *Association between nighttime sleep and napping in older adults.* Sleep, 2008. 31(5): p. 733-40.

Leng, Y., et al., *Who Take Naps? Self-Reported and Objectively Measured Napping in Very Old Women.* The Journals of Gerontology. Series A, Biological sciences and medical sciences, 2018. 73(3): p. 374-379.

Ben-Simon, E., et al., *Overanxious and underslept.* Nat Hum Behav, 2020. 4: p. 100-110.

Division of Sleep Medicine at Harvard Medical School. *Why Sleep Matters. Benefits of Sleep.* [Healthy Sleep 2008 June 9, 2020.]; Available from: http://healthysleep. med. harvard.edu/healthy/media-index

Knoblauch, V., et al., *Age-related changes in the circadian modulation of sleep-spindle frequency during nap sleep.* Sleep, 2005. 28(9): p. 1093-101.

Siegel, J.M., *Clues to the functions of mammalian sleep.* Nature, 2005. 437(7063): p. 1264-71.

Porkka-Heiskanen, T., *Adenosine in sleep and wakefulness.* Ann Med, 1999. 31(2): p. 125-9.

Frank, M.G., *The mystery of sleep function: current perspectives and future directions.* Rev Neurosci, 2006. 17(4): p. 375-92.

Clark, N. *How to power nap like a pro.*

10 Diekelmann, S. and J. Born, *The memory function of sleep.* Nat Rev Neurosci, 2010. 11(2): p. 114-26.

11 Anwar, Y. *Stress to the max? Deep sleep can rewire the anxious brain.* [Mind & Body, Research 2019 November 4, 2019 July 31, 2020]; Available from: https://news. berkeley.edu/2019/11/04/deep-sleepcan-rewire-the-anxious-brain/

12 Ben-Simon, E., et al., *Overanxious and underslept.*

13 Chang, J., et al., *Circadian control of the secretory pathway maintains collagen homeostasis.* Nat Cell Biol, 2020. 22(1): p. 74-86.

14 American Sleep Association (ASA). *Deep Sleep: How to get more of it.* [2019 11 June 2020]; Available from: https://www.sleepassociation.org/about-sleep/stages-of-sleep/ deepsleep/#Function_of_Deep_Sleep

15 Adam, K., *Dietary Habits and Sleep After Bedtime Food Drinks.* Sleep, 1980. 3(1): p. 47-58.

16 Papalambros, N.A., et al., *Acoustic Enhancement of Sleep Slow Oscillations and Concomitant Memory Improvement in Older Adults.* Frontiers in Human Neurosci, 2017 Mar 8;11:109.

17 Scarlett, S., Kenny, R.A., et al., *Objective Sleep Duration in Older Adults: Results From The Irish Longitudinal Study on Ageing.* J Am Geriatr Soc, 2020. 68(1): p. 120-128.

18 Eugene, A.R. and J. Masiak, *The Neuroprotective Aspects of Sleep.* MEDtube Sci, 2015. 3(1): p. 35-40.

19 Baranello, R.J., et al., *Amyloid-beta protein clearance and degradation (ABCD) pathways and their role in Alzheimer's disease.* Curr Alzheimer Res, 2015. 12(1): p. 32-46.

20 Benedict, C., et al., *Effects of acute sleep loss on diurnal plasma dynamics of CNS health biomarkers in young men.* Neurology, 2020. 94: (11) e1181-e1189.

Ooms, S., et al., *Effect of 1 night of total sleep deprivation on cerebrospinal fluid β amyloid 42 in healthy middle-aged men: a randomized clinical trial.* JAMA Neurol, 2014. 71(8): p. 971-7.

Pandi-Perumal, S.R., et al., *Senescence, sleep, and circadian rhythms.* Ageing Res Rev, 2002. 1(3): p. 559-604.

Della Monica, C., et al., *Rapid Eye Movement Sleep, Sleep Continuity and Slow Wave Sleep as Predictors of Cognition, Mood, and Subjective Sleep Quality in Healthy Men and Women, Aged 20-84 Years.* Front Psychiatry. 2018 Jun 22;9:255.

Fan, M., et al., *Sleep patterns, genetic susceptibility, and incident cardiovascular disease: a prospective study of 385 292 UK biobank participants.* Eur Heart J, 2020 Mar 14;41(11): p.1182-1189.

21 Chang, J., et al., *Circadian control of the secretory pathway maintains collagen homeostasis*

22 Yaffe, K., et al., *Sleep-Disordered Breathing, Hypoxia, and Risk of Mild Cognitive Impairment and Dementia in Older Women.* JAMA, 2011. 306(6): p. 613-619.

23 Osman, A.M., et al., *Obstructive sleep apnea: current perspectives.* Nat Sci Sleep, 2018. 10: p. 21-34.

24 McMillan, A. and M.J. Morrell, *Sleep disordered breathing at the extremes of age: the elderly.* Breathe (Sheffield, England), 2016. 12(1): p. 50-60.

Bixler, E.O., et al., *Effects of age on sleep apnea in men: I. Prevalence and severity.* Am J Respir Crit Care Med, 1998. 157(1): p. 144-8.

25 Olson, E.J. *Lack of sleep: Can it make you sick?* [2018 Nov 28, 2018 June 9, 2020];

Available from: https://www.mayoclinic.org/diseases-conditions/insomnia/expert-answers/lack-of-sleep/faq-20057757

26 The Sleep Foundation. [2020 June 16, 2020]; Available from: https://www.sleepfoundation.org/

27 Perras, B. and J. Born, *Sleep associated endocrine and immune changes in the elderly, in Advances in Cell Aging and Gerontology.* 2005, Elsevier. p. 113-154.

University of Washington Health Sciences/UW Medicine. *Chronic sleep deprivation suppresses immune system: Study one of first conducted outside of sleep lab.* [2017 January 27, 2017 June 9, 2020]; Available from: www.sciencedaily.com/releases/2017/01/170127113010.htm

Phillips, D.J., M.I. Savenkova, and I.N. Karatsoreos, *Environmental disruption of the circadian clock leads to altered sleep and immune responses in mouse.* Brain Behav Immun, 2015. 47: p. 14-23.

Bryant, P.A., J. Trinder, and N. Curtis, *Sick and tired: Does sleep have a vital role in the immune system?* Nat Rev Immunol, 2004. 4(6): p. 457-67.

Van Someren, E.J.W., *Circadian and sleep disturbances in the elderly.* Experimental Gerontology, 2000. 35(9): p. 1229-1237.

Santos, R.V.T., et al., *Moderate exercise training modulates cytokine profile and sleep in elderly people.* Cytokine, 2012. 60(3): p. 731-735.

Prinz, P.N., *Age impairments in sleep, metabolic and immune functions.* Exp Gerontol, 2004. 39(11-12): p. 1739-43.

Wang, D., et al., *The effect of sleep duration and sleep quality on hypertension in middle-aged and older Chinese: the Dongfeng-Tongji Cohort Study.* Sleep Med, 2017. 40: p. 78-83.

Shi, G., et al., *A Rare Mutation of -(1)-Adrenergic Receptor Affects Sleep/Wake Behaviors.* Neuron, 2019. 103(6): p. 1044-1055 e7.

Olson, E.J. *Lack of sleep:* Can it make you sick? Mayo Clinic Website. Nov 28, 2018, June 9, 2020. Available from: https://www.mayoclinic.org/diseasesconditions/insomnia/expert-answers/lack-of-sleep/faq-20057757

28 Morin, L.P. and C.N. Allen, *The circadian visual system, 2005.* Brain Res Rev, 2006. 51(1): p. 1-60.

Reppert, S.M. and D.R. Weaver, *Coordination of circadian timing in mammals.* Nature,

2002. 418(6901): p. 935-41.

29 Lin, J.B., K. Tsubota, and R.S. Apte, *A glimpse at the aging eye.* npj Aging and Mech Dis 2, 16003 (2016).

Lucas, R.J., et al., *Diminished pupillary light reflex at high irradiances in melanopsinknockout mice.* Science, 2003. 299(5604): p. 245-7.

Lucas, R.J., et al., *How rod, cone, and melanopsin photoreceptors come together to enlighten the mammalian circadian clock.* Prog Brain Res, 2012. 199: p. 1-18.

30 Ray, S., et al., *Circadian rhythms in the absence of the clock gene Bmal1.* Science, 2020. 367(6479): p. 800-806.

31 Zisapel, N., *New perspectives on the role of melatonin in human sleep, circadian rhythms and their regulation.* Br J Pharmacol, 2018. 175(16): p. 3190-3199.

Auld, F., et al., *Evidence for the efficacy of melatonin in the treatment of primary adult sleep disorders.* Sleep Med Rev, 2017 Aug;34: p.10-22.

Faraone, S., *ADHD: Non-Pharmacologic Interventions, An Issue of Child and Adolescent Psychiatric Clinics of North America.* 2014, Elsevier.

32 Chattoraj, A., et al., *Melatonin formation in mammals: in vivo perspectives.* Rev Endocr Metab Disord, 2009. 10(4): p. 237-43.

33 Reiter, R.J., *Pineal melatonin: cell biology of its synthesis and of its physiological interactions.* Endocr Rev, 1991. 12(2): p. 151-80.

34 Dominguez-Rodriguez, A., P. Abreu-Gonzalez, and R.J. Reiter, *Clinical aspects of melatonin in the acute coronary syndrome.* Curr Vasc Pharmacol, 2009. 7(3): p. 367-73.

Waldhauser, F., J. Kovács, and E. Reiter, *Age-related changes in melatonin levels in humans and its potential consequences for sleep disorders.* Exp Gerontol, 1998. 33(7-8): p. 759-72.

35 Emet, M., et al., *A Review of Melatonin, Its Receptors and Drugs.* Eurasian J Med, 2016. 48(2): p. 135-41.

36 Duggan, E., Kenny, R.A., et al., *Time to Refocus Assessment of Vision in Older Adults? Contrast Sensitivity but Not Visual Acuity Is Associated With Gait in Older Adults.* J Gerontol A Biol Sci Med Sci, 2017. 72(12): p. 1663-1668.

Connolly, E., Kenny, R.A., et al., *Prevalence of age-related macular degeneration associated genetic risk factors and 4-year progression data in the Irish population.* Br J Ophthalmol, 2018. 102(12): p. 1691-1695.

37 Maynard, M.L., et al., *Intrinsically Photosensitive Retinal Ganglion Cell Function, Sleep Efficiency and Depression in Advanced Age-Related Macular Degeneration.* Invest Ophthalmol Vis Sci, 2017. 58(2): p. 990-996.

Wulff, K. and R.G. Foster, *Insight into the Role of Photoreception and Light Intervention for Sleep and Neuropsychiatric Behaviour in the Elderly.* Curr Alzheimer Res, 2017. 14(10): p. 1022-1029.

38 Haimov, I., et al., *Sleep disorders and melatonin rhythms in elderly people.* BMJ, 1994. 309(6948): 167.

Tordjman, S., et al., *Advances in the research of melatonin in autism spectrum disorders: literature review and new perspectives.* Int J Mol Sci, 2013. 14(10): p. 20508-20542.

39 Wade, A.G., et al., *Prolonged release melatonin in the treatment of primary insomnia: evaluation of the age cut-off for short- and long-term response.* Curr Med Res Opin, 2011. 27(1): p. 87-98.

Sateia, M.J., et al., *Clinical Practice Guideline for the Pharmacologic Treatment of Chronic Insomnia in Adults: An American Academy of Sleep Medicine Clinical Practice Guideline.* J Clin Sleep Med, 2017. 13(2): p. 307-349.

Riemersma-van der Lek, R.F., et al., *Effect of bright light and melatonin on cognitive and noncognitive function in elderly residents of group care facilities: a randomized controlled trial.* JAMA, 2008. 299(22): p. 2642-55.

40 Matheson, E. and B.L. Hainer, *Insomnia: Pharmacologic Therapy.* Am Fam Physician, 2017. 96(1): p. 29-35.

British National Formulary, *BNF 76.* 76 ed, ed. J.F. Committee. 2018: Pharmaceutical Press. 1640.

41 Scott, A.C., *Burning Planet. The Story of Fire Through Time.* 2018, UK: Oxford University Press. 256.

Scott, A.C., et al., *The interaction of fire and mankind: Introduction.* Philosophical Transactions of the Royal Society B: Biological Sciences, 2016. 371(1696): p. 20150162.

42 Cornell University Program of Computer Graphics. *Light Source Spectra.* [2001 02/06/2001 June 10, 2020.]; Available from: http://www.graphics.cornell.edu/online/measurements/source-spectra/index.html

43 Hysing, M., et al., *Sleep and use of electronic devices in adolescence: results from a large population-based study.* BMJ Open, 2015. 5(1): e006748.

44 Kayumov, L., et al., *Blocking low-wavelength light prevents nocturnal melatonin suppression with no adverse effect on performance during simulated shift work.* J Clin Endocrinol Metab, 2005. 90(5): p. 2755-61.

Burkhart, K. and J.R. Phelps, *Amber lenses to block blue light and improve sleep: a randomized trial.* Chronobiol Int, 2009. 26(8): p. 1602-12.

Biello, S.M., et al., *Alterations in glutamatergic signaling contribute to the decline of circadian photoentrainment in aged mice.* Neurobiology of Aging, 2018. 66: p. 75-84.

45 Wright, K.P., et al., *Entrainment of the Human Circadian Clock to the Natural Light-Dark Cycle.* Current Biology, 2013. 23(16): p. 1554-1558.

Rosenberg, J., et al., *"Early to bed, early to rise": Diffusion tensor imaging identifies chronotype-specificity.* NeuroImage, 2014. 84: p. 428-434.

Geddes, L. *First physical evidence of why you're an owl or a lark.* [Health 2013 30 September 2013 June 12, 2020]; Available from: https://www.newscientist.com/article/dn24292-first-physical-evidence-of-why-youre-an-owl-or-a-lark/

46 Matsumura, R. and M. Akashi, *Role of the clock gene Period3 in the human cell-autonomous circadian clock.* Genes Cells, 2019. 24(2): p. 162-171.

Xu, Y., et al., *Association Between Period 3 Gene Polymorphisms and Adverse Effects of Antidepressants for Major Depressive Disorder.* Genet Test Mol Biomarkers, 2019. 23(12): p. 843-849.

Leocadio-Miguel, M.A., et al., *PER3 gene regulation of sleep-wake behavior as a function of latitude.* Sleep Health, 2018. 4(6): p. 572-578.

Cheng, P., et al., *Daytime Sleep Disturbance in Night Shift Work and the Role of PERIOD3.* J Clin Sleep Med, 2018. 14(3): p. 393-400.

Golalipour, M., et al., *PER3 VNTR polymorphism in Multiple Sclerosis: A new insight to impact of sleep disturbances in MS.* Mult Scler Relat Disord, 2017. 17: p. 84-86.

47 Didikoglu, A., et al., *Longitudinal change of sleep timing: association between chronotype and longevity in older adults.* Chronobiology International, 2019. 36(9): p. 1285-1300.

48 Escribano, C. and J.F. Díaz-Morales, *Are achievement goals different among morning and evening-type adolescents?* Personality and Individual Differences, 2016. 88: p. 57-61.

Hess, A. *10 highly successful people who wake up before 6 a.m.* [Careers 2018 17 May 2018 June 11, 2020]; Available from: https://www.cnbc.com/2018/05/17/10-highly-successful-people-who-wake-up-before-6-a-m.html.

49 Gjermunds, N., et al., *Musicians: Larks, Owls or Hummingbirds?* J Circardian Rhythms, 2019;17:4.

50 Chaix, A., et al., *Time-Restricted Feeding Prevents Obesity and Metabolic Syndrome in Mice Lacking a Circadian Clock.* Cell Metabolism, 2019. 29(2): p. 303-319.e4.

51 Richard, D.M., et al., *L-Tryptophan: Basic Metabolic Functions, Behavioral Research and Therapeutic Indications.* Int J Tryptophan Res, 2009. 2: p. 45-60.

   St-Onge, M.-P., A. Mikic, and C.E. Pietrolungo, *Effects of Diet on Sleep Quality.* Advances in Nutrition, 2016. 7(5): p. 938-949.

   Halson, S.L., *Sleep in elite athletes and nutritional interventions to enhance sleep.* Sports medicine (Auckland, N.Z.), 2014. 44 Suppl 1(Suppl 1): p. S13-S23.

52 Zick, S.M., et al., *Preliminary examination of the efficacy and safety of a standardized chamomile extract for chronic primary insomnia: A randomized placebo-controlled pilot study.* BMC Complementary and Alternative Medicine, 2011. 11(1): p. 78.

53 Hansen, A.L., et al., *Fish consumption, sleep, daily functioning, and heart rate variability.* J Clin Sleep Med, 2014. 10(5): p. 567-575.

54 Yoneyama, S., et al., *Associations between rice, noodle, and bread intake and sleep quality in Japanese men and women.* PLoS One, 2014. 9(8): p. e105198.

6 휴식 시간과 노화의 속도

1 Andrews, S., et al., *Beyond Self-Report: Tools to Compare Estimated and Real-World Smartphone Use.* Plos One, 2015. 10(10): p. e0139004.

2 Clayton, R.B., G. Leshner, and A. Almond, *The Extended iSelf: The Impact of iPhone Separation on Cognition, Emotion, and Physiology.* J Comput-Mediat Comm, 2015. 20(2): p. 119-135.

3 Harrison, G. and M. Lucassen. *Stress and anxiety in the digital age: The dark side of technology.* [2019 1 March 2019 July 21, 2020]; Available from: https://www.open.edu/openlearn/health-sports-psychology/mental-health/managing-stress-and-anxietythe-digital-age-the-dark-side-technology

   Elhai, J.D., et al., *Problematic smartphone use: A conceptual overview and systematic review of relations with anxiety and depression psychopathology.* J Affect Disord, 2017. 207: p. 251-259.

4 Lam, S.S.M., S. Jivraj, and S. Scholes, *Exploring the Relationship Between Internet Use*

and Mental Health Among Older Adults in England: Longitudinal Observational Study. J Med Internet Res, 2020. 22(7): p. e15683.

5 Aldwin, C.M., *Stress, coping, and development: An integrative perspective, 2nd ed.* 2007, New York, NY, US: Guilford Press.

6 Li, A.W. and C.A. Goldsmith, *The effects of yoga on anxiety and stress.* Altern Med Rev, 2012. 17(1): p. 21-35.

Juster, R.P., B.S. McEwen, and S.J. Lupien, *Allostatic load biomarkers of chronic stress and impact on health and cognition.* Neurosci Biobehav Rev, 2010. 35(1): p. 2-16.

7 Tan, S. and R. Weller, *Sudden whitening of the hair in an 82-year-old woman: the 'overnight greying'phenomenon.* Clinical and experimental dermatology, 2012. 37(4): p. 458.

8 Navarini, A.A., S. Nobbe, and R.M. Trüeb, *Marie Antoinette syndrome.* Arch Dermatol, 2009. 145(6): p. 656.

9 Coram, R., *American Patriot: The Life and Wars of Coloney Bud Day.* 2007, US: Little, Brown and Company. 417.

Rochester, S.I. and F.T. Kiley, *Honor Bound: American Prisoners of war in Southeast Asia, 1961-1973.* 1999, US: Naval Inst Pr. 706.

10 Zhang, B., et al., *Hyperactivation of sympathetic nerves drives depletion of melanocyte stem cells.* Nature, 2020. 577(7792): p. 676-681.

11 GALLUP, *Gallup 2019 Global Emotions Report.* 2019: gallup.com.

12 Stone, A.A., S. Schneider, and J.E. Broderick, *Psychological stress declines rapidly from age 50 in the United States: Yet another well-being paradox.* J Psychosom Res, 2017. 103: p. 22-28.

13 Ward, M., C.A. McGarrigle, and R.A. Kenny, *More than health: quality of life trajectories among older adults-findings from The Irish Longitudinal Study of Ageing (TILDA).* Qual Life Res, 2019. 28(2): p. 429-439.

14 Horovitz, B. *The Secrets to Happiness as You Age.* [2017 September 6, 2017 July 21, 2020]; Available from: https://www.nextavenue.org/the-secret-to-chronic-happiness-as-you-age/

15 Antczak, S. *Does Wisdom Come With Age?* [Living 2018 April 30, 2018 July 21, 2020]; Available from: https://www.nextavenue.org/wisdom-come-age/

16 Meeks, T.W. and D.V. Jeste, *Neurobiology of wisdom: a literature overview.* Arch Gen

Psychiatry, 2009. 66(4): p. 355-365.

17 Jeste, D.V., et al., *Age-Friendly Communities Initiative: Public Health Approach to Promoting Successful Aging.* Am J Geriatr Psychiatry, 2016. 24(12): p. 1158-1170.

18 Gen2Gen. *Generation to Generation.* [2020 August 4, 2020]; Available from: https://www.facebook.com/pg/iamGen2Gen/community/

19 Buettner, D., *The Blue Zones. Lessons for living longer from the people who've lived the longest.* First Paperbacked. ed. 2009, Washington DC: National Geographic.

20 Townsend, S.S.M., H.S. Kim, and B. Mesquita, *Are You Feeling What I'm Feeling? Emotional Similarity Buffers Stress.* Social Psychological and Personality Science, 2014. 5(5): p. 526-533.

21 Gonzalez, M.T., et al., *Therapeutic horticulture in clinical depression: a prospective study.* Res Theory Nurs Pract, 2009. 23(4): p. 312-28.

22 Genter, C., et al., *The contribution of allotment gardening to health and wellbeing: A systematic review of the literature.* Br J Occup Ther, 2015. 78(10): p. 593-605.

   Soga, M., K.J. Gaston, and Y. Yamaura, *Gardening is beneficial for health: A metaanalysis.* Prev Med Rep, 2016. 5: p. 92-99.

23 Thompson, R., *Gardening for health: a regular dose of gardening.* Clin Med (Lond), 2018. 18(3): p. 201-205.

24 Vaz, M., et al., *A compilation of energy costs of physical activities.* Public Health Nutr, 2005. 8(7a): p. 1153-83.

25 Simons, L.A., et al., *Lifestyle factors and risk of dementia: Dubbo Study of the elderly.* Med J Aust, 2006. 184(2): p. 68-70.

26 Wolf, S.L., et al., *Effect of constraint-induced movement therapy on upper extremity function 3 to 9 months after stroke: the EXCITE randomized clinical trial.* JAMA, 2006. 296(17): p. 2095-104.

27 Soga, M., K.J. Gaston, and Y. Yamaura, *Gardening is beneficial for health.*

28 Van Den Berg, A.E. and M.H.G. Custers, *Gardening Promotes Neuroendocrine and Affective Restoration from Stress.* J Health Psychol, 2011. 16(1): p. 3-11.

29 Gonzalez, M.T., et al., *Therapeutic horticulture in clinical depression.*

30 Van Den Berg, A.E. and M.H.G. Custers, *Gardening Promotes Neuroendocrine and Affective Restoration from Stress.*

31   Reber, S.O., et al., *Immunization with a heat-killed preparation of the environmental bacterium—Mycobacterium vaccae—promotes stress resilience in mice.* Proc Natl Acad Sci USA, 2016. 113(22): p. E3130-E3139.

32   van Dillen, S.M., et al., *Greenspace in urban neighbourhoods and residents' health: adding quality to quantity.* J Epidemiol Community Health, 2012. 66(6): e8.

33   Frumkin, H., *Beyond toxicity: human health and the natural environment.* Am J Prev Med, 2001. 20(3): p. 234-40.

Kinzler, D. *Reduce pandemic stress and anxiety with gardening and greenery.* [Home and Garden 2020 Mar 21st 2020 July 22, 2020]; Available from: https://www.wctrib.com/lifestyle/home-and-garden/5005515-Reduce-pandemic-stress-andanxiety-with-gardening-and-greenery

34   Kaplan S and Talbot JF, *Psychological Benefits of a Wilderness Experience, in Behavior and the Natural Environment. Human Behavior and Environment (Advances in Theory and Research), vol 6.,* Altman I and Wohlwill JF, Editors. 1983, Springer, Boston, MA.

35   Park, B.J., et al., *The physiological effects of Shinrin-yoku (taking in the forest atmosphere or forest bathing): evidence from field experiments in 24 forests across Japan.* Environmental health and preventive medicine, 2010. 15(1): p. 18-26.

Nielsen, A. and K. Nilsson, *Urban forestry for human health and wellbeing.* Urban Forestry & Urban Greening - Urban for Urban Green, 2007. 6: p. 195-197.

Coley, R.L., W.C. Sullivan, and F.E. Kuo, *Where Does Community Grow?: The Social Context Created by Nature in Urban Public Housing.* Environment and Behavior, 1997. 29(4): p. 468-494.

Thompson, C.W., et al., *Enhancing Health Through Access to Nature: How Effective are Interventions in Woodlands in Deprived Urban Communities? A Quasiexperimental Study in Scotland, UK.* Sustainability, 2019. 11(12): p. 3317-3317.

IUFRO, *International Union of Forest Research Organisations* [July 2021]; Available from: https://www.iufro.org/discover/organization/

36   Conklin, A.I., et al., *Social relationships and healthful dietary behaviour: evidence from over-50s in the EPIC cohort, UK.* Soc Sci Med, 2014. 100(100): p. 167-75.

37   Swerling, G. *A million elderly people skipping meals because they find eating alone too loney, charity reveals.* [2019 5 November 2019 August 4, 2020]; Available from: https://www.telegraph.co.uk/news/2019/11/05/million-elderly-people-skipping-meals-find-eatingalone-lonely/

Tani, Y., et al., *Eating alone and depression in older men and women by cohabitation status: The JAGES longitudinal survey.* Age Ageing, 2015. 44(6): p. 1019-26.

38 Hamrick, K. *Americans Spend an Average of 37 Minutes a Day Preparing and Serving Food and Cleaning Up.* [2016 November 07, 2016 August 4, 2020]; Available from: https://www.ers.usda.gov/amber-waves/2016/november/americans-spend-an-average-of-37-minutes-a-day-preparing-and-serving-food-and-cleaning-up/

39 SeniorLiving.org. *Senior Living: The Risks of Eating Alone.* [2018 April 19, 2018 August 4, 2020]; Available from: https://www.seniorliving.org/health/eating-alonerisk/

40 Hartman Group. *Dinner: The American Mealtime Ritual's Last Stand.* [2018 February 12,2018 July 22, 2020]; Available from: https://www.hartman-group.com/pressreleases/1268781429/dinner-the-american-mealtime-rituals-last-stand

41 Ball, K., et al., *Is healthy behavior contagious: associations of social norms with physical activity and healthy eating.* International Journal of Behavioral Nutrition and Physical Activity, 2010. 7(1): p. 86.

Bevelander, K.E., D.J. Anschütz, and R.C.M.E. Engels, *Social norms in food intake among normal weight and overweight children.* Appetite, 2012. 58(3): p. 864-872.

42 Mental Health Ireland. *Mealtimes.* [2021 13 May 2021]; Available from: https://www.mentalhealthireland.ie/a-to-z/m/

43 O'Mara, S., *In Praise of Walking.* 2019: Bodley Head.

44 Currey, M., *Daily Rituals: How Artists Work.* 2013: Penguin Random House USA.

45 Oppezzo, M. and D.L. Schwartz, *Give your ideas some legs: The positive effect of walking on creative thinking.* Journal of Experimental Psychology: Learning, Memory, and Cognition, 2014. 40(4): p. 1142-1152.

46 Kardan, O., et al., *Is the preference of natural versus man-made scenes driven by bottomup processing of the visual features of nature?* Front Psychol, 2015. 6: p. 471-471.

Kelly, P., et al., *Walking on sunshine: scoping review of the evidence for walking and mental health.* Br J Sports Med, 2018. 52(12): p. 800-806.

47 Pickut, B.A., et al., *Mindfulness based intervention in Parkinson's disease leads to structural brain changes on MRI: a randomized controlled longitudinal trial.* Clin Neurol Neurosurg, 2013. 115(12): p. 2419-25.

Donley, S., et al., *Use and perceived effectiveness of complementary therapies in Parkinson's disease.* Parkinsonism Relat Disord, 2019. 58: p. 46-49.

48 Tang, Y.-Y., et al., *Short-term meditation increases blood flow in anterior cingulate cortex and insula.* Front Psychol, 2015. 6: p. 212.

49 Black, D.S. and G.M. Slavich, *Mindfulness meditation and the immune system: a systematic review of randomized controlled trials.* Ann N Y Acad Sci, 2016. 1373(1): p. 13-24.

50 Peng, C.K., et al., *Heart rate dynamics during three forms of meditation.* Int J Cardiol, 2004. 95(1): p. 19-27.

Sudsuang, R., V. Chentanez, and K. Veluvan, *Effect of Buddhist meditation on serum cortisol and total protein levels, blood pressure, pulse rate, lung volume and reaction time.* Physiol Behav, 1991. 50(3): p. 543-8.

Wenneberg, S.R., et al., *A controlled study of the effects of the Transcendental Meditation program on cardiovascular reactivity and ambulatory blood pressure.* Int J Neurosci, 1997. 89(1-2): p. 15-28.

51 *Thích Nhát Hanh, Taming the Tiger Within: Meditations on Transforming Difficult Emotions.* 2004: Riverhead Books.

52 Conklin, Q.A., et al., *Meditation, stress processes, and telomere biology.* Curr Opin Psychol, 2019. 28: p. 92-101.

Bower, J.E. and M.R. Irwin, *Mind-body therapies and control of inflammatory biology: A descriptive review.* Brain Behav Immun, 2016. 51: p. 1-11.

53 Tomasulo, D., *American Snake Pit: Hope, Grit, and Resilience in the Wake of Willowbrook.* 2018: Stillhouse Press. 290.

Tomasulo, D., *Learned Hopefulness: The Power of Positivity to Overcome Depression.* 2020: New Harbinger Publications. 192.

54 Black, D.S. and G.M. Slavich, *Mindfulness meditation and the immune system.*

55 Jeter, P.E., et al., *Yoga as a therapeutic intervention: a bibliometric analysis of published research studies from 1967 to 2013.* The Journal of Alternative and Complementary Medicine, 2015. 21(10): p. 586-592.

56 The Minded Institute. *Yoga in the NHS.* [2020 August 5, 2020]; Available from: https://themindedinstitute.com/yoga-in-healthcare/.

57 Jeter, P.E., et al., *Yoga as a therapeutic intervention.*

58 Bonura, K.B., *The psychological benefits of yoga practice for older adults: Evidence and guidelines.* International Journal of Yoga Therapy, 2011. 21(1): p. 129-142.

Sherman, K.J., et al., *Mediators of yoga and stretching for chronic low back pain.* Evidence-based Complementary and Alternative Medicine, 2013. 2013. 130818. doi:10.1155/2013/130818

Brown, R.P. and P.L. Gerbarg, *Sudarshan Kriya Yogic breathing in the treatment of stress, anxiety, and depression: part II—clinical applications and guidelines.* J Altern Complement Med, 2005. 11(4): p. 711-717.

59 Moadel, A.B., et al., *Randomized controlled trial of yoga among a multiethnic sample of breast cancer patients: effects on quality of life.* Journal of Clinical Oncology, 2007. 25(28): p. 4387-4395.

60 Brown, K.W. and R.M. Ryan, *The benefits of being present: mindfulness and its role in psychological well-being.* J Pers Soc Psychol, 2003. 84(4): p. 822.

Chiesa, A. and A. Serretti, *Mindfulness-based stress reduction for stress management in healthy people: a review and meta-analysis.* J Altern Complement Med, 2009. 15(5): p. 593-600.

Evans, S., et al., *Protocol for a randomized controlled study of Iyengar yoga for youth with irritable bowel syndrome.* Trials, 2011. 12(1): p. 1-19.

61 Kiecolt-Glaser, J.K., et al., *Stress, inflammation, and yoga practice.* Psychosom Med, 2010. 72(2): p. 113-121.

62 Purdy, J., *Chronic physical illness: a psychophysiological approach for chronic physical illness.* YJBM. 2013. 86(1): p. 15-28.

Ross, A. and S. Thomas, *The health benefits of yoga and exercise: a review of comparison studies.* J Altern Complement Med, 2010. 16(1): p. 3-12.

Black, D.S., et al., *Yogic meditation reverses NF--B and IRF-related transcriptome dynamics in leukocytes of family dementia caregivers in a randomized controlled trial.* Psychoneuroendocrinology, 2013. 38(3): p. 348-355.

63 Prabhakaran, D. and A.M. Chandrasekaran, *Yoga for the prevention of cardiovascular disease.* Nat Rev Cardiol, 2020.

Wolff, M., et al., *Impact of a short home-based yoga programme on blood pressure in patients with hypertension: a randomized controlled trial in primary care.* J Hum Hypertens, 2016. 30(10): p. 599-605.

Thiyagarajan, R., et al., *Additional benefit of yoga to standard lifestyle modification on blood pressure in prehypertensive subjects: a randomized controlled study.* Hypertens Res, 2015. 38(1): p. 48-55.

64 Kaszubowska, L., *Telomere shortening and ageing of the immune system.* J Physiol Pharmacol, 2008. 59(Suppl 9): p. 169-186.

Hornsby, P.J., *Telomerase and the aging process.* Exp Gerontol, 2007. 42(7): p. 575-81.

Blackburn, E.H., C.W. Greider, and J.W. Szostak, *Telomeres and telomerase: the path from maize, Tetrahymena and yeast to human cancer and aging.* Nat Med, 2006. 12(10): p. 1133-1138.

65 López-Otín, C., et al., *The hallmarks of aging.* Cell, 2013. 153(6): p. 1194-1217.

Jacobs, T.L., et al., *Intensive meditation training, immune cell telomerase activity, and psychological mediators.* Psychoneuroendocrinology, 2011. 36(5): p. 664-681.

66 Lengacher, C.A., et al., *Influence of mindfulness-based stress reduction (MBSR) on telomerase activity in women with breast cancer (BC).* Biol Res Nurs, 2014. 16(4): p. 438-47.

Lavretsky, H., et al., *A pilot study of yogic meditation for family dementia caregivers with depressive symptoms: effects on mental health, cognition, and telomerase activity.* Int J Geriatr Psychiatry, 2013. 28(1): p. 57-65.

Krishna, B.H., et al., *Association of leukocyte telomere length with oxidative stress in yoga practitioners.* JCDR, 2015. 9(3): p. CC01-CC3.

67 Tolahunase, M., R. Sagar, and R. Dada, *Impact of Yoga and Meditation on Cellular Aging in Apparently Healthy Individuals: A Prospective, Open-Label Single-Arm Exploratory Study.* Oxid Med Cell Longev, 2017. 2017: p. 7928981.

68 Kumar, S.B., et al., *Telomerase activity and cellular aging might be positively modified by a yoga-based lifestyle intervention.* J Altern Complement Med, 2015. 21(6): p. 370-2.

Krishna, B.H., et al., *Association of leukocyte telomere length with oxidative stress in yoga practitioners.*

Tolahunase, M., R. Sagar, and R. Dada, *Impact of Yoga and Meditation on Cellular Aging in Apparently Healthy Individuals.*

7 젊음의 묘약을 찾아서

1 Soth, A. *Elixirs of Immortal Life Were a Deadly Obsession. Ironically Enough.* [Cabinet of Curiosities 2018 December 28, 2018 March 31, 2020.]; Available from: https://daily.jstor.org/elixir-immortal-life-deadly-obsessions/

Pettit, H. *Mysterious "eternal life" potion discovered inside 2,000-year-old bronze pot in ancient Chinese tomb.* [2019 2019, March 4 March 31, 2020.]; Available from: https://www.thesun.ie/tech/3822766/elixir-of-immortality-found-in-ancientchinese-tomb-reveals-deadly-quest-to-cheat-death-by-drinking-lethal-chemicals/

2   Yoke, H.P., G.T. Chye, and D. Parker, *Po Chü-i's Poems on Immortality.* Harv J Asiat Stud, 1974. 34: p. 163-186.

3   Foster, K.R. and F.L. Ratnieks, *A new eusocial vertebrate?* Trends Ecol Evol, 2005. 20(7): p. 363-4.

Olshansky S. Jay, Perry. D., Miller Richard A, Butler Robert N. *In pursuit of the longevity dividend. What should we be doing to prepare for the unprecdented aging of humanity?* [2006 Feb 28, 2006 April 1, 2020.]; Available from: https://www.thescientist.com/uncategorized/the-longevity-dividend-47757

4   van Heemst, D., *Insulin, IGF-1 and longevity.* Aging Dis, 2010. 1(2): p. 147-57.

Beyea, J.A., et al., *Growth hormone (GH) receptor knockout mice reveal actions of GH in lung development.* Proteomics, 2006. 6(1): p. 341-348.

5   de Boer, J., et al., *Premature aging in mice deficient in DNA repair and transcription.* Science, 2002. 296(5571): p. 1276-9.

6   Carstensen, L., *The New Age of Much Older Age,* in Time. 2015.

7   Bell, F. and M. Miller, *Life Tables for the Unites States Social Security Area 1900-2100.* 2005, Social Security Administration, Office of the Chief Actuary, SSA Pub. No. 11-11536.

8   Palmisano, B.T., L. Zhu, and J.M. Stafford, *Role of Estrogens in the Regulation of Liver Lipid Metabolism.* Adv Exp Med Biol, 2017. 1043: p. 227-256.

9   Finch, C.E., *Longevity, Senescence and the Genome.* May 1994: The University of Chicago Press Books.

10 Olshansky S. Jay, *"Can we justify efforts to slow the rate of aging in humans?"* in *Presentation before the Annual meeting of the Gerontological Society of America.* 2003.

11 Brody, J.A. and M.D. Grant, *Age- associated diseases and conditions: Implications for decreasing late life morbidity.* Aging Clinical and Experimental Research, 2001. 13(2): p. 64-67.

12 Olshansky, S.Jay, *Simultaneous/multiple cause-delay (SIMCAD): an epidemiological approach to projecting mortality.* J Gerontol, 1987. 42(4): p. 358-65.

13 Olshansky, S.Jay, L. Hayflick, and B.A. Carnes, *Position statement on human aging.* J Gerontol A Biol Sci Med Sci, 2002. 57(8): p. B292-7.

14 McCrory, C., Kenny R.A., et al., *The lasting legacy of childhood adversity for disease risk in later life.* Health Psychol, 2015. 34(7): p. 687-96.

World Health Organization, *Global Health and Ageing.* 2011: NIH, US.

8 냉수욕과 호르메시스

1 Encyclopaedia Britannica Editors. *Thermae.* [1998 30 March 2011 April 30, 2020]; Available from: https://www.britannica.com/technology/thermae

2 Gianfaldoni, S., et al., *History of the Baths and Thermal Medicine.* Open Access Maced J Med Sci, 2017. 5(4): p. 566-568.

3 Mooventhan, A. and L. Nivethitha, *Scientific evidence-based effects of hydrotherapy on various systems of the body.* N Am J Med Sci, 2014. 6(5): p. 199-209.

4 Shevchuk, N.A., *Hydrotherapy as a possible neuroleptic and sedative treatment.* Med Hypotheses, 2008. 70(2): p. 230-8.

5 Leslie,. M., *How can we use moderate stresses to fortify humans and slow aging?* Sci Aging Knowledge Environ, 2005. 2005(26): p. nf49.

6 Shevchuk, N.A., *Adapted cold shower as a potential treatment for depression.* Medical Hypotheses, 2008. 70(5): p. 995-1001.

7 Arumugam, T.V., et al., *Hormesis/preconditioning mechanisms, the nervous system and aging.* Ageing Res Rev, 2006. 5(2): p. 165-78.

Fonager, J., et al., *Mild stress-induced stimulation of heat-shock protein synthesis and improved functional ability of human fibroblasts undergoing aging in vitro.* Exp Gerontol, 2002. 37(10-11): p. 1223-8.

Leslie, M., *How can we use moderate stresses to fortify humans and slow aging?*

8 Iggo, A. and B.J. Iggo, *Impulse coding in primate cutaneous thermoreceptors in dynamic thermal conditions.* J Physiol (Paris), 1971. 63(3): p. 287-90.

Woodworth, R.S. and H. Schlosberg, *Experimental psychology [by] Robert S. Woodworth [and] Harold Schlosberg.* 1965, New York: Holt, Rinehart and Winston.

9 Drummond, P.D., *Immersion of the hand in ice water releases adrenergic vasoconstrictor tone in the ipsilateral temple.* Auton Neurosci, 2006. 128(1-2): p. 70-5.

Arumugam, T.V., et al., *Hormesis/preconditioning mechanisms.*

10 Jansky, L., et al., *Change in sympathetic activity, cardiovascular functions and plasma hormone concentrations due to cold water immersion in men.* Eur J Appl Physiol Occup Physiol, 1996. 74(1-2): p. 148-52.

11 Schmidt, R.F., ed. *Fundamentals of Sensory Physiology.* 1978, Springer-Verlag, New York. 286.

Encyclopaedia Britannica Editors. *Brain.* [1998 March 21, 2020 May 01, 2020]; Available from: https://www.britannica.com/science/brain

12 Edvinsson, L., et al., *Effect of exogenous noradrenaline on local cerebral blood flow after osmotic opening of the blood-brain barrier in the rat.* J Physiol, 1978. 274: p. 149-156.

Jedema, H.P., et al., *Chronic cold exposure potentiates CRH-evoked increases in electrophysiologic activity of locus coeruleus neurons.* Biol Psychiatry, 2001. 49(4): p. 351-9.

Jedema, H.P. and A.A. Grace, *Chronic exposure to cold stress alters electrophysiological properties of locus coeruleus neurons recorded in vitro.* Neuropsychopharmacology, 2003. 28(1): p. 63-72.

Nisenbaum, L.K., et al., *Prior exposure to chronic stress results in enhanced synthesis and release of hippocampal norepinephrine in response to a novel stressor.* J Neurosci, 1991. 11(5): p. 1478-84.

13 Robertson, I.H., *A noradrenergic theory of cognitive reserve: implications for Alzheimer's disease.* Neurobiol Aging, 2013. 34(1): p. 298-308.

14 Wikipedia contributors. *Sympathetic Nervous System.* [2003 15 April 2020 May 8, 2020]; Available from: https://en.wikipedia.org/wiki/Sympathetic_nervous_system

Encyclopaedia Britannica Editors. *Autonomic Nervous System.* 1998 Jan 11, 2019 May 01, 2020]; Available from: https://www.britannica.com/science/autonomicnervous-system

15 Nakamoto, M., *Responses of sympathetic nervous system to cold exposure in vibration syndrome subjects and age-matched healthy controls.* Int Arch Occup Environ Health, 1990. 62(2): p. 177-81.

Shevchuk, N.A., *Adapted cold shower as a potential treatment for depression.*

Jansky, L., et al., *Change in sympathetic activity, cardiovascular functions and plasma hormone concentrations due to cold water immersion in men.*

16 Vaswani, K.K., C.W. Richard, 3rd and G.A. Tejwani, *Cold swim stress-induced changes*

노화의 정복

in the levels of opioid peptides in the rat CNS and peripheral tissues. Pharmacol Biochem Behav, 1988. 29(1): p. 163-8.

Suzuki, K., et al., *Responses of the hypothalamic-pituitary-adrenal axis and pain threshold changes in the orofacial region upon cold pressor stimulation in normal volunteers.* Arch Oral Biol, 2007. 52(8): p. 797-802.

Mizoguchi, H., et al., *[Met5]enkephalin and delta2-opioid receptors in the spinal cord are involved in the cold water swimming-induced antinociception in the mouse.* Life Sci, 1997. 61(7): p. PL81-6.

17 *Endorphins.*, in *The Columbia Encyclopedia* P. Lagasse, Goldman, L, Hobson, A, Norton, SR., 2000, Columbia University Press.

Encyclopaedia Britannica Editors. *Endorphin.* [1998 5 Jan 2012 May 01, 2020]; Available from: https://www.britannica.com/science/endorphin

18 Brenner, I.K., et al., *Immune changes in humans during cold exposure: effects of prior heating and exercise.* J Appl Physiol (1985), 1999. 87(2): p. 699-710.

Eglin, C.M. and M.J. Tipton, *Repeated cold showers as a method of habituating humans to the initial responses to cold water immersion.* Eur J Appl Physiol, 2005. 93(5-6): p. 624-9.

Castellani, J.W., Brenner, I.K., and S.G. Rhind, *Cold exposure: human immune responses and intracellular cytokine expression.* Med Sci Sports Exerc, 2002. 34(12): p. 2013-20.

Jansky, L., et al., *Immune system of cold-exposed and cold-adapted humans.* Eur J Appl Physiol Occup Physiol, 1996. 72(5-6): p. 445-50.

Sramek, P., et al., *Human physiological responses to immersion into water of different temperatures.* Eur J Appl Physiol, 2000. 81(5): p. 436-42.

19 Buijze, G.A., et al., *The Effect of Cold Showering on Health and Work: A Randomized Controlled Trial.* PLoS One, 2016. 11(9): p. e0161749.

20 Knechtle, B., et al., *Cold Water Swimming-Benefits and Risks: A Narrative Review.* Int J Environ Res Public Health, 2020. 17(23): 8984.

Huttunen, P., L. Kokko, and V. Ylijukuri, *Winter swimming improves general wellbeing.* Int J Circumpolar Health, 2004. 63(2): p. 140-4.

21 McCullough, L. and S. Arora, *Diagnosis and treatment of hypothermia.* Am Fam Physician, 2004. 70(12): p. 2325-32.

Encyclopaedia Britannica Editors. *Human Nervous System.* [1998 Apr 09, 2020 April 30, 2020]; Available from: https://www.britannica.com/science/humannervous-system

Nutt, D.J., *The neuropharmacology of serotonin and noradrenaline in depression.* Int Clin Psychopharmacol, 2002. 17 Suppl 1: p. S1-12.

Encyclopaedia Britannica Editors. *Hypothalamus.* [1998 Jan 10, 2019 May 01, 2019]; Available from: https://www.britannica.com/science/hypothalamus

Holloszy, J.O. and E.K. Smith, *Longevity of cold-exposed rats: a reevaluation of the "rate-of-living theory".* J Appl Physiol (1985), 1986. 61(5): p. 1656-60.

Tikuisis, P., *Heat balance precedes stabilization of body temperatures during cold water immersion.* J Appl Physiol (1985), 2003. 95(1): p. 89-96.

Mooventhan, A. and L. Nivethitha, *Scientific evidence-based effects of hydrotherapy on various systems of the body.*

Arumugam, T.V., et al., *Hormesis/preconditioning mechanisms.*

Iggo, A. and B.J. Iggo, *Impulse coding in primate cutaneous thermoreceptors in dynamic thermal conditions.*

Woodworth, R.S. and H. Schlosberg, *Experimental psychology [by] Robert S. Woodworth [and] Harold Schlosberg.*

Drummond, P.D., *Immersion of the hand in ice water releases adrenergic vasoconstrictor tone in the ipsilateral temple.*

Jansky, L., et al., *Change in sympathetic activity, cardiovascular functions and plasma hormone concentrations due to cold water immersion in men.*

Edvinsson, L., et al., *Effect of exogenous noradrenaline on local cerebral blood flow after osmotic opening of the blood-brain barrier in the rat.*

Jedema, H.P., et al., *Chronic cold exposure potentiates CRH-evoked increases in electrophysiologic activity of locus coeruleus neurons.*

Nisenbaum, L.K., et al., *Prior exposure to chronic stress results in enhanced synthesis and release of hippocampal norepinephrine in response to a novel stressor.*

Wikipedia contributors. *Sympathetic Nervous System.*

Vaswani, K.K., C.W. Richard 3rd, and G.A. Tejwani, *Cold swim stress-induced changes in the levels of opioid peptides in the rat CNS and peripheral tissues.*

Suzuki, K., et al., *Responses of the hypothalamic-pituitary-adrenal axis and pain threshold changes in the orofacial region upon cold pressor stimulation in normal volunteers.*

Mizoguchi, H., et al., *[Met5]enkephalin and delta2-opioid receptors in the spinal cord are involved in the cold water swimming-induced antinociception in the mouse.*

Endorphins., in *The Columbia Encyclopedia* P. Lagasse, Goldman, L, Hobson, A, Norton, SR.

Encyclopaedia Britannica Editors. *Endorphin.*

22 Shevchuk, N.A., *Adapted cold shower as a potential treatment for depression.*

23 van Tulleken, C., et al., *Open water swimming as a treatment for major depressive disorder.* BMJ Case Reports, 2018. 2018: bcr-2018-225007.

24 Imai, Y., et al., *Acute myocardial infarction induced by alternating exposure to heat in a sauna and rapid cooling in cold water.* Cardiology, 1998. 90(4): p. 299-301.

Manolis, A.S., et al., *Winter Swimming: Body Hardening and Cardiorespiratory Protection Via Sustainable Acclimation.* Curr Sports Med Rep, 2019. 18(11): p. 401-415.

Buijze, G.A., et al., *The Effect of Cold Showering on Health and Work: A Randomized Controlled Trial.*

25 Sramek, P., et al., *Human physiological responses to immersion into water of different temperatures.*

Holloszy, J.O. and E.K. Smith, *Longevity of cold-exposed rats.*

26 Doufas, A.G. and D.I. Sessler, *Physiology and clinical relevance of induced hypothermia.* Neurocrit Care, 2004. 1(4): p. 489-98.

Tikuisis, P., *Heat balance precedes stabilization of body temperatures during cold water immersion.*

27 Dyhre-Petersen, N. and P. Gazerani, *Presence and characteristics of senile pruritus among Danish elderly living in nursing homes.* Future Sci OA, 2019. 5(6): p. FSO399.

28 Roy, A., et al., *Plasma norepinephrine responses to cold challenge in depressed patients and normal controls.* Psychiatry Res, 1987. 21(2): p. 161-8.

Sramek, P., et al., *Human physiological responses to immersion into water of different temperatures.*

Holloszy, J.O. and E.K. Smith, *Longevity of cold-exposed rats.*

29 Dempsey, S., et al., *Coastal blue space and depression in older adults.* Health Place, 2018. 54: p. 110-117.

30 Poulain, M., A. Herm, and G. Pes, *The Blue Zones: areas of exceptional longevity around the world.* Vienna Yearb Popul Res, 2013. 11: p. 87-108.

31 Volker, S. and T. Kistemann, *Reprint of: "I'm always entirely happy when I'm here!" Urban blue enhancing human health and well-being in Cologne and Dusseldorf, Germany.* Soc Sci Med, 2013. 91: p. 141-52.

Mackerron, G. and S. Mourato, *Happiness is Greater in Natural Environments.* Global Environmental Change, 2013. 23: p. 992–1000.

32 Nutsford, D., et al., *Residential exposure to visible blue space (but not green space) associated with lower psychological distress in a capital city.* Health Place, 2016. 39: p. 70-8.

Finlay, J., et al., *Therapeutic landscapes and wellbeing in later life: Impacts of blue and green spaces for older adults.* Health Place, 2015. 34: p. 97-106.

33 Foley, R., *Swimming in Ireland: Immersions in therapeutic blue space.* Health Place, 2015. 35: p. 218-25.

Foley, R., *Swimming as an accretive practice in healthy blue space.* Emot Space Socy, 2017. 22. p. 43-51.

9 마음껏 먹어라

1 Grippo, R.M., et al., *Dopamine Signaling in the Suprachiasmatic Nucleus Enables Weight Gain Associated with Hedonic Feeding.* Curr Biol, 2020. 30(2): p. 196-208 e8.

2 Duggal, N.A., *Reversing the immune ageing clock: lifestyle modifications and pharmacological interventions.* Biogerontology, 2018. 19(6): p. 481-496.

3 Montgomery, M.K., A.J. Hulbert, and W.A. Buttemer, *The long life of birds: the rat-pigeon comparison revisited.* PLoS One, 2011. 6(8): e24138.

4 Leahy, S., Nolan, A., O'Connell, J., Kenny, R.A. *Obesity in an ageing society: implications for health, physical function and health service utilisation.* 2014. The Irish Longitudinal Study on Ageing (TILDA). https://www.doi.org/10.38018/TildaRe.2014-01

5 Liu, X., et al., *Resting heart rate and risk of metabolic syndrome in adults: a dose-response meta-analysis of observational studies.* Acta Diabetol, 2017. 54(3): p. 223-235.

Zhang, S.Y., et al., *Overweight, resting heart rate and prediabetes/diabetes: A population-based prospective cohort study among Inner Mongolians in China.* Scientific Reports, 2016. 6: 23939.

6   Velickovic, K., et al., *Caffeine exposure induces browning features in adipose tissue in vitro and in vivo.* Scientific Reports, 2019. 9: 9104.

7   Virtanen, K.A., et al., *Functional brown adipose tissue in healthy adults.* N Engl J Med, 2009. 360(15): p. 1518-25.

8   Cohen, P. and B.M. Spiegelman, *Brown and Beige Fat: Molecular Parts of a Thermogenic Machine.* Diabetes, 2015. 64(7): p. 2346-51.

9   Lam, Y.Y. and E. Ravussin, *Analysis of energy metabolism in humans: A review of methodologies.* Mol Metab, 2016. 5(11): p. 1057-1071.

10   Unno, K., et al., *Green Tea Catechins Trigger Immediate-Early Genes in the Hippocampus and Prevent Cognitive Decline and Lifespan Shortening.* Molecules, 2020. 25(7): 1484.

11   Sass, C. *What Is the "Blue Zone" Diet? A Nutritionist Explains the Eating Plan That May Help You Live Longer and Healthier.* [2019 January 28, 2020 April 3, 2020]; Available from: https://www.health.com/nutrition/blue-zone-diet

12   Martínez-González, M.A., A. Gea, and M. Ruiz-Canela, *The Mediterranean Diet and Cardiovascular Health.* Circ Res, 2019. 124(5): p. 779-798.

13   Dinu, M., et al., *Mediterranean diet and multiple health outcomes: an umbrella review of meta-analyses of observational studies and randomised trials.* Eur J Clin Nutr, 2018. 72(1): p. 30-43.

14   Dorling, J.L., C.K. Martin, and L.M. Redman, *Calorie restriction for enhanced longevity: The role of novel dietary strategies in the present obesogenic environment.* Ageing Res Rev, 2020 Dec;64: 101038.

15   Sutton, E.F., et al., *Early time-restricted feeding improves insulin sensitivity, blood pressure, and oxidative stress even without weight loss in men with prediabetes.* Cell Metab, 2018. 27(6): p. 1212-1221. e3.

16   Calixto, A., *Life without Food and the Implications for Neurodegeneration.* Adv Genet, 2015. 92: p. 53-74.

17   Mattson, M.P., V.D. Longo, and M. Harvie, *Impact of intermittent fasting on health and disease processes.* Ageing Res Rev, 2017. 39: p. 46-58.

18   Lean, M.E.J., et al., *Primary care-led weight management for remission of type 2 diabetes*

(DiRECT): an open-label, cluster-randomised trial. The Lancet, 2018. 391(10120): p. 541-551.

19 de Cabo, R. and M.P. Mattson, *Effects of Intermittent Fasting on Health, Aging, and Disease.* N Engl J Med, 2019. 381(26): p. 2541-2551.

20 Lee, I.H., *Mechanisms and disease implications of sirtuin-mediated autophagic regulation.* Exp Mol Med, 2019. 51(9): p. 1-11.

21 de la Lastra, C.A. and I. Villegas, *Resveratrol as an anti-inflammatory and anti-aging agent: mechanisms and clinical implications.* Mol Nutr Food Res, 2005. 49(5): p. 405-30.

22 Niedernhofer, L.J. and P.D. Robbins, *Senotherapeutics for healthy ageing.* Nat Rev Drug Discov, 2018. 17(5): p. 377.

23 Glossmann, H.H. and O.M.D. Lutz, *Metformin and Aging: A Review.* Gerontology, 2019. 65(6): p. 581-590.

24 Son, H.-J., et al., *Metformin attenuates experimental autoimmune arthritis through reciprocal regulation of Th17/Treg balance and osteoclastogenesis.* Mediators Inflamm, 2014. 2014: 973986.

Martin-Montalvo, A., et al., *Metformin improves healthspan and lifespan in mice.* Nat Commun, 2013. 4: 2192.

Campbell, J.M., et al., *Metformin reduces all-cause mortality and diseases of ageing independent of its effect on diabetes control: A systematic review and meta-analysis.* Ageing Res Rev, 2017. 40: p. 31-44.

Saisho, Y., *Metformin and Inflammation: Its Potential Beyond Glucose-lowering Effect.* Endocr Metab Immune Disord Drug Targets, 2015. 15 (3):196-205.

Samaras, K., et al., *SAT-LB115 Metformin-Use Is Associated With Slowed Cognitive Decline and Reduced Incident Dementia in Older Adults With Type 2 Diabetes Mellitus: The Sydney Memory and Ageing Study.* Diabetes Care, 2020 Nov:43(11):2691-2701.

25 Kurotani, K., et al., *Quality of diet and mortality among Japanese men and women: Japan Public Health Center based prospective study.* BMJ, 2016. 352: i1209.

26 Mori, N., F. Armada, and D.C. Willcox, *Walking to school in Japan and childhood obesity prevention: new lessons from an old policy.* Am J Public Health, 2012. 102(11): p. 2068-73.

27 Miller, L., Lu, W. *These Are the World's Healthiest Nations.* [2019 24 February 2019 Jan

노화의 정복

2021]; Available from: https://www.bloomberg.com/news/articles/2019-02-24/spain-tops-italy-asworld-s-healthiest-nation-while-u-s-slips

28 Ruxton, C., et al., *The health benefits of omega-3 polyunsaturated fatty acids: a review of the evidence.* J Hum Nutr Diet, 2007. 20(3): p. 275-85.

29 Link, R. *15 Incredibly Heart-Healthy Foods.* [Nutrition 2018 March 5, 2018 April 3, 2020]; Available from: https://www.healthline.com/nutrition/heart-healthy-foods

30 Djousse, L., et al., *Fish consumption, omega-3 fatty acids and risk of heart failure: a meta-analysis.* Clin Nutr, 2012. 31(6): 846-53.

Zheng, J., et al., *Fish consumption and CHD mortality: an updated meta-analysis of seventeen cohort studies.* Public Health Nutr, 2012. 15(4): p. 725-37.

Chowdhury, R., et al., *Association between fish consumption, long chain omega 3 fatty acids, and risk of cerebrovascular disease: systematic review and meta-analysis.* BMJ, 2012. 345: e6698.

Buscemi, S., et al., *Habitual fish intake and clinically silent carotid atherosclerosis.* Nutr J, 2014. 13: 2.

31 Tong, T.Y.N., et al., *Risks of ischaemic heart disease and stroke in meat eaters, fish eaters, and vegetarians over 18 years of follow-up: results from the prospective EPIC-Oxford study.* BMJ, 2019. 366: l4897.

32 Mendivil, C.O., *Dietary Fish, Fish Nutrients, and Immune Function: A Review.* Front Nutr, 2021. 7: 617652.

33 McCann, J.C. and B.N. Ames, *Is docosahexaenoic acid, an n-3 long-chain polyunsaturated fatty acid, required for development of normal brain function? An overview of evidence from cognitive and behavioral tests in humans and animals.* Am J Clin Nutr, 2005. 82(2): p. 281-95.

34 Roques, S., et al., *Metabolomics and fish nutrition: a review in the context of sustainable feed development.* Rev Aquac, 2020. 12(1): p. 261-282.

Raji, C.A., et al., *Regular fish consumption and age-related brain gray matter loss.* Am J Prev Med, 2014. 47(4): p. 444-51.

35 Grosso, G., et al., *Omega-3 fatty acids and depression: scientific evidence and biological mechanisms.* Oxid Med Cell Longev, 2014. 2014: 313570.

36 Sarris, J., D. Mischoulon, and I. Schweitzer, *Omega-3 for bipolar disorder: meta-analyses of use in mania and bipolar depression.* J Clin Psychiatry, 2012. 73(1): p. 81-6.

Peet, M. and D.F. Horrobin, *A dose-ranging study of the effects of ethyleicosapentaenoate in patients with ongoing depression despite apparently adequate treatment with standard drugs.* Arch Gen Psychiatry, 2002. 59(10): p. 913-9.

Lin, P.Y. and K.P. Su, *A meta-analytic review of double-blind, placebo-controlled trials of antidepressant efficacy of omega-3 fatty acids.* J Clin Psychiatry, 2007. 68(7): p. 1056-61.

Grosso, G., et al., *Omega-3 fatty acids and depression.*

37 Hallahan, B., et al., *Omega-3 fatty acid supplementation in patients with recurrent self-harm. Single-centre double-blind randomised controlled trial.* Br J Psychiatry, 2007. 190: p. 118-22.

38 Leech, J. *10 Reasons Why Good Sleep Is Important.* Nutrition. [2020 February 24 April 3, 2020.]; Available from: https://www.healthline.com/nutrition/10-reasons-why-good-sleep-is-important

39 Hansen, A.L., et al., *Fish consumption, sleep, daily functioning, and heart rate variability.* J Clin Sleep Med, 2014. 10(5): p. 567-575.

40 Johnston, B.C., et al., *Unprocessed Red Meat and Processed Meat Consumption: Dietary Guideline Recommendations From the Nutritional Recommendations (NutriRECS) Consortium.* Ann Intern Med, 2019; 171(10):756-764.

41 Laird, E., Kenny, R.A., et al., *Vitamin D deficiency is associated with inflammation in older Irish adults.* J Clin Endocrinol Metab, 2014. 99(5): p. 1807-15.

Laird, E., Kenny, R.A., et al., *Vitamin D and bone health: potential mechanisms.* Nutrients, 2010. 2(7): p. 693-724.

42 Vanherwegen, A.S., C. Gysemans, and C. Mathieu, *Regulation of Immune Function by Vitamin D and Its Use in Diseases of Immunity.* Endocrinol Metab Clin North Am, 2017. 46(4): p. 1061-1094.

Bacchetta, J., et al., *Antibacterial responses by peritoneal macrophages are enhanced following vitamin D supplementation.* PLoS One, 2014. 9(12): e116530.

Sloka, S., et al., *Predominance of Th2 polarization by vitamin D through a STAT6-dependent mechanism.* J Neuroinflammation, 2011. 8: 56.

43 Rhodes, J.M., Kenny, R. A., et al., *Perspective: Vitamin D deficiency and COVID-19 severity—plausibly linked by latitude, ethnicity, impacts on cytokines, ACE2 and thrombosis.* J Intern Med, 2021.289(1):p. 97-115.

Rhodes, J., Kenny, R. A., et al., *COVID-19 mortality increases with northerly latitude*

노화의 정복

after adjustment for age suggesting a link with ultraviolet and vitamin D. BMJ Nutr Prev Health, 2020 Jun 14;3(1):118-120.

Rhodes, J.M., Kenny, R. A., et al., *Letter: low population mortality from COVID-19 in countries south of latitude 35° North supports vitamin D as a factor determining severity. Authors' reply.* Aliment Pharmacol Ther, 2020. 52(2): p. 412-413.

44 Ferrucci, L. and E. Fabbri, *Inflammageing: chronic inflammation in ageing, cardiovascular disease, and frailty.* Nat Rev Cardiol, 2018. 15(9): p. 505-522.

Di Rosa, M., et al., *Vitamin D3: a helpful immuno-modulator.* Immunology, 2011. 134(2): p. 123-39.

45 Huang, C., et al., *Clinical features of patients infected with 2019 novel coronavirus in Wuhan, China.* Lancet, 2020. 395(10223): p. 497-506.

Xu, Z., et al., P*athological findings of COVID-19 associated with acute respiratory distress syndrome.* Lancet Respir Med, 2020.

Rhodes, J.M., Kenny, R. A., et al., *Perspective: Vitamin D deficiency and COVID-19 severity.*

Rhodes, J., Kenny, R. A., et al., *COVID-19 mortality increases with northerly latitude after adjustment for age suggesting a link with ultraviolet and vitamin D.*

Rhodes, J.M., et al., *Letter: low population mortality from COVID-19 in countries south of latitude 35° North supports vitamin D as a factor determining severity. Authors' reply.*

46 Christen, W.G., et al., *Vitamin E and age-related cataract in a randomized trial of women.* Ophthalmology, 2008. 115(5): p. 822-829 e1.

Christen, W.G., et al., *Vitamin E and age-related macular degeneration in a randomized trial of women.* Ophthalmology, 2010. 117(6): p. 1163-8.

Christen, W.G., et al., *Age-related cataract in a randomized trial of vitamins E and C in men.* Arch Ophthalmol, 2010. 128(11): p. 1397-405.

47 National Center for Health Statistics (NCHS). *National Health and Nutrition Examination Survey US* [2009 14 August 2020 August 27, 2020]; Available from: https://www.cdc.gov/nchs/nhanes/index.htm

48 Mursu, J., et al., *Dietary supplements and mortality rate in older women: the Iowa Women's Health Study.* Arch Intern Med, 2011. 171(18): p. 1625-1633.

Song, Y., et al., *Effects of vitamins C and E and beta-carotene on the risk of type 2 diabetes in women at high risk of cardiovascular disease: a randomized controlled trial.* Am J Clin

Nutr, 2009. 90(2): p. 429-37.

Lee, I.M., et al., *Vitamin E in the primary prevention of cardiovascular disease and cancer: the Women's Health Study: a randomized controlled trial.* JAMA, 2005. 294(1): p. 56-65.

Cook, N.R., et al., *A randomized factorial trial of vitamins C and E and beta carotene in the secondary prevention of cardiovascular events in women: results from the Women's Antioxidant Cardiovascular Study.* Arch Intern Med, 2007. 167(15): p. 1610-8.

49 Gaziano, J.M., et al., *Vitamins E and C in the prevention of prostate and total cancer in men: the Physicians' Health Study II randomized controlled trial.* JAMA, 2009. 301(1): p. 52-62.

Sesso, H.D., et al., *Vitamins E and C in the prevention of cardiovascular disease in men: the Physicians' Health Study II randomized controlled trial.* JAMA, 2008. 300(18): p. 2123-33.

Sesso, H.D., et al., *Multivitamins in the Prevention of Cardiovascular Disease in Men: The Physicians' Health Study II Randomized Controlled Trial.* JAMA, 2012. 308(17): p. 1751-1760.

50 Lippman, S.M., et al., *Effect of selenium and vitamin E on risk of prostate cancer and other cancers: the Selenium and Vitamin E Cancer Prevention Trial (SELECT).* JAMA, 2009. 301(1): p. 39-51.

Klein, E.A., et al., *Vitamin E and the risk of prostate cancer: the Selenium and Vitamin E Cancer Prevention Trial (SELECT).* JAMA, 2011. 306(14): p. 1549-56.

51 Crowe, F.L., et al., *Fruit and vegetable intake and mortality from ischaemic heart disease: results from the European Prospective Investigation into Cancer and Nutrition (EPIC)-Heart study.* Eur Heart J, 2011. 32(10): p. 1235-43.

Jerome-Morais, A., A.M. Diamond, and M.E. Wright, *Dietary supplements and human health: for better or for worse?* Mol Nutr Food Res, 2011. 55(1): p. 122-35.

52 Halliwell, B., *The antioxidant paradox: less paradoxical now?* Br J Clin Pharmacol, 2013. 75(3): p. 637-644.

53 Goodman, M., et al., *Clinical trials of antioxidants as cancer prevention agents: past, present, and future.* Free Radic Biol Med, 2011. 51(5): p. 1068-84.

U.S. Food and Drug Administration. *What You Need To Know About Dietary Supplements.* [2017 29 November April 6, 2020.]; Available from: https://www.fda.gov/food/buy-store-serve-safe-food/what-you-need-know-about-dietarysupplements

Gaziano, J.M., et al., *Vitamins E and C in the prevention of prostate and total cancer in men.*

Sesso, H.D., et al., *Vitamins E and C in the prevention of cardiovascular disease in men: the Physicians' Health Study II randomized controlled trial.*

Lippman, S.M., et al., *Effect of selenium and vitamin E on risk of prostate cancer and other cancers.*

Klein, E.A., et al., *Vitamin E and the risk of prostate cancer: the Selenium and Vitamin E Cancer Prevention Trial.*

Crowe, F.L., et al., *Fruit and vegetable intake and mortality from ischaemic heart disease.*

Jerome-Morais, A., A.M. Diamond, and M.E. Wright, *Dietary supplements and human health: for better or for worse?*

Halliwell, B., *The antioxidant paradox: less paradoxical now?*

54 Young, E., *I contain multitudes. The microbes within us and a grander view of life.* First U.S. edition. ed. 2016, New York, NY: Ecco, an imprint of HarperCollinsPublishers. 355.

Enders, G., *Gut: The inside story of our body's most underrated organ.* 2015, Germany: Greystone Books.

55 de Vrieze, J., *Gut Instinct.* Science, 2014. 343(6168): p. 241-243.

Spector, T., *The Diet Myth: The Real Science Behind What We Eat.* 2015: W&N.

56 Knight, R., *Follow Your Gut: How the Ecosystem in Your Gut Determines Your Health, Mood and More.* 2015: Simon & Schuster /TED.

Davis, N. *The human microbiome: why our microbes could be key to our health.* [2018 26 March April 6, 2020.]; Available from: https://www.theguardian.com/news/2018/mar/26/the-human-microbiome-why-our-microbes-could-be-key-toour-health

57 Anderson, S.C., Cryan, J. F., Dinan, T., *The Psychobiotic Revolution. Mood, Food and the New Science of the Gut-Brain Connection.* 2019: National Geographic.

Sandhu, K.V., et al., *Feeding the microbiota-gut-brain axis: diet, microbiome, and neuropsychiatry.* Transl Res, 2017. 179: p. 223-244.

Knight, R., *Follow Your Gut.*

58 Valdes, A.M., et al., *Role of the gut microbiota in nutrition and health.* BMJ, 2018. 361: p. k2179.

Spector, T., *The Diet Myth*

59 Saxelby, C. *Top 100 polyphenols. What are they and why are they important?* [Superfoods 2011 June 15, 2020]; Available from: https://foodwatch.com.au/blog/super-foods/ item/top-100-polyphenols-what-are-theyand-why-are-they-important.html

Saxelby, C., *Nutrition for Life*. 2020: Hardie Grant Books. 192.

60 Biagi, E., et al., *Gut Microbiota and Extreme Longevity*. Curr Biol, 2016. 26(11): p. 1480-5.

Haran, J.P., et al., *The nursing home elder microbiome stability and associations with age, frailty, nutrition and physical location*. J Med Microbiol, 2018. 67(1): p. 40-51.

61 Piggott, D.A. and S. Tuddenham, *The gut microbiome and frailty*. Translational Research, 2020. 221: p. 23-43.

62 Chassaing, B., et al., *Dietary emulsifiers directly alter human microbiota composition and gene expression ex vivo potentiating intestinal inflammation*. Gut, 2017. 66(8): p. 1414-1427.

Vo, T.D., B.S. Lynch, and A. Roberts, *Dietary Exposures to Common Emulsifiers and Their Impact on the Gut Microbiota: Is There a Cause for Concern?* Comprehensive Reviews in Food Science and Food Safety, 2019. 18(1): p. 31-47.

63 Tsai, Y.-L., et al., *Probiotics, prebiotics and amelioration of diseases*. J Biomed Sci, 2019. 26(1): 3.

Quigley, E.M.M., *Prebiotics and Probiotics in Digestive Health*. Clin Gastroenterol Hepatol, 2019. 17(2): p. 333-344.

64 National Health Service (NHS). *Probiotics*. [2018 27 November 2018 June 15, 2020]; Available from: https://www.nhs.uk/conditions/probiotics/

65 Eiseman, B., et al., *Fecal enema as an adjunct in the treatment of pseudomembranous enterocolitis*. Surgery, 1958. 44(5): p. 854-9.

10 섹스와 친밀감

1 Lindau, S.T., et al., *A study of sexuality and health among older adults in the United States*. N Engl J Med, 2007. 357(8): p. 762-74.

2 Quintana, D.S., et al., *Oxytocin pathway gene networks in the human brain*. Nat Commun, 2019. 10(1): 668.

3   Kosfeld, M., et al., *Oxytocin increases trust in humans.* Nature, 2005. 435(7042): p. 673-676.

4   Mikolajczak, M., et al., *Oxytocin not only increases trust when money is at stake, but also when con-fidential information is in the balance.* Biological Psychology, 2010. 85(1): p. 182-184.

5   Smith, L., et al., *Sexual Activity is Associated with Greater Enjoyment of Life in Older Adults.* J Sex Med, 2019. 7(1): p. 11-18.

6   Lee, D.M., et al., *Sexual Health and Well-being Among Older Men and Women in England: Findings from the English Longitudinal Study of Ageing.* Arch Sex Behav, 2016. 45(1): p. 133-44.

Schick, V., et al., *Sexual behaviors, condom use, and sexual health of Americans over 50: implications for sexual health promotion for older adults.* J Sex Med, 2010. 7 Suppl 5: p. 315-29.

Lindau, S.T. and N. Gavrilova, *Sex, health, and years of sexually active life gained due to good health: evidence from two US population based cross sectional surveys of ageing.* BMJ, 2010. 340: c810.

Dunn, K.M., P.R. Croft, and G.I. Hackett, *Association of sexual problems with social, psychological, and physical problems in men and women: a cross sectional population survey.* J Epidemiol Community Health, 1999. 53(3): p. 144-8.

Laumann, E.O., et al., *Sexual problems among women and men aged 40-80 y: prevalence and correlates identified in the Global Study of Sexual Attitudes and Behaviors.* Int J Impot Res, 2005. 17(1): p. 39-57.

Lindau, S.T., et al., *A study of sexuality and health among older adults in the United States.*

7   Orr, J., Layte, R., and O'Leary, N. *Sexual Activity and Relationship Quality in Middle and Older Age: Findings From The Irish Longitudinal Study on Ageing (TILDA).* J Gerontol B Psychol Sci Soc Sci, 2019. 74(2): p. 287-297.

8   Lee, D.M., et al., *Sexual Health and Well-being Among Older Men and Women in England.*

9   Orr J, McGarrigle C, and Kenny RA, *Sexual activity in the over 50s population in Ireland.* 2017, Trinity College Dublin: TILDA (The Irish Longitudinal Study on Ageing).

Orr, J., R. Layte, N. O'Leary, Kenny, R. A., *Sexual Activity and Relationship Quality in*

Middle and Older Age.

10 Laumann, E.O., et al., *The Social Organization of Sexuality. Sexual Practices in the United States.* 1994: The University of Chicago Press Books. 750.

11 Byers, E.S., *Relationship satisfaction and sexual satisfaction: a longitudinal study of individuals in long-term relationships.* J Sex Res, 2005. 42(2): p. 113-8.

Fisher, W.A., et al., *Individual and Partner Correlates of Sexual Satisfaction and Relationship Happiness in Midlife Couples: Dyadic Analysis of the International Survey of Relationships.* Arch Sex Behav, 2015. 44(6): p. 1609-20.

12 Wright, H. and R.A. Jenks, *Sex on the brain! Associations between sexual activity and cognitive function in older age.* Age Ageing, 2016. 45(2): p. 313-7.

Maunder, L., D. Schoemaker, and J.C. Pruessner, *Frequency of Penile-Vaginal Intercourse is Associated with Verbal Recognition Performance in Adult Women.* Arch Sex Behav, 2017. 46(2): p. 441-453.

13 Gillespie, B.J., *Sexual Synchronicity and Communication Among Partnered Older Adults.* J Sex Marital Ther, 2017. 43(5): p. 441-455.

14 Plein, L.M. and H.L. Rittner, *Opioids and the immune system—friend or foe.* Br J Pharmacol, 2018. 175(14): p. 2717-2725.

15 Brecher, E.M., The Journal of Sex Research, 1970. 6(3): p. 247-250.

16 Frappier, J., et al., *Energy Expenditure during Sexual Activity in Young Healthy Couples.* Plos One, 2013. 8(10): e79342.

17 Gott, M., S. Hinchliff, and E. Galena, *General practitioner attitudes to discussing sexual health issues with older people.* Soc Sci Med, 2004. 58(11): p. 2093-103.

Malta, S., et al., *Do you talk to your older patients about sexual health? Health practitioners' knowledge of, and attitudes towards, management of sexual health among older Australians.* Aust J Gen Pract, 2018. 47(11): p. 807-811.

18 Heiman, J.R., et al., *Sexual satisfaction and relationship happiness in midlife and older couples in five countries.* Arch Sex Behav, 2011. 40(4): p. 741-53.

Ambler, D.R., E.J. Bieber, and M.P. Diamond, *Sexual function in elderly women: a review of current literature.* Rev Obstet Gynecol, 2012. 5(1): p. 16-27.

Muller, B., et al., *Sexuality and affection among elderly German men and women in long-term relationships: results of a prospective population-based study.* PLoS One, 2014. 9(11): p. e111404.

19 Wright, H. and R.A. Jenks, *Sex on the brain!*

20 Wright, H., R. Jenks, and N. Demeyere, *Frequent Sexual Activity Predicts Specific Cognitive Abilities in Older Adults.* J Gerontol B Psychol Sci Soc Sci, 2017. 74 (1):47-51.

21 Wright, H., R.A. Jenks, and D.M. Lee, *Sexual Expression and Cognitive Function: Gender-Divergent Associations in Older Adults.* Arch Sex Behav, 2020. 49(3): p. 941-951.

Maunder, L, D. Schoemaker, and J.C. Pruessner, *Frequency of Penile-Vaginal Intercourse is Associated with Verbal Recognition Performance in Adult Women.*

22 Leuner, B., E.R. Glasper, and E. Gould, *Sexual experience promotes adult neurogenesis in the hippocampus despite an initial elevation in stress hormones.* PLOS One, 2010. 5(7): p. e11597.

23 Glasper, E.R. and E. Gould, *Sexual experience restores age-related decline in adult neurogenesis and hippocampal function.* Hippocampus, 2013. 23(4): p. 303-12.

24 Spalding, K.L., et al., *Dynamics of hippocampal neurogenesis in adult humans.* Cell, 2013. 153(6): p. 1219-1227.

25 Allen, M.S., *Sexual Activity and Cognitive Decline in Older Adults.* Arch Sex Behav, 2018. 47(6): p. 1711-1719.

Wright, H. and R.A. Jenks, *Sex on the brain!*

26 Yoquinto, L. *Sex Life Becomes More Satisfying for Women After 40.* [2013 May 30, 2013 April 8, 2020.]; Available from: https://www.livescience.com/36073-women-sex-life-age.html

27 Raz, R., *Urinary tract infection in postmenopausal women.* Korean J Urol, 2011. 52(12): p. 801-8.

28 von Sydow, K., *Unconventional sexual relationships: data about German women ages 50 to 91 years.* Arch Sex Behav, 1995. 24(3): p. 271-90.

29 Trompeter, S.E., R. Bettencourt, and E. Barrett-Connor, *Sexual activity and satisfaction in healthy community-dwelling older women.* Am J Med, 2012. 125(1): p. 37-43 e1.

Orr, J., R. Layte, N. O'Leary, Kenny, R. A., *Sexual Activity and Relationship Quality in Middle and Older Age.*

Yoquinto, L. *Sex Life Becomes More Satisfying for Women After 40.*

30 Lindau, S.T., et al., *A study of sexuality and health among older adults in the United States*

31 Schaefer, A. *12 Surprising Facts About Erections.* [2015 December 4, 2017 April 8, 2020]; Available from: https://www.healthline.com/health/erectile-dysfunction/surprising-facts#1

Ferguson, S. *Everything You Need to Know About Penis Health.* [2019 March 26]; Available from: https://www.healthline.com/health/penis-health

York, S., Nicholls, E. *All About the Male Sex Drive.* [2017 October 10, 2019. April 8, 2020]; Available from: https://www.healthline.com/health/mens-health/sex-drive

Cheng, J.Y.W., et al., *Alcohol consumption and erectile dysfunction: meta-analysis of population-based studies.* Int J Impot Res, 2007. 19(4): p. 343-352.

Healthline Editorial Team. *A List of Blood Pressure Medications.* [2019 April 7, 2020. April 8, 2020]; Available from: https://www.healthline.com/health/highblood-pressure-hypertension-medication

11 평생 근육을 사랑하자

1 Morris, J.N. and M.D. Crawford, *Coronary heart disease and physical activity of work; evidence of a national necropsy survey.* BMJ, 1958. 2(5111): p. 1485-1496.

2 Nocon, M., et al., *Association of physical activity with all-cause and cardiovascular mortality: a systematic review and meta-analysis.* Eur J Cardiovasc Prev Rehabil, 2008. 15(3): p. 239-46.

3 Teychenne, M., K. Ball, and J. Salmon, *Physical activity and likelihood of depression in adults: a review.* Prev Med, 2008. 46(5): p. 397-411.

4 Conn, V.S., *Depressive symptom outcomes of physical activity interventions: meta-analysis findings.* Ann Behav Med, 2010. 39(2): p. 128-38.

5 Reed, J. and D. Ones, *The effect of acute aerobic exercise on positive activated affect: A meta-analysis.* Psychol Sport Exerc, 2006. 7: p. 477-514.

   Puetz, T.W., P.J. O'Connor, and R.K. Dishman, *Effects of chronic exercise on feelings of energy and fatigue: a quantitative synthesis.* Psychol Bull, 2006. 132(6): p. 866-76.

6 Coelho, F.G.d.M., et al., *Physical exercise modulates peripheral levels of brain-derived neurotrophic factor (BDNF): A systematic review of experimental studies in the elderly.* Arch Gerontol Geriatr, 2013. 56(1): p. 10-15.

Erickson, K.I., et al., *Exercise training increases size of hippocampus and improves memory.* Proc Natl Acad Sci USA, 2011. 108(7): p. 3017-22.

7   Shepherd Ivory Franz, and G. V. Hamilton, *The effects of exercise upon the retardation in conditions of depression.* Am J Psychiatry, 1905. 62(2): p. 239-256.

8   Deslandes, A., et al., *Exercise and mental health: many reasons to move.* Neuropsychobiology, 2009. 59(4): p. 191-8.

9   Daley, A., *Exercise and depression: a review of reviews.* J Clin Psychol Med Settings, 2008. 15(2): p. 140-7.

Martinsen, E.W., *Physical activity in the prevention and treatment of anxiety and depression.* Nord J Psychiatry, 2008. 62 Suppl 47: p. 25-9.

10   López-Torres Hidalgo, J., et al., *Effectiveness of physical exercise in the treatment of depression in older adults as an alternative to antidepressant drugs in primary care.* BMC Psychiatry, 19, 21 (2019).

Hamer, M., K.L. Lavoie, and S.L. Bacon, *Taking up physical activity in later life and healthy ageing: the English longitudinal study of ageing.* Br J Sports Med, 2014. 48(3): p. 239-43.

Mammen, G. and G. Faulkner, *Physical activity and the prevention of depression: a systematic review of prospective studies.* Am J Prev Med, 2013. 45(5): p. 649-57.

Donoghue, O., M. O'Connell, and R.A. Kenny, *Walking to wellbeing: physical activity, social participation and psychological health in Irish adults aged 50 years and older.* Dublin: The Irish longitudinal study on ageing (TILDA), 2016.

Teychenne, M., K. Ball, and J. Salmon, *Physical activity and likelihood of depression in adults.*

11   Hillman, C.H., K.I. Erickson, and A.F. Kramer, *Be smart, exercise your heart: exercise effects on brain and cognition.* Nat Rev Neurosci, 2008. 9(1): p. 58-65.

van Praag, H., et al., *Exercise enhances learning and hippocampal neurogenesis in aged mice.* J Neurosci, 2005. 25(38): p. 8680-5.

Cotman, C.W. and N.C. Berchtold, *Exercise: a behavioral intervention to enhance brain health and plasticity.* Trends Neurosci, 2002. 25(6): p. 295-301.

Creer, D.J., et al., *Running enhances spatial pattern separation in mice.* Proc Natl Acad Sci USA, 2010. 107(5): p. 2367-72.

Vaynman, S., Z. Ying, and F. Gomez-Pinilla, *Hippocampal BDNF mediates the efficacy of exercise on synaptic plasticity and cognition.* Eur J Neurosci, 2004. 20(10): p. 2580-90.

Li, Y., et al., *TrkB regulates hippocampal neurogenesis and governs sensitivity to antidepressive treatment.* Neuron, 2008. 59(3): p. 399-412.

12 Colcombe, S.J., et al., *Aerobic exercise training increases brain volume in aging humans.* J Gerontol A Biol Sci Med Sci, 2006. 61(11): p. 1166-70.

Colcombe, S.J., et al., *Cardiovascular fitness, cortical plasticity, and aging.* Proc Natl Acad Sci U S A, 2004. 101(9): p. 3316-21.

Rosano, C., et al., *Psychomotor speed and functional brain MRI 2 years after completing a physical activity treatment.* J Gerontol A Biol Sci Med Sci, 2010. 65(6): p. 639-647.

Erickson, K.I., et al., P*hysical activity predicts gray matter volume in late adulthood: the Cardiovascular Health Study.* Neurology, 2010. 75(16): p. 1415-22.

Erickson, K.I., et al., *Aerobic fitness is associated with hippocampal volume in elderly humans.* Hippocampus, 2009. 19(10): p. 1030-9.

Honea, R.A., et al., *Cardiorespiratory fitness and preserved medial temporal lobe volume in Alzheimer disease.* Alzheimer Dis Assoc Disord, 2009. 23(3): p. 188-97.

Pereira, A.C., et al., *An in vivo correlate of exercise-induced neurogenesis in the adult dentate gyrus.* Proc Natl Acad Sci U S A, 2007. 104(13): p. 5638-43.

Burdette, J.H., et al., *Using network science to evaluate exercise-associated brain changes in older adults.* Front Aging Neurosci, 2010. 2: p. 23-23.

13 Moon, H.Y., et al., Running-Induced Systemic Cathepsin B Secretion Is Associated with Memory Function. Cell Metab, 2016. 24(2): p. 332-40.

14 Fernandes, R.M., et al., *The Effects of Moderate Physical Exercise on Adult Cognition: A Systematic Review.* Front Physiol, 2018. 9: p. 667.

van den Berg, V., et al., *Physical Activity in the School Setting: Cognitive Performance Is Not Affected by Three Different Types of Acute Exercise.* Front Psychol, 2016. 7: p. 723.

Best, J.R., et al., *Larger Lateral Prefrontal Cortex Volume Predicts Better Exercise Adherence Among Older Women: Evidence From Two Exercise Training Studies.* J Gerontol A Biol Sci Med Sci, 2017. 72(6): p. 804-810.

Tsai, C.L., et al., *Impact of acute aerobic exercise and cardiorespiratory fitness on visuospatial attention performance and serum BDNF levels.* Psychoneuroendocrinology, 2014. 41: p. 121-31.

Olson, R.L., et al., *Neurophysiological and behavioral correlates of cognitive control during low and moderate intensity exercise.* Neuroimage, 2016. 131: p. 171-80.

15 Alty J, Farrow M, Lawler K. *Exercise and dementia prevention.* Pract Neurol, 2020 May;20(3): p. 234-240.

16 Collins, A., et al., *Exercise improves cognitive responses to psychological stress through enhancement of epigenetic mechanisms and gene expression in the dentate gyrus.* PLoS One, 2009. 4(1): e4330.

Choi, S.H., et al., *Combined adult neurogenesis and BDNF mimic exercise effects on cognition in an Alzheimer's mouse model.* Science, 2018. 361(6406): eaan8821.

Maejima, H., et al., *Exercise and low-level GABAA receptor inhibition modulate locomotor activity and the expression of BDNF accompanied by changes in epigenetic regulation in the hippocampus.* Neurosci Lett, 2018. 685: p. 18-23.

Moon, H.Y., et al., *Running-Induced Systemic Cathepsin B Secretion Is Associated with Memory Function.*

17 Ghilotti, F., et al., *Obesity and risk of infections: results from men and women in the Swedish National March Cohort.* Int J Epidemiol, 2019. 48(6): p. 1783-1794.

Ross, R. and A.J. Bradshaw, *The future of obesity reduction: beyond weight loss.* Nat Rev Endocrinol, 2009. 5(6): p. 319-25.

18 Lowder, T., D.A. Padgett, and J.A. Woods, *Moderate exercise protects mice from death due to influenza virus.* Brain Behav Immun, 2005. 19(5): p. 377-80.

19 Simonnet, A., et al., *High Prevalence of Obesity in Severe Acute Respiratory Syndrome Coronavirus-2 (SARS-CoV-2) Requiring Invasive Mechanical Ventilation.* Obesity (Silver Spring), 2020. 28(7): p. 1195-1199.

20 Gulcelik, N.E., et al., *Adipocytokines and aging: adiponectin and leptin.* Minerva Endocrinol, 2013. 38(2): p. 203-210.

Vieira-Potter, V.J., *Inflammation and macrophage modulation in adipose tissues.* Cell Microbiol, 2014. 16(10): p. 1484-92.

Gleeson, M., et al., *The anti-inflammatory effects of exercise: mechanisms and implications for the prevention and treatment of disease.* Nat Rev Immunol, 2011. 11(9): p. 607-15.

Ross, R. and A.J. Bradshaw, *The future of obesity reduction.*

21 Bartlett, D.B., et al., *Habitual physical activity is associated with the maintenance of neutrophil migratory dynamics in healthy older adults.* Brain Behav Immun, 2016. 56: p.

12-20.

Timmerman, K.L., et al., *Exercise training-induced lowering of inflammatory (CD14+ CD16+) monocytes: a role in the anti-inflammatory influence of exercise?* J Leukoc Biol, 2008. 84(5): p. 1271-8.

Duggal, N.A., et al., *Major features of immunesenescence, including reduced thymic output, are ameliorated by high levels of physical activity in adulthood.* Aging Cell, 2018. 17(2):e12750.

22 Shimizu, K., et al., *Effect of moderate exercise training on T-helper cell subpopulations in elderly people.* Exerc Immunol Rev, 2008. 14: p. 24-37.

Suchanek, O., et al., *Intensive physical activity increases peripheral blood dendritic cells.* Cell Immunol, 2010. 266(1): p. 40-5.

Arner, P., et al., *Adipose lipid turnover and long-term changes in body weight.* Nat Med, 2019. 25(9): p. 1385-1389.

23 Ciabattini, A., et al., *Vaccination in the elderly: The challenge of immune changes with aging.* Semin Immunol, 2018. 40: p. 83-94.

24 Osterholm, M.T., et al., *Efficacy and effectiveness of influenza vaccines: a systematic review and meta-analysis.* Lancet Infect Dis, 2012. 12(1): p. 36-44.

Jefferson, T., et al., *Efficacy and effectiveness of influenza vaccines in elderly people: a systematic review.* Lancet, 2005. 366(9492): p. 1165-74.

Siegrist, C.A. and R. Aspinall, *B-cell responses to vaccination at the extremes of age.* Nat Rev Immunol, 2009. 9(3): p. 185-94.

25 Kohut, M.L., et al., *Moderate exercise improves antibody response to influenza immunization in older adults.* Vaccine, 2004. 22(17-18): p. 2298-306.

Long, J.E., et al., *Vaccination response following aerobic exercise: can a brisk walk enhance antibody response to pneumococcal and influenza vaccinations?* Brain Behav Immun, 2012. 26(4): p. 680-7.

26 Shepherd, S.O., et al., *Low-Volume High-Intensity Interval Training in a Gym Setting Improves Cardio-Metabolic and Psychological Health.* PLoS One, 2015. 10(9): e0139056.

27 World Health Organization. *Global recommendations on physical activity for health.* [2010 May 6, 2020]; Available from: https://www.who.int/dietphysicalactivity/publications/9789241599979/en/

28 UK Active. *Inactive Brits spend twice as long on toilet per week as they do exercising.* 2017 24 September 2017 May 7, 2020]; Available from: https://www.ukactive.com/events/ inactive-brits-spend-twice-as-long-on-toilet-per-week-asthey-do-exercising/

29 Tessier, A.J. and S. Chevalier, *An Update on Protein, Leucine, Omega-3 Fatty Acids, and Vitamin D in the Prevention and Treatment of Sarcopenia and Functional Decline.* Nutrients, 2018. 10(8):1099.

30 Miller, K.J., et al., *Comparative effectiveness of three exercise types to treat clinical depression in older adults: A systematic review and network meta-analysis of randomised controlled trials.* Ageing Res Rev, 2020. 58: 100999.

Harris, T., et al., *Effect of pedometer-based walking interventions on long-term health outcomes: Prospective 4-year follow-up of two randomised controlled trials using routine primary care data.* PLoS Med., 2019. 16: e1002836.

GreyMatters. *Stand Up For Your Brain.* [2019 13 May 2021]; Available from: https:// greymattersjournal.com/stand-up-for-your-brain/

Jung, J.-Y., H.-Y. Cho, and C.-K. Kang, *Brain activity during a working memory task in different postures: an EEG study.* Ergonomics, 2020. 63(11): p. 1359-1370.

31 Maasakkers, C., Kenny R.A., et al., *Hemodynamic and structural brain measures in high and low sedentary older adults.* J. Cereb. Blood Flow Metab. 2021 Oct;41(10):2607-2616.

32 Davidsen, P.K., et al., *High responders to resistance exercise training demonstrate differential regulation of skeletal muscle microRNA expression.* J Appl Physiol (1985), 2011. 110(2): p. 309-17.

33 Marzetti, E., et al., *Sarcopenia: an overview.* Aging Clin Exp Res, 2017. 29(1): p. 11-17.

Cruz-Jentoft, A.J., et al., *Sarcopenia: revised European consensus on definition and diagnosis.* Age Ageing, 2019. 48(1): p. 16-31.

Vellas, B., et al., *Implications of ICD-10 for Sarcopenia Clinical Practice and Clinical Trials: Report by the International Conference on Frailty and Sarcopenia Research Task Force.* J Frailty Aging, 2018. 7(1): p. 2-9.

34 McLean, R.R. and D.P. Kiel, *Developing Consensus Criteria for Sarcopenia: An Update.* J Bone Miner Res, 2015. 30(4): p. 588-592.

Limpawattana, P., P. Kotruchin, and C. Pongchaiyakul, *Sarcopenia in Asia.* Osteoporosis Sarcopenia, 2015. 1.

35 Nascimento, C.M., et al., *Sarcopenia, frailty and their prevention by exercise.* Free Radic Biol Med, 2019. 132: p. 42-49.

Siparsky, P.N., D.T. Kirkendall, and W.E. Garrett, Jr., *Muscle changes in aging: understanding sarcopenia.* Sports Health, 2014. 6(1): p. 36-40.

36 Morley, J.E., *Frailty and Sarcopenia: The New Geriatric Giants.* Rev Invest Clin, 2016. 68(2): p. 59-67.

Frederiksen, H., et al., *Hand grip strength: a phenotype suitable for identifying genetic variants affecting mid- and late-life physical functioning.* Genet Epidemiol, 2002. 23(2): p. 110-22.

Marzetti, E., et al., *Sarcopenia: an overview.*

Nascimento, C.M., et al., *Sarcopenia, frailty and their prevention by exercise.*

Kalinkovich, A. and G. Livshits, *Sarcopenic obesity or obese sarcopenia: A cross talk between age-associated adipose tissue and skeletal muscle inflammation as a main mechanism of the pathogenesis.* Ageing Res Rev, 2017. 35: p. 200-221.

37 Fragala, M.S., et al., *Resistance Training for Older Adults: Position Statement From the National Strength and Conditioning Association.* J Strength Cond Res, 2019. 33(8): p. 2019-2052.

38 Melton, L.J., 3rd, et al., *Epidemiology of sarcopenia.* J Am Geriatr Soc, 2000. 48(6): p. 625-30.

39 Gallagher, D., et al., *Appendicular skeletal muscle mass: effects of age, gender, and ethnicity.* J Appl Physiol (1985), 1997. 83(1): p. 229-39.

Janssen, I., et al., *Skeletal muscle mass and distribution in 468 men and women aged 18-88 yr.* J Appl Physiol (1985), 2000. 89(1): p. 81-8.

Frontera, W.R., et al., *Aging of skeletal muscle: a 12-yr longitudinal study.* J Appl Physiol (1985), 2000. 88(4): p. 1321-6.

Goodpaster, B.H., et al., *The loss of skeletal muscle strength, mass, and quality in older adults: the health, aging and body composition study.* J Gerontol A Biol Sci Med Sci, 2006. 61(10): p. 1059-64.

40 Fragala, M.S., et al., *Resistance Training for Older Adults.*

41 Johnston, A.P., M. De Lisio, and G. Parise, *Resistance training, sarcopenia, and the mitochondrial theory of aging.* Appl Physiol Nutr Metab, 2008. 33(1): p. 191-9.

42 McGrath, R.P., et al., *Muscle Strength Is Protective Against Osteoporosis in an Ethnically Diverse Sample of Adults.* J Strength Cond Res, 2017. 31(9): p. 2586-2589.

McLean, R.R., et al., *Criteria for clinically relevant weakness and low lean mass and their longitudinal association with incident mobility impairment and mortality: the foundation for the National Institutes of Health (FNIH) sarcopenia project.* J Gerontol A Biol Sci Med Sci, 2014. 69(5): p. 576-583.

Peterson, M.D., et al., *Muscle Weakness Thresholds for Prediction of Diabetes in Adults.* Sports Med, 2016. 46(5): p. 619-28.

Dalsky, G.P., et al., *Weight-bearing exercise training and lumbar bone mineral content in postmenopausal women.* Ann Intern Med, 1988. 108(6): p. 824-8.

Nelson, M.E., et al., *Effects of high-intensity strength training on multiple risk factors for osteoporotic fractures. A randomized controlled trial.* JAMA, 1994. 272(24): p. 1909-14.

Westcott, W.L., *Resistance training is medicine: effects of strength training on health.* Curr Sports Med Rep, 2012. 11(4): p. 209-16.

Shaw, C.S., J. Clark, and A.J. Wagenmakers, *The effect of exercise and nutrition on intramuscular fat metabolism and insulin sensitivity.* Annu Rev Nutr, 2010. 30: p. 13-34.

Bweir, S., et al., *Resistance exercise training lowers HbA1c more than aerobic training in adults with type 2 diabetes.* Diabetol Metab Syndr, 2009. 1: 27.

43 National Center for Health Statistics (NCHS), *National Health Interview Survey, 2015.* 2016, Centers for Disease Control and Prevention (CDC): Hyattsville, Maryland.

44 Burton, E., et al., *Motivators and Barriers for Older People Participating in Resistance Training: A Systematic Review.* J Aging Phys Act, 2017. 25(2): p. 311-324.

45 Bunout, B., et al., *Effects of nutritional supplementation and resistance training on muscle strength in free living elders. Results of one year follow.* J Nutr Health Aging, 2004. 8(2): p. 68-75.

Pahor, M., et al., *Effects of a physical activity intervention on measures of physical performance: Results of the lifestyle interventions and independence for Elders Pilot (LIFE-P) study.* J Gerontol A Biol Sci Med Sci, 2006. 61(11): p. 1157-65.

Latham, N.K., et al., *Effect of a home-based exercise program on functional recovery following rehabilitation after hip fracture: a randomized clinical trial.* JAMA, 2014. 311(7): p. 700-8.

46 Papa, E.V., X. Dong, and M. Hassan, *Resistance training for activity limitations in older* *adults with skeletal muscle function deficits: a systematic review.* Clin Interv Aging, 2017. 12: p. 955-961.

47 Kimball, S.R. and L.S. Jefferson, *Control of protein synthesis by amino acid availability.* Curr Opin Clin Nutr Metab Care, 2002. 5(1): p. 63-7.

Dardevet, D., et al., *Stimulation of in vitro rat muscle protein synthesis by leucine decreases with age.* J Nutr, 2000. 130(11): p. 2630-5.

Hasten, D.L., et al., *Resistance exercise acutely increases MHC and mixed muscle protein synthesis rates in 78-84 and 23-32 yr olds.* Am J Physiol Endocrinol Metab, 2000. 278(4): p. E620-6.

Balagopal, P., et al., *Effects of aging on in vivo synthesis of skeletal muscle myosin heavy-chain and sarcoplasmic protein in humans.* Am J Physiol, 1997. 273(4): p. E790-800.

48 Robinson, S., C. Cooper, and A. Aihie Sayer, *Nutrition and Sarcopenia: A Review of the Evidence and Implications for Preventive Strategies.* J Aging Res, 2012. 2012: 510801.

Tessier, A.J. and S. Chevalier, *An Update on Protein, Leucine, Omega-3 Fatty Acids, and Vitamin D in the Prevention and Treatment of Sarcopenia and Functional Decline.*

49 Chung, E., et al., *Potential roles of vitamin E in age-related changes in skeletal muscle health.* Nutr Res, 2018. 49: p. 23-36.

인명 색인

노화의 정복